假如你可以成為魔法師的話，
你要為自己施展怎樣的魔法？

生きづらい人生を幸転させる

透過能量翻轉人生

靈氣療法

Masayo——著

別再說自己「微不足道」，
將想說的話全悶在心裡，顧慮周遭眼光而忍氣吞聲。

就連現在一直覺得人生很痛苦、很不幸的人，
只要運用靈氣（人人都能公平使用的宇宙生命能量），
就能像魔法一樣，讓人生大翻轉。

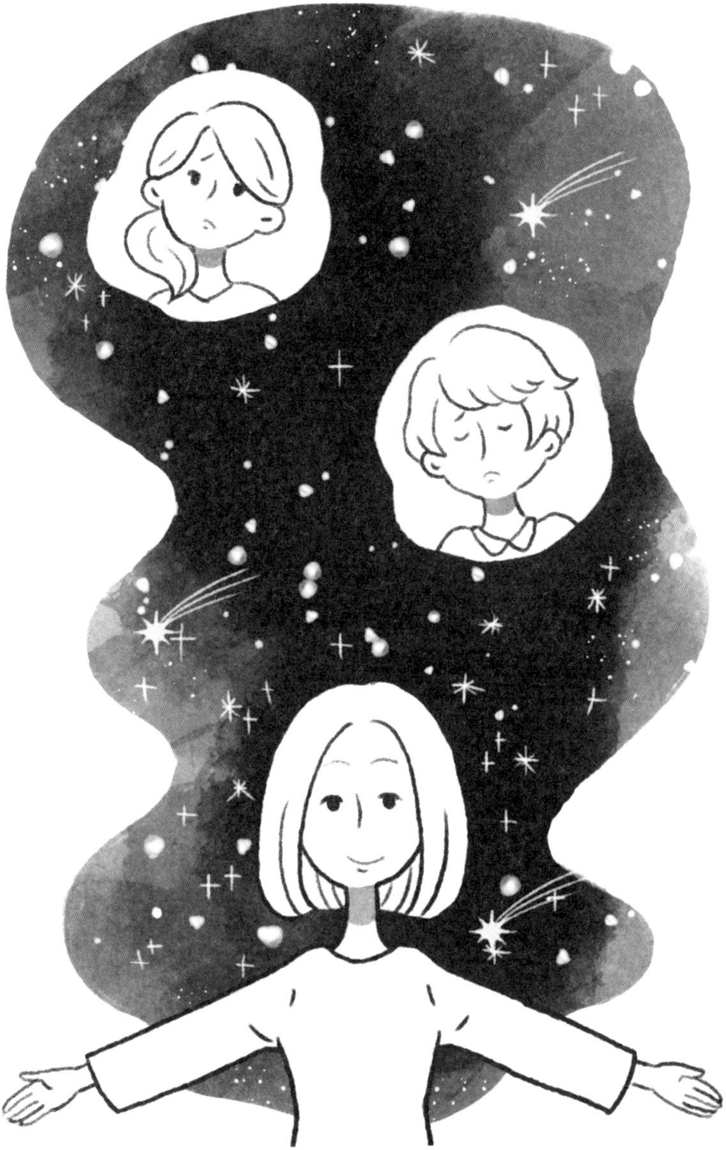

你每時每刻都受到神的關愛。
你可以盡情使用宇宙的能量。
直到我學習靈氣之後，
才終於相信我自己能夠辦得到。

關於靈氣的一切，不管你是毫無頭緒的人，
或是略知一二的人，
都可以透過這本書學會運用靈氣。

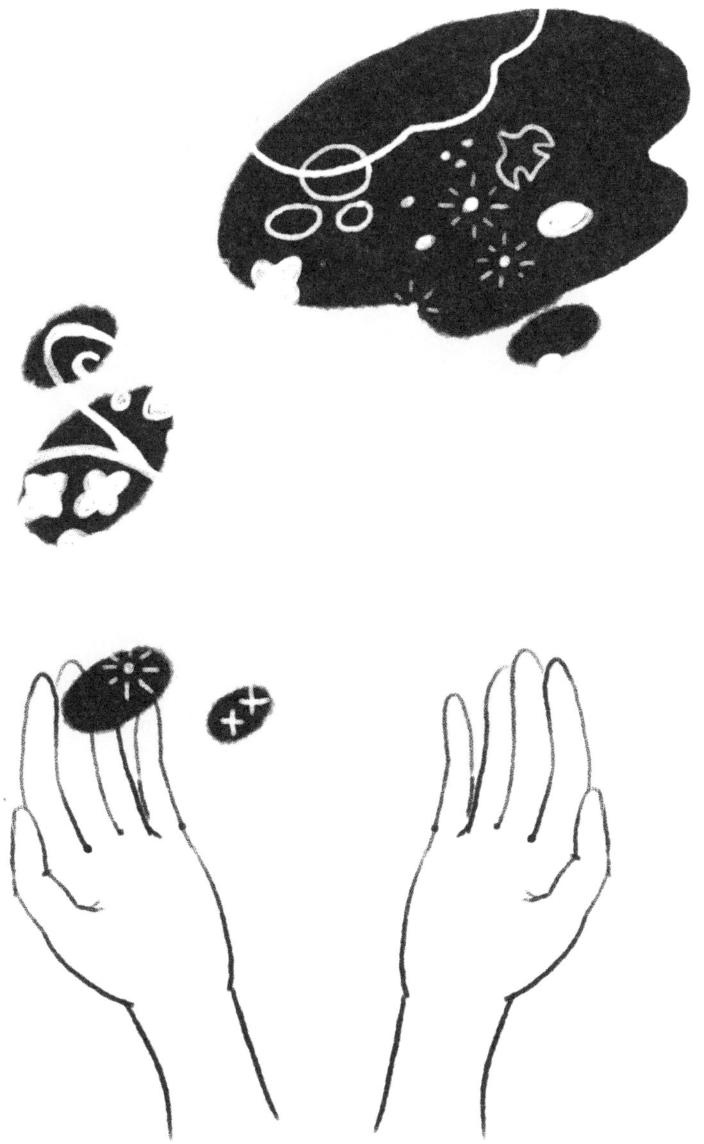

前言

大家好，我是Masayo。非常感謝大家購買這本書。

我在十多年前，開始接觸靈氣。當時我只有十幾歲，因為我父母加入新興宗教，因此才會涉及撫觸療法。雖然長大後我很快便脫離宗教，卻一直記得那股能量。

逾二十年之後，我再接觸靈氣時，才因為單純的疑問及好奇心使然，想知道靈氣與宗教的撫觸療法有何差異，開始嘗試學習靈氣。

同時也受到天性固執的推波助瀾，便在求知欲的驅使下鑽研各種靈氣，想知道真傳靈氣、直傳靈氣、現代靈氣、西洋靈氣、進化系靈氣，這所有的一切究竟有何不同。後來我才明白，靈氣不但分成許多種類，而且除了靈氣之外還存在各式各樣的能量。

因此讓我領悟到一點，雖然能量的名目五花八門，起源卻只有一個。能量並沒有太大的差異，只是人們為源自宇宙流傳而來的能量，賦予了不同名稱而已。在宗教便會將這種能量稱作神明或教主的能量。依照這種方式選取滿意的稱號之後，似乎就會使接收能量的一方額外產生「感激」的心情。這種現象可能就類似爆米花的調味一樣。每一種爆米花的本質都一樣，卻有鹹口味、焦糖口味、草莓口味等許多風味。

於是靈氣藉由各個門派的傳授之下，才會被人設定出規範及使用方式。在這個過程中，許多「正確來說應該……」的限制，才會在不知不覺中習以成俗。

但是所謂的能量，原本其實是非常簡單的存在。

因為簡單所以無須害怕，而且也沒必要想得太複雜。

再加上宇宙的恩惠人人皆能領受，所以運用能量更不需要瞠目結舌的巨額花費。

當時我學習的靈氣又或他種無形的能量都需要高額學費。也許正因為眼睛看不見，才會價格昂貴，充滿神祕而令人尊崇。

但那時我卻認為正因為眼睛看不見，若無人得以盡情運用，靈氣便毫無意義。

「期盼一個家庭能有一人是善用靈氣的治療師。」

於是我就在這般想法促使下，開始傳授靈氣。這已經是十年前的事了。

當初有人邀請我寫這本書的時候，市面早已有知名人士推出了許多靈氣相關書籍，所以我感到十分意外。但也許當我將親身體驗而領悟到的一切寫進這本書後，能讓大家意識到靈氣不但一點也不難理解，而且並不可怕。此外我也開始想讓更多人知道，運用靈氣是十分輕鬆且有趣的事。

這本書要教給大家的靈氣，與一般常見的靈氣手法不同，有時還會出現簡單至極的部分，但是我並非否定或批判其他指導者。

筆者我自始至終都是希望能將我體驗、察覺與領悟到的事，依照我的方式直接傳達給更多人知道。

也許有人藉由這本書，才第一次聽說靈氣一詞，所以我會從「靈氣是什麼」開始，將我對靈氣的看法、日常生活可現學現用的輕鬆實踐法等全部寫下來。

敬請大家閱讀到最後，我將備感榮幸。

Masayo

Masayo靈氣做得到的事

本書所介紹的靈氣，可以非常輕鬆地活用自如，最大特色是能運用在日常生活的各種場合。接著就為大家介紹部分使用範例。

1 無須傳授特別能力也能使用能量

只須命令能量，就能無限地自由使用。

（↓P30等）

2 治癒自己的身心

讓靈氣能量流通全身，即可有效治癒身心不適及疼痛等症狀。

（↓P32等）

3 治癒心愛的人

可以透過靈氣治癒家人及朋友。當然也能傳給心愛的寵物和植物。

（↓P38等）

4
治癒遠方的人
即便是相隔兩地的人，也能將能量轉給對方。
（↓P40等）

5
提升自我肯定感
讓自己培養自信，就能進一步成為理想中的自己。
（↓P74等）

6
能夠透視對方的想法
運用靈氣能量就能透視對方的想法。
（↓P56等）

7
變成擁有幸運體質的人
利用靈氣讓心情放輕鬆，願望便容易實現。
（↓P66等）

目錄

Chapter 5 生活周遭
善用靈氣閃耀人生～日常活用的方法～

＊書中所述靈氣內容為作者個人觀點，並非否定他人想法。
＊如有病徵或身體不適，請先就醫，以免耽誤治療。

Chapter 1

靈氣是什麼？

靈氣是宇宙的生命能量

靈氣可說是宇宙的生命能量，可增強一個人的自癒力，還能強化直覺，並創造自己的人生及命運。

也許有些人會質疑：「什麼是宇宙的生命能量？」其實沒必要想得太複雜。

當我們生活在這世上，必需的空氣、為我們製造空氣的樹木、雨、土、風、雲、引力、太陽……在這個地球上環繞著你的天地萬物，都是生命能量。這個地球也是飄浮在宇宙當中的一個星球，一直在吸收宇宙整體氣場的行星。**所以從渺小植物到龐大宇宙，所有一切都是生命能量。**

靈氣也稱作手部撫觸療法。每個人都可以用自己的手為家人、朋友及寵物進行治療，也是一種能量的技法。

肯定有人不認為自己具備這樣的能力。再加上靈氣是無形的，所以想必也有很多人充滿懷疑。

但是當你頭痛時、腹痛時、牙痛時，你的手會怎麼做呢？是不是會自然而然放在疼痛的地方？為什麼手會放在那裡呢？這是因為你在無意識中深知將手放在會痛的地方，就能緩解疼痛而稍微安心一些。這就是靈氣療法中基本的「手部撫觸」治療。

因此所謂的靈氣，也就是活用天地萬物的自癒力能量。請你嘗試著仔細觀察從自己手中釋放出能量的感覺，並將手放在自己身體的任何一處。相信你會有逐漸溫熱起來的感覺。接下來，請試著將手放在胸腺一帶。慢慢地從鼻子吸氣，並在呼吸一次之後，再試著慢慢地從嘴巴吐氣。

現在要再做一次。我想你應該會有很放鬆的感覺，而且心情變得十分平靜。**這就證明，從你手中釋放出療癒的能量了**。

靈氣

日文「レイキ」的中文寫作「靈氣」。說到靈，並不是一般人口中可怕幽靈的靈，「靈」這個字，是表示宇宙、大地和地球的文字。

靈這個文字內含天、從天而降的恩惠、大地以及女巫的巫這幾個字。意指我們時常像女巫一樣獲得宇宙氣場、得到來自宇宙的天啟。

用更簡單易懂的方式來解釋的話，只要想成是神靈的「靈」，應該就能理解了吧？「靈」這個字，意指神佛的存在，人類智慧無法理解的事物，而且是神祕尊貴的象徵。

雖然我們具有肉體，但是在我們從肉體畢業之後，還是擁有能量的個體。

能量原本就會圍繞你全身，只是會依國家或使用者而各自取作不同名稱。舉例來說，日本人通常會命名成山田花子小姐或是山田太郎先生。美國人則叫作詹姆士先生或卡羅琳小姐，通常會像這樣有一個代表這個人的名字。可見命名會因為不同國家而出現差異。話說一想到「人為何物？」的問題時，就能用「人類」一詞概括全部。縱使每一個人的姓名不同，本質同樣是人類。同為人類，但是為求方便才會各自取名。

其實能量也是同樣道理，不同國家的稱呼方式及名稱各有不同。中文稱作「氣」；夏威夷稱作「Mana」，意指萬物的力量；印度稱作「Purana」，表示元素。

在日本則是由臼井甕男這號人物，於大正時代將這種根本能量命名作「靈氣」（Reiki）。

能量的根本同出一脈

所謂的靈氣，不僅是手部撫觸療法，還是一種創造人生的技法，可使人類的靈魂成長，並讓自己的人生過得更輕鬆。你會更容易接收到來自宇宙的各種訊息，最後會有越來越多的願望實現。因為靈氣同時也是創造人生的能量。**靈氣的使用方式，毫無上限。**可由你自由發揮創意。

過去在日本稱作「靈氣法」的手部撫觸療法，後來傳到國外之後變成了「靈氣療法」。漸漸地在外國有越來越多人開始運用靈氣，並在一九六〇年代的新時代運動時期，使用靈氣的人數有了突飛猛進的成長。

反而靈氣在日本卻呈現反比，僅有極少部分的人堅守下去，使用靈氣的人數更是少之又少。並不像現在為每一個人敞開了大門，所以過去了解靈氣這門知識的人，基本上可說是寥寥可數。

如今在日本提到「靈氣」，廣泛普及的也全是真傳靈氣、直傳靈氣或是從外國傳入的西洋靈氣等等。

雖然傳授靈氣的指導內容多少根據地方而有些差異，不過**根本皆源自相同的宇宙能量**。

既是相同的能量，所以我個人並不喜歡談論哪種起源最早、哪種正確，或是哪種厲害。

畢竟只是在針對根本無異的事物，評論出高低而已。

在你心中自有真相

很多人都有這樣的觀念：自己深信不疑的事物才「正確」。所以我認為「正確」或是「厲害」的評斷，全都是當事人內心的想法。宗教之間產生的紛爭，相互批判彼此的信仰，主張自己信仰的神才是真神，其他宗教的信徒都上不了天堂，這部分在我看來都是一樣的道理。

無論相信什麼，不管崇拜何人，**最後我們人類步向的終點都是同一處。**我在部落格上也是這樣告訴大家。

請你試著想像一下高山的模樣。山的頂端就是我們歸去的光明之處。頂端的光，你可以將此稱作「光的集體意識」，也可稱之為「宇宙意識」、「根本」或「天神」，隨你喜好怎麼稱呼都行。當初我們就是從此處誕生的。

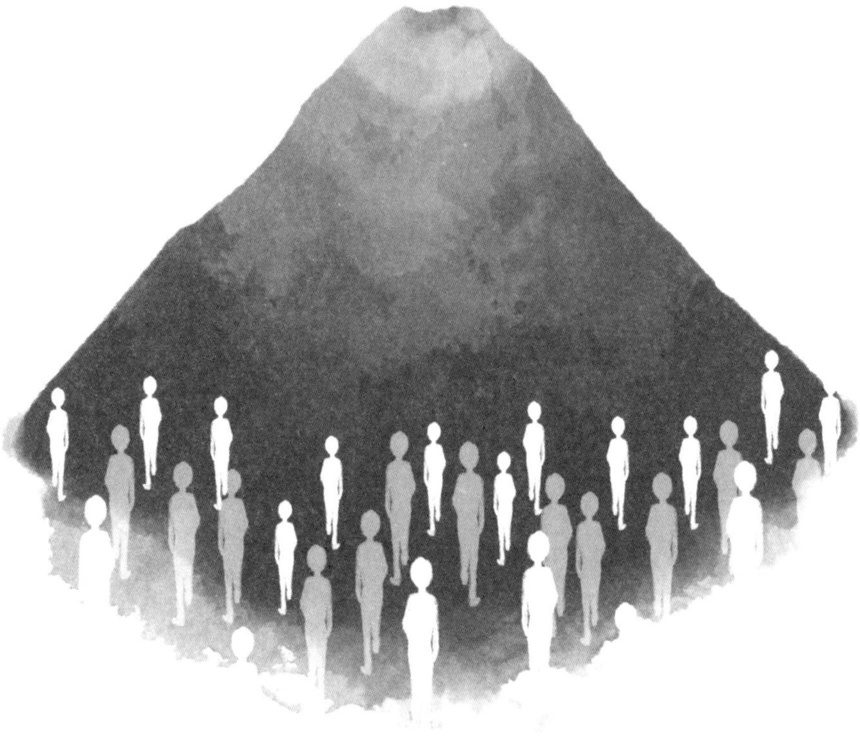

我們都同樣站在山腳下的原野，每一個人都朝著頂峰前進，但是大家都缺乏自信。因為我們都是在忘了根本的光之記憶之後，才誕生於世。所以當某人自信滿滿地大放厥詞，我們才會被這個人的言論影響，受人愚弄，覺得這個人「很厲害」。若用更淺顯易懂的方式來說明的話，譬如有人高聲主張「這套靈氣理論才正統」的時候，我們的心情就會受到這個人影響，以為「事實就是如此」，而不會自己思考真相如何。

不管是毫無自信的你，或是你覺得很厲害而萬分崇拜的人，其實大家都身在相同的地方、同一片原野。而且在你認為「很厲害」的人眼中所認定的真相，有時卻並非你認為的真相。這種時候，你並不會感到安心。所以才會澈底受人愚弄。

你認為的真相，就在你心中。這是你時時刻刻都會感到安心的真相。任何靈氣都沒有「好或不好」或是「正不正確」，所以在你心中若自有真相，如此便好。

Chapter 2

Masayo式靈氣的使用方法

如何才能成為善用靈氣的人？

坦白說「能量」這種東西是任何人想用就能使用的。但是多數推廣能量的團體，大部分都是採取傳授的方式。靈氣也不例外。

傳授靈氣這點若深入解釋的話，在西方稱作調頻（attunement），據說就是**類似收音機調頻。**我知道的就是將頭頂部位的迴路打開，讓能量流通體內的管道。

將靈氣用在他人身上時也是如此，我學到的是自己只是管道，會在無意識下將靈氣傳給對方，所以許多人耳聞之後，不免擔心「是不是就連自己不喜歡的部分也會傳給對方？」另外也有非常多接受靈氣的人有所顧忌：「對方不好的部分是不是會傳給自己？」但是我實在不認為這種能量會通過自己傳給對方。

當你越想要努力傳輸能量，只會害自己筋疲力盡。於是在傳輸之後，你才會全身無力。因此我的看法是，靈氣原本就存在這個宇宙。無論是對你，或是對於你想傳輸的人，靈氣一直都在默默地傳遞給每一個人。操控靈氣的人都明白一點：**只須專注於根本的能量，並命令靈氣能量即可。**你只要將手放在腹部或頭部，接著再指示：**「請將能量傳輸給某人」。**請你將自己視為「能量方向指示器」的角色。

肯定會有人說我是自以為提出這番論點，其實並非如此，我們每一個人早就已經會「使用能量」，多數人只是忘記這件事而已。所以真的沒必要使盡全力傳輸能量，**一切交由宇宙本源任其傳輸就行了。**這些都是純粹的能量，只要這樣做，你和對方都能隨意使用能量。

基本的自我治療

話說回來，不管是已經擁有靈氣的人，或是還沒有具備靈氣的人，都要試著為自己傳輸靈氣。

我在《エネルギーの魔法》（能量魔法，永岡書店）一書中曾提到，靈氣也是能量，最重要的是要**用想像和你的聲音來呼喚**。

1

請你試著用繞棉花糖的方式，將存在這個宇宙空間裡的大量能量蒐集起來。在腦海裡想像著廣大的宇宙，再一圈圈地將能量繞在巨大衛生筷或手指上，製造出一個龐大的漩渦，或是巨型的繭。只要是你容易想像的東西都可以。

現在你要先從什麼東西開始繞圈呢？
從雲，還是從太陽能量開始呢？或是四散在寬廣宇宙裡的群星呢？
請你將這些生命能量一圈圈繞起來，形成一個龐然大物。

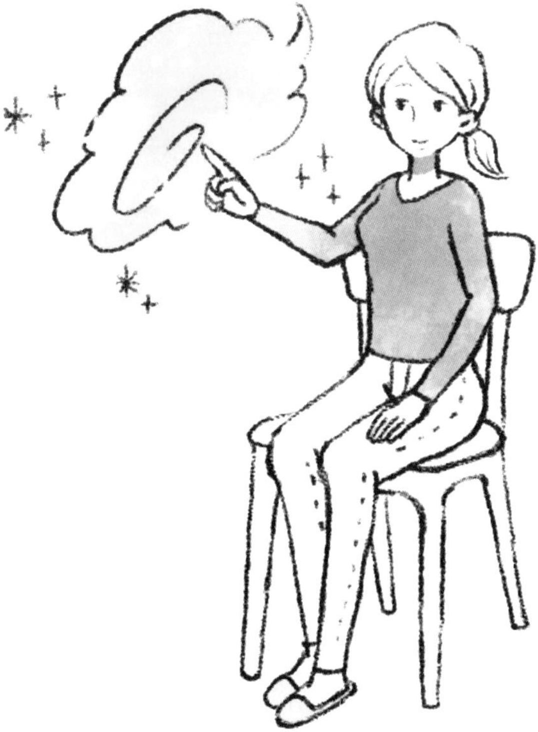

2

等你能幻想出廣大宇宙裡的龐然大物（我稱作「漩渦圈圈」）之後，請試著對幻想出來的這個龐然大物出聲呼喚：**「靈氣，快來到我身邊」**，或是：**「快來吧！」**

來自龐然大物的能量，將會朝你落下。

請你將手掌朝上，並放在膝蓋上。

你要將注意力放在手掌上中。接下來，你的手會感覺刺刺的，開始發麻。這就是靈氣能量降臨你身上的信號。

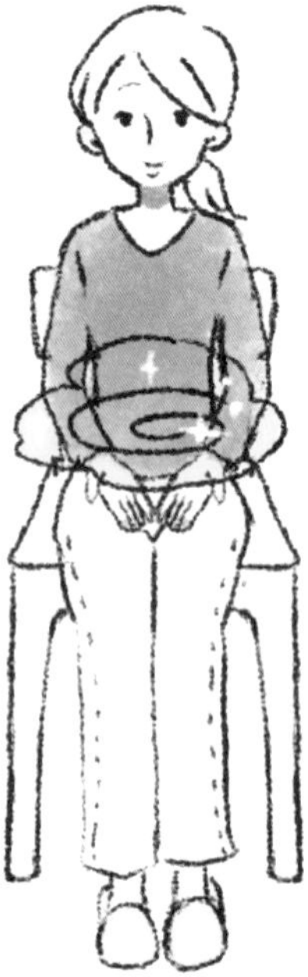

3

緊接著，不管是坐在椅子上或是橫躺下來都沒關係。請你試著將全身力量放鬆再慢慢呼吸，暫時用雙手輕輕地蓋住眼睛。

當你覺得「很舒服」、「時間差不多了」的時候，隨後再試著觸摸一下側頭部。

同樣感覺「很舒服」、「時間差不多了」之後，接著再將手暫時放在胸部、腹部、肚臍等你想放的位置上。只要這麼做，靈氣能量就會傳到你身上，為你帶來平靜。

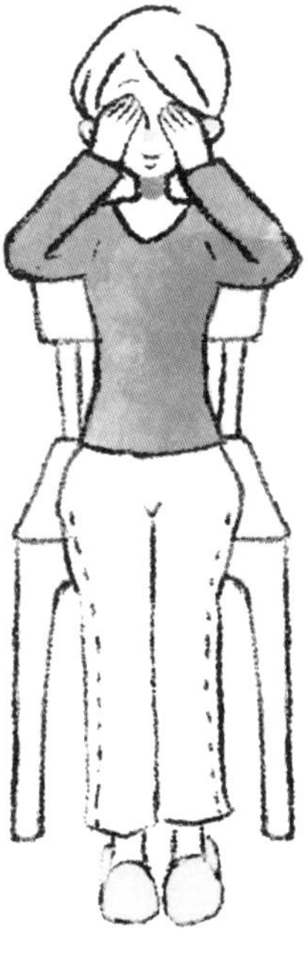

無法想像宇宙能量的龐然大物時……

你在腦海裡想像的廣大宇宙，不必想得太複雜，隨心所欲即可。甚至可以是銀河蔓延的宇宙。難以想像宇宙的人，幻想夜空也無妨。希望你可以由此一層層纏繞，也能用轉圈圈的方式，將能量繞在手指或棍子上，**製造出一個龐大的宇宙能量**，不過還是有人表示無法做到這一連串的想像。

為了這些人，這次我準備了五個宇宙能量磁場的圖騰。請這些人試著用次頁的抽籤方式選出圖騰。

當你使用靈氣的時候，試著在腦海裡想像抽籤後選出的圖騰。你要從這個圖騰中引導出靈氣能量，再製造出漩渦圈圈。隨後出聲呼喚：「**靈氣，快來到我身邊**」，這樣靈氣就會傳到你的身上。

【找出個人宇宙磁場】的抽籤方式

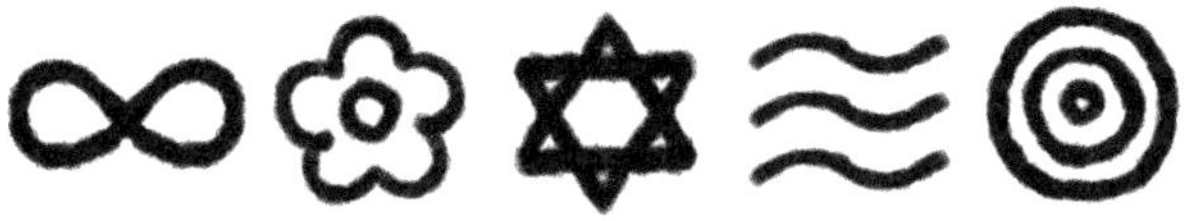

＊可以由你自行創造其他的獨創圖騰。

為他人治療的做法

將靈氣能量傳給他人的時候，也和自我治療的做法一樣，請你朝著幻想出來的漩渦圈圈，出聲呼喚：**「靈氣，快來到我身邊」**，或是：**「快來吧！」**隨後將手放在他人身上，並試著呼喚**「靈氣快來這裡，傳到這個人身上」**，或是**「快來到這個人身上」**也可以。小聲一點也無妨。

並不是由你傳輸能量，你只是在命令龐大宇宙能量進行傳輸。

我將這個做法稱之為**「△（三角形）法則」**。我認為靈氣既不是自己的能量，也不會通過自己身上，只是單純傳輸的方法。正因為如此，你不但沒必要集中精神，也不必專注於此或刻意放鬆。你可以邊聽音樂或邊看電視，甚至思考其他事情都無所謂。

為他人治療的時候，倘若對方不了解靈氣，也許會不知道你要對他做什麼而感到訝異。這種時候你可以在心中，或是用類似呼氣的方式，出聲呼喚靈氣能量，同時告訴對方「這是手部撫觸療法」或「這是治療」，再將靈氣傳給他。關於碰觸的地方，你可以直接觸摸疼痛之處，或是方便觸摸的肩膀及肩胛骨都行。即便是距離對方身體幾公分再傳輸能量，也同樣會有效果。

無論你的手放在對方的哪個部位，能量都會直接傳到有病痛的地方。不過直接請對方讓你將手放在肩膀、背部或腰部的任何一處傳輸能量的話，會明顯覺得舒服許多。

你將手放在對方身上傳輸靈氣的當下，你也能夠一併從宇宙接收到靈氣能量。傳輸靈氣的同一時間，你的心情會變得很好，而且包含請人傳輸靈氣的人，也會發覺手部撫觸的地方變得溫熱無比，就像請人用熱水袋或懷爐熱敷一樣，會感受到療癒的靈氣能量正在傳到身上。

遠距離治療的做法

靈氣能量還可以遠距離治療他人。

學習靈氣的過程大致上分為三個階段，會逐步學習靈氣一階（初傳，身體的治療）、靈氣二階（奧傳，心理的治療）與靈氣三階（神祕傳，與高層次的自我連結）。

在所謂奧傳的靈氣二階時，會運用傳承的符號與真言*，從自己身處之地也能將能量傳到遠方的人身上，比方說老家的雙親或祖父母，甚至到地球另一端的人，你都可以將靈氣傳過去。

可是教義規定，這些符號不能讓與靈氣無關的人看見，真言也不能被不懂靈氣的人聽見，所以長久以來都是靠口傳心授。但在網路及書籍的普及之下，如今任何人都可以輕易看見。而且靈氣還大量傳至外國，並在多數人之間流傳，使得符號與真言因傳授場所不同而出現差異。其中說到靈氣三階，有時甚至會教導學習神祕傳的人可自由創造符號及真言，因此在這世上，存在許許多多的靈氣符號及真言。

未曾學過靈氣的人，也許會感到疑惑：「究竟該用什麼符號才能遠距離傳輸能量呢？」

此時請你先使用次頁的「圖騰船隻」。具有靈氣的人，也請你順便複習一下，試著用圖騰船隻將靈氣傳給對方。

*符號是存在於宇宙中的形狀，類似記號的東西；真言則類似佛教中具有特殊力量的語詞或語句。

透過圖騰船隻遠距離治療

1

尚未具有靈氣的人，首先要從漩渦圈圈的能量磁場，出聲呼喚：「**靈氣，快來到我身邊。**」

2

接下來要在腦海裡想像圖騰。任何圖騰都無所謂。只要是你覺得有用的圖騰，譬如金字塔的圖騰，或是曼荼羅的圖騰，甚至是雪花結晶的圖騰都無妨，請你想著一個你喜歡的圖騰（視覺化）。想像這個圖騰會變成船隻，讓你傳輸能量。

這時候如果有人覺得固定想著一個圖騰很有難度，不妨將這個圖騰畫在紙上，再一面看著這個圖騰進行想像。

3

下一步請你想像一下，讓你想傳輸靈氣的對象，乘坐在腦海裡的圖騰上。如果你無法想像對方的模樣，不妨將對方姓名寫在畫有圖騰的紙上。

接下來請用雙手夾著這張紙說：**「靈氣啊，快搭上圖騰船隻，傳到〇〇的身上。」**雙手要夾著紙再等待幾分鐘，結束後便可將紙丟掉。

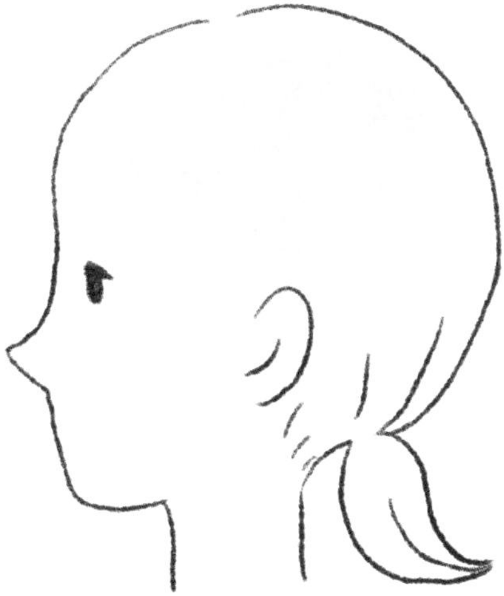

這時圖騰上會出現能量的波動。請你將靈氣的能量與波動合併起來一起使用，效果會更好。

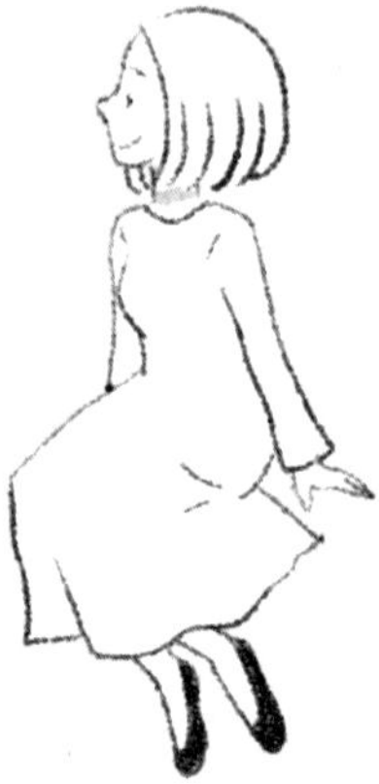

難以想像圖騰的人，不妨試著想像一下在空中飛行的飛機。

呼喚靈氣之後，請你試著在腦海裡想像在空中飛行的飛機。除了飛機之外，也可以是飛天車，或是銀河鐵道的列車，甚至是飛行船都可以。想像一下在天空飛行的物體，再讓對方搭上這個交通工具，將能量傳過去吧！

可以單靠想像移動圖騰的人，就是腦筋活動靈活的人。

使用能量的時候，靈活想像在每個步驟都是有必要的。即便你現在還無法運用自如，但是只要你一次又一次想像這些圖騰的船隻或飛機，過陣子你就可以做得到了。請你一定要有耐心地持續練習看看喔！

遠距離治療的注意事項

遠距離治療不但超越時空，更超越一切，因此甚至可以回到過去傳輸靈氣，還能朝著未來傳輸靈氣。

而且可以絲毫不差地在一個時間點開始精準傳輸，比方說**「於〇年〇月〇日〇時〇分，對某人傳輸靈氣」**。聽起來可能會令人無法置信，但是事實就是如此。

不過遠距離傳輸靈氣時，只要不是某些緊急場合下，教義通常會規定不得在未告知對方下進行傳輸。一直以來總是耳提面命，務必得到對方許可。

這是因為普遍認為隨意傳輸靈氣給對方是不禮貌的舉動，就像隨便為人動手術一樣。但是將靈氣傳給某人的時候，不會有人在傳輸當下感到「心不甘情不願」。比方說看到對方無精打采，或是身體不舒服時，一般都會覺得對方「好慘、好可憐，希望他能快點好起來」，才會一面將靈氣傳給對方。**我認為這就和祈禱是一樣的道理。**

去到教會或寺廟佛堂，在心中想著某個人，祈禱對方「早日康復」、「得到幸福」的時候，並不需要一一取得對方同意。靈氣也和祈禱一樣，遠距離傳輸就是在祈盼對方一切安好，所以我認為遠距離治療可以視需求進行無妨。

傳輸靈氣的時候，**只要專心一志地交由宇宙傳輸即可。**這部分要運用「△法則」（參閱第38頁），你只要為靈氣指示方向，就能用更簡單的方式傳輸靈氣。

遠距離治療的時候，還有其他各種方式可以傳輸靈氣。有的人會按照在靈氣一階學到的十二手位＊（演變成西洋靈氣後才另外衍生的方法）傳輸靈氣。我則會想著對方，雙手合十並被靈氣完全包覆之後再進行傳輸。

＊意指讓靈氣有效傳到全身上下的十二個基本手位。

脈輪、能量與顏色的關係

傳輪靈氣的時候，手會按照脈輪擺放。一般認為，在靈氣一階學到的「十二手位」手部撫觸療法，就是對應著這些脈輪，**逐步促進新陳代謝，增強自癒力，活化能量。**

脈輪的觀念源自印度的瑜伽。

在我們的身體四周，存在彩虹七種顏色的氣場，通常會將這些氣場稱作靈氣。這些靈氣與肉體結合之處，被視為脈輪所在的地方。

脈輪位於身體的中軸線上，形成**能量中心**，所以將手放在脈輪上，其實是在說明一個概念：「靈氣為打開身體回路之媒介」。

一般認為，脈輪為能量的出入口，使脈輪的能量保持平衡猶為重要，據說當能量失衡時，身體即會出現不適。

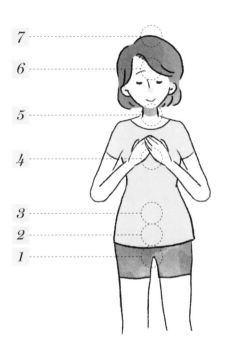

1	第一脈輪	黑色～紅色（會陰、生殖器、肛門一帶）
2	第二脈輪	橘色（丹田、肚臍下方10公分左右的地方）
3	第三脈輪	黃色（肚臍一帶、太陽神經叢）
4	第四脈輪	綠色（心臟、胸腺一帶）
5	第五脈輪	藍綠色、綠松色（喉結一帶）
6	第六脈輪	藍色（眉間上方，也稱作第三隻眼）
7	第七脈輪	紫色（頭頂、百會）

重視時間知覺

一般來說，學習靈氣一定會教你在自我治療時，須按照十二手位來進行。遠距離轉輸靈氣給他人的時候，也會教你要將手放在自己的十二手位上，再將靈氣傳給對方。

這時候應該花多久時間傳輸靈氣才行，我想一開始大家都會感到不知所措。自我治療的時候，靈氣一階在一個手位須花5分鐘。據說到了靈氣二階和靈氣三階，一個手位須花3分鐘。

但是即便你想按照這個時間來進行，若要一面確認時間一面傳輸的話，根本無法集中注意力。

所以市面上有販售每5分鐘或每3分鐘就會發出音效的CD，大家或許可以使用這類商品。不過我總會提醒大家，應該要善用自己的時間知覺。

因為我希望你用自己的知覺，來決定手放在每一個手位的時間。

善用時間知覺的時候，你會發現一個手位差不多花1分鐘左右的時間，就能「完成傳輸」。

本書也準備了許多「請大家嘗試手部撫觸」的實踐課程，但是不太會明定時間。雖然有些部分寫著希望大家能將手放著1分鐘，但是絕非硬性規定。傳輸靈氣的時間，**以你的知覺為優先**來決定也無妨。

靈氣是郵差？

遠距離傳輸靈氣的時候，據說一般都需要對方的住址、姓名以及年齡等資訊，其實單靠名字也能傳輸靈氣。只要能夠想像對方的模樣，事實上也許連名字都不需要知道。

像我就會透過對方的姓名，去透視對方的想法。

我會將部落格讀者來信詢問的問題，刊載在部落格的「神機回覆」單元裡，當中就有未告知姓名的讀者。雖然少了姓名多少會感覺難以透視，但我還是能夠明確看穿對方的想法。因為能量並非郵差，所以沒有任何人在傳遞能量。

究竟是透過什麼在傳遞能量的呢？就是透過你的意識在進行傳輸。

舉例來說，假設你要將靈氣傳給山田太郎這個人。但是你並沒有見過他，不僅不知道他的長相，說不定也難以想像他的模樣。儘管如此，有趣的是靈氣卻能絲毫不差地將靈氣傳到山田太郎身上。

即便有同名同姓的山田太郎，還是能夠精準將靈氣傳到你想傳輸、你心裡設定的山田太郎身上。

等到你能善用靈氣之後，你就能準確傳輸靈氣給對方，你在傳輸的同時就會明白這個道理。運用靈氣靠的不是技術，**而是透過你的意識，所以才能傳輸給對方。**

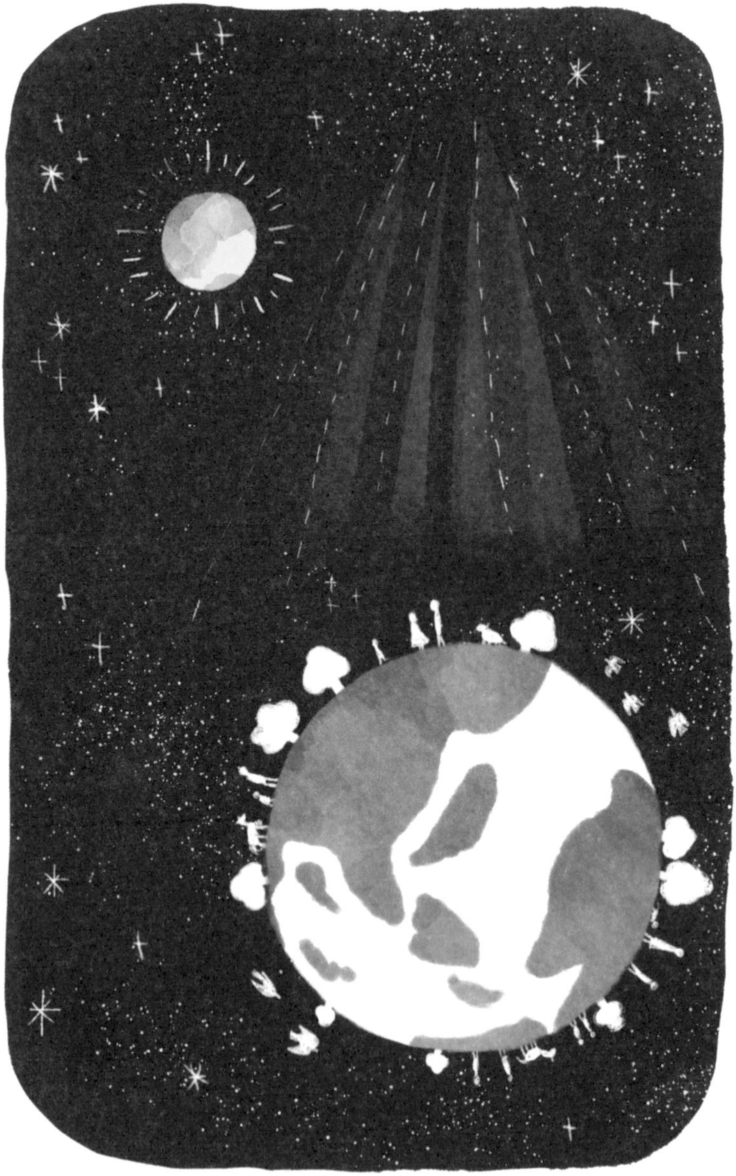

Chapter 3

善用靈氣
透視對方想法

可以善用靈氣透視對方想法的緣由

早在十年多前，我就已經發現能夠運用靈氣透視對方的想法了。

當初在學習靈氣二階，練習遠距離治療的時候，我便知道自己可以掌握未曾謀面的對方身體狀況如何，還能了解這個人心裡在想什麼。但是在這之前，我一直不是很確定是否能透視對方的想法，後來竟在一瞬間發現精準無比。在那之後，我成為了靈氣導師，於是便開始傳授大家可以善用靈氣療法透視對方的想法，也提醒大家不要錯過腦海裡顯現的影像，一定要好好觀察。

從前有幾名上過我靈氣二階課程的學員，我和他們正在練習遠距離傳輸時發生了一件事。A、B、C三人組成一個小組，決定「今天是A接收靈氣的日子」，於是大家便向A傳輸靈氣。隔天改為「B接收靈氣的日子」，因此這天大家要向B傳輸靈氣。接下來是我接收靈氣的日子，大家約好從晚上十點開始傳輸，但是快到十點之前，我發現「A竟然開始傳輸了，能量從肩膀傳到了身上」，而且「B也開始傳輸了」，只有一個人我還不知道他開始傳輸了沒。但是無論我如何在能量當中尋覓，就是找不到C一個人的意識。

所以我認為他可能是忘記，不然就是睡著了。隔天我問了C，果然不出所料，他完全忘了這件事，還在那時候睡著了。可見能量不會說謊。

為什麼我會察覺到這種事？其實我們每一個人都是能量體，我們的存在都十分不可思議。我們一直以為人類存在肉體之中，事實上這世上根本沒有只存在於肉體當中的人。你並不是只存在肉體之中，**你是以一個能量體存在於這個世上。**

透視對方想法就是在窺視一個人的意識

一直以來我都會和素昧生平的幾個人，以遠距離的方式練習靈氣的傳輸，有一次發生了一件事令我至今難忘。

由於大家會輪流傳輸靈氣給彼此，這一天我心裡想著該輪到某某人了，於是開始傳靈氣給他。結果我從未見過的影像，就這樣出現在我眼前。

當時有二名女性，不明所以開心和睦地並肩站在橋上。仔細一看，這般情景完全就像《清秀佳人》小說裡會出現的一樣，並肩站一起的女性，也和安妮一樣戴著麥桿草帽，不斷壓著帽子以防被風吹走。

為什麼會突然出現《清秀佳人》的影像，我完全摸不著頭緒。

遠距離課程裡，無論是彼此傳輸靈氣或是接收靈氣的人，都會習慣交換彼此的感想，所以當時我和大家分享說：「我向某某人傳輸靈氣之後，不知為何竟出現了《清秀佳人》與兩名女性的影像。」結果有人問我：「你是怎麼知道的？」這個人很愛看《清秀佳人》這本書，據說還真的曾經到過安妮成長的故鄉，也就是加拿大的愛德華王子島。那時候有一個和他感情很好的女性友人，就在一個月前寄來了明信片，所以他一直念念不忘「得回信給對方才行」。

自那之後我每次在透視他人想法時，一次又一次察覺只有當事人才知道的事情，所以很納悶為什麼會這樣。當初我覺得靈氣實在很神奇，如今竟發現即便沒有使用靈氣，只要將注意力放在某人身上，就能看穿對方的想法。

後來我才明白，將注意力放在他人身上，**就是在窺視這個人的意識**。

透視他人，關鍵就是放輕鬆

向許多人傳輸靈氣時，會將靈氣同時傳給所有人，但在傳輸的過程中，如果你將注意力放在某人身上，就能針對這個人透視他的想法。而且當你將注意力切換到不同人身上之後，你看到的事情也會不一樣。所以你可以透視任何一個人，只要你將注意力放在那個人身上。

只是不管你要從很多人當中透視一個人，還是要透視眼前的這個人，透視對方想法時最重要的一件事，就是**傳輸靈氣的人要保持輕鬆**。靈氣會讓人感覺很好，而且會使心情放鬆下來，所以我在透視對方想法時，才會開始使用靈氣。

每次當我傳輸靈氣給某人，同時想透視對方的時候，自己和對方都能感到很放鬆。

想讓身體放輕鬆，誠如前文所言，首先你要出聲呼喚靈氣到自己的手掌上，用手覆蓋住眼睛。蓋住眼睛的姿勢，也是十二手位中頭部的一手位。我覺得這個地方最能放鬆下來，接下來就會變得很容易透視。

從前就有人告訴過我，透視就是靈活運用大腦。運用大腦指的就是想像，經由想像即可透視對方想法。

第一步要請大家試著去意識到這一點。慢慢地你就會明白，在你腦海中顯現出來的想像，並非妄想或幻想。

善用靈氣透視對方想法

透視對方想法最好的練習方式，也是最容易想像的方法，就是利用喜歡的藝人作為練習的對象。

假設你有一個很喜歡的偶像團體，團體中分別有A、B、C、D四名成員，當你對著這四人下達命令：「靈氣啊，快傳到所有人身上」，靈氣能量便會同時傳給這四名成員。

一同傳給四人之後，你的身體可能會呼應當中某一個人的狀態而出現反應。比方說，假設你「肚子痛了起來」。你在傳輸靈氣給四名成員的當下，並不知道誰肚子痛。但是當你將注意力逐一放在每個人身上，分別集中注意力之後，這時你就會知道肚子痛的人是誰。

首先你要將注意力放在A身上，下達命令：「靈氣啊，快傳到A身上」，再將靈氣傳給A。如此一來A的身體狀況以及讓他心神不寧的事情，就會反應在你的身上。

接下來你要將注意力切換到B身上。這麼做之後，剛才因為A身心帶來的影響便會瞬間消失，變成B會造成影響。

像這樣分別將注意力集中在每一個人身上之後，你就會知道方才肚子痛的人，究竟是「哪一個人」。

此時最重要的，就是要全神貫注地傳輸靈氣。當你竭力去透視之後，身體一定會用力。身體一旦用力，便無法盡情運用你的注意力。所以讓身體放輕鬆，同時保持心情平靜是非常重要的事情。

這樣當你結束靈氣的傳輸之後，來自四個人的影響才會完全消失。這才是盡情傳輸靈氣，同時透視對方想法的祕訣。

使用自己的能量，竭力傳輸靈氣或是拼命透視對方想法的話，即便你停止傳輸靈氣並轉換注意力，對方的不適症狀還是會殘留在自己身上。

靈氣並不是你自己的能量，而是宇宙的能量，所以請你要輕鬆地傳輸，輕鬆地切換注意力。

Chapter 4

盡情運用靈氣的祕訣

Q1 為什麼運用靈氣及自我肯定卻還是無法讓願望實現？

我曾經說過，自從靈氣以西洋靈氣之姿傳入日本之後，新時代運動觀念也滲透其中。所謂的新時代運動，是在二十世紀後半期發端的自我意識運動，據說源自西洋占星術的概念。曾在當時引發風潮的自我肯定文章，也就是流行所謂的自我肯定感。

如今自我肯定感的觀念深入人心，並與日本根深柢固的言靈信仰結合，造成大家在發表某些言論的時候，一定會提到：「許願前須當作這件事已經實現了」。而且有些人就連到寺廟參拜時，也會不知不覺運用自我肯定的說法：「要在願望已經實現的前提下許願，否則神明不會讓願望實現。」

但是事實上有沒有這麼做都是可行的，**所以沒必要拘泥於此。**靈氣也是一樣的道理。坦白說自從我得到靈氣之後，許多願望都實現了。

就在我學習靈氣約莫二個月後，發生了一件事。那時候我抬頭仰望在空中翱翔的飛機，飛機看起來就像白色的魚在天空游動。我心裡想著：「不知道誰搭上了那班飛機？」「好羨慕，真希望哪天我也能搭飛機去工作！」對於當時從事兼職工作的我來說，這種事情根本不可能發生，可是在那之後過了大約三年的時間，我竟然就搭著飛機，全國巡迴工作。

從頭到尾我只是小小期待：「希望能變成這樣就好了。」絕對沒有滿心期盼：「我一定要搭著飛機全國到處飛。」

A

試著用微弱能量許願：「如果能變成這樣就好了！」

運用靈氣實現願望時的祕訣

為什麼輕鬆許願就會成真？其實是因為習慣仰望天空的關係。一面仰望天空，一面讓願望輕巧地依託能量，於是在你許願「如果能變成這樣就好了！」的時候，能量**就會十分輕巧**。

能量輕巧的話，就能又遠又高地送達天上。

當心願屬於完成式，在「已成定局」的情況下，這時便會存在執著與受到囚禁的心，所以能量就會變沉重，恐怕無法隨心所欲游刃有餘地飛翔。

因此要像接近幻想的程度，許願「如果能變成這樣就好了！」才容易被吸入宇宙實現願望。而且**有時候甚至忘記許下的願望也沒關係**。因為很多人都是在事後才想起：「原來當時我有這種心願，而且已經實現了。」

【讓願望依託靈氣輕巧飛翔的想像練習】

1

想像宇宙有漩渦圈圈，再出聲說：「靈氣，快來到我身邊」，出聲呼喚靈氣到手掌上。

2

試著想像一下巨大彗星劃過夜空。

這個巨大彗星，朝著你飛了過來。

等到彗星落到你腳邊之後，請拾起彗星說出你的心願，然後想像彗星朝著夜空擲出去的情景。

現在就將彗星握在手上，許願「如果我能變成這樣就好了！」再連同靈氣一起輕巧地飛上天去！

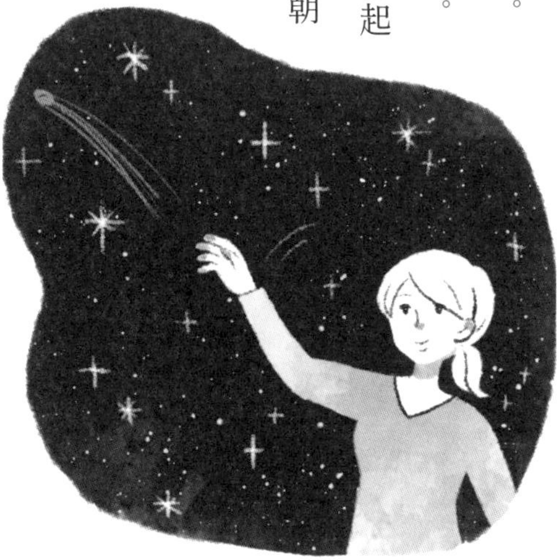

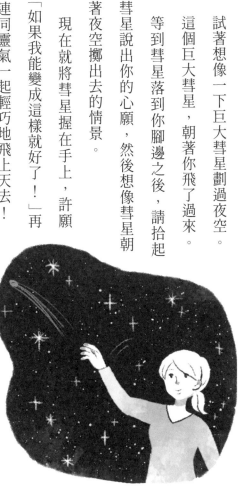

Q2 擔心老後的生活、自己的未來該怎麼辦？

自從開始學習靈氣之後，我曾經想遇見十年後的自己，於是利用符號與真言呼喚了未來的自己。

當時我肯定對未來充滿了不安。我們**活在這世上，難免會心神不定或是滿懷心事**。所以那時候我才會擔心，不知道十年後的自己過得如何？

「說不定，我已經不在這世上了？」「不知道在哪裡做什麼？」我胡思亂想著，同時還邊說邊傳輸靈氣：「十年後的我快出來，快出現在我面前！」

隨後果然不是當時候的我，而是未來的我瞬間出現在眼前。不過我並沒有看到全身，而是看見了自己和顏悅色的臉龐。

看到微笑的臉龐之後，我明白未來的我完全不需要擔心。我覺得會比現在更幸福。雖然毫無根據也無從確認，但我想相信未來的我會露出那張笑臉。

如今我的歲數，早已過了當時遇見的十年後的自己。

仔細回想，學習靈氣之後，會讓人在無意識中覺得「未來是幸福的」，讓人相信靈氣真的會創造出幸福的未來。

所以靈氣能量，就是**讓人安心，以及創造未來的能量。**

A

靈氣是會讓人安心與創造夢想未來的能量。

試著呼喚未來的你問個明白吧！

呼喚未來自己的方法

當你使用靈氣呼喚未來的自己時，即便是在意識清楚頭腦清醒的狀態下進行，也會覺得很困難。

所以一開始的時候，你不妨試著在晚上睡覺前，或是等休假日時間寬裕時再進行。

1

【呼喚未來自己的練習】

就像小睡片刻一樣，窩在沙發或是躺在沙發上，一面在口中唸著：

「靈氣，快來到我身邊」，出聲呼喚靈氣到手掌上。

2

請用手掌蓋住眼睛。

慢慢地呼吸，同時試著出聲說：

「十年後的我、未來的我快出現。告訴我，我的未來會如何？」

請你試著就這樣稍待片刻。睡著了也沒關係，就在昏昏欲睡感覺很舒服的時候，你就會看見你未來的模樣。

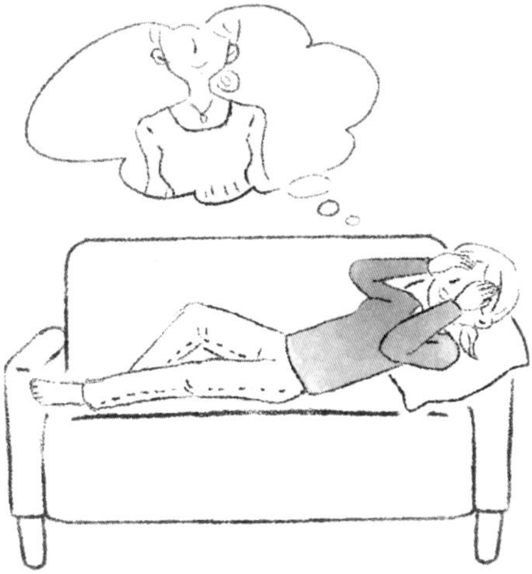

Q3 精通靈氣有何祕訣？

教導學員至今，我發現了一件事。

使用靈氣時總是疑神疑鬼，質疑「靈氣真的感覺得到嗎？」「靈氣真的有在傳輸嗎？」的人，還有聽別人說「靈氣若沒有好好掌控會出大事」，於是心懷恐懼使用靈氣的人，這些人往往比不上**對靈氣心存感激真心感謝，並能完全相信而樂在其中**的人，後者更能早一步精通靈氣，深入了解能量，變得越來越敏銳。

現在坊間有為數眾多的靈氣治療師，想要單靠靈氣功成名就，坦白說應該是很困難的事；若能單純無邪地感到喜悅，完全相信靈氣的話，我認為從事這份工作絕對不是件困難的事。因為類似第六感的無形之物，每個人與生俱來的心靈潛在能力將會大鳴大放，不斷成長。如此一來，即便你低調沉默，大家還是會呼朋引伴，不知不覺就會壯大這份事業。

我認為精通靈氣的祕訣，就是完全信任並充滿感激，感應靈氣再接受它，並將靈氣傳遞出去。

很多人都會說自己不了解能量為何物，所以無法教導別人、無法傳給別人。沒錯，一開始誰都沒有自信。但是你只要克服缺乏自信的恐懼並開始行動之後，你就會明白身體力行即會培養出自信，並不是等你學了多少、練習過多少次、有沒有讀書才會擁有自信，也不是等到有自信之後再開始行動。

自信並不是多學習就能學得來的，而是你親口傳授別人多少，就能擁有多少自信。所以你的自信，是由別人培養出來的。

A

相信靈氣並充滿感激，感應靈氣再接受它，並將靈氣傳遞出去就會培養出自信。

與能量和平共處的祕訣

靈活運用能量的其中一個祕訣，就是提升你自己的價值。我們每一個人都對自己缺乏自信。說不定其中還有討厭自己的人。但是每次看到這些人，**我都會覺得他們實在是很老實的人。**

我們都是來自共同起源，一出生便具有根源的記憶，但是當我們有了軀體，開始萌生自我意識，這些記憶便會隨著成長而消失，久而久之就會開始出現「個人想法」。這是因為我們忘記了根源記憶，所以是理所當的事。**每一個人都會一度喪失自信，開始討厭自己。**接下來才是重點，你會開始再度想起根源的記憶。

如今的你，也許已經忘記了，但是包含你出生在這世上的事，還有喪失自信的事、討厭自己的事，一切都會獲得原諒，這些道理你都明白才會誕生於世。

本來你就是神，你就是根本能量。然而你卻過於謙虛，「覺得自己根本不可能操控能量」、「不勝惶恐」、「可能遭受懲罰」，才會永遠無法與能量和平共處，也無法好好使用能量。**「像我這樣的人……」，習慣性這麼想的人，應該要改一改了。**你的存在非常美好。而且你的人生，接下來將會發生巨大變化，希望你要抱持這樣的自信。

「我能夠改變。我想要誕生在這個世上才會降生於世」、「我就是有我的價值」，請你要像這樣充滿自信地說出來。「偉大的能量你好，今後請多多指教」、「能量啊，快來到我身邊」，請你試著像這樣出聲唸出來。將左手放在腰上，右手食指指向天空：「我要來操控能量了」。大聲說出口之後，相信一切都會煙消雲散，「懷疑自己能不能操控能量」的心情，肯定會往遠方散去。

Q4 可以靠靈氣提升運氣嗎？

我認為不管有沒有學習靈氣都是如此，提升運氣的祕訣，就是不要將滿腹牢騷掛在嘴邊。

不過，偶爾發發牢騷或是抱怨一下，這是很正常的事情。但是就算你說出口，還是無法解決這些事情。

有些人總是對自己的事、家人的事或公司的事懷有滿腹牢騷。

事情通常因人而異。但是我認為大家都對此缺乏感謝之情。**靈氣是宇宙的生命能量，也是愛的能量。**不管有沒有學習靈氣，愛的能量都會無止盡地灌注到你身上。

宇宙並不會只給這個人少一點能量，卻給那個人很多的能量。**宇宙總是給**

予大家平等的能量。

既然宇宙一直提供你我無限的能量，我們應該做的事情，就只有對這無形的能量充滿感謝。

你的感謝，會讓愛直達宇宙。

當你將感謝之情送達宇宙之後，**這些愛肯定會倍增再傳到你身上。**接下來宇宙還是會繼續將無限的愛傳送給你。

不知不覺中，我們一味地只想著接受。但是現在開始你要提供你的愛。你不需要想得太複雜，當你覺得自己很幸福的時候，感謝之情自然會從你心中無窮盡地釋放出來。

A

別將滿腹牢騷掛在嘴邊，要以充滿喜悅與感謝的心情使用靈氣！

Q5 當靈氣傳到自己身上後會感到噁心難受，這是好轉反應嗎？

據說傳輸靈氣或是某些能量的時候，身心會出現好轉反應。

一般認為這種好轉反應，會使人暫時性地情緒消沉，或是使慢性病惡化，但是不適症狀未必就是好轉反應。有些人甚至會告訴你，這時候應大量喝水淨化身體，但是坦白說，水和靈氣以及好轉反應完全沒有關係。

眾所周知，我們的身體有70％由水分組成，所以攝取水分的確對促進新陳代謝非常重要。

話雖如此，即便你大口喝水，仍舊只會排出體外，所以一點意義也沒有。

另外也有人說，要少量多次慢慢喝水，其實喝水方式並不會造成影響，所以不必那麼過分在意喝水的問題也沒關係。

不過在接受治療或是上課之後，莫明覺得心裡不舒坦的人，你是不是一直在忍受某些事情呢？

如果你一直拼命忍住想說的話不說出口，**能量會試圖將你的鬱悶不斷顯露出來。**即便如此，你仍然極力忍耐的話，身心將會失去平衡。

A

不適症狀未必就是好轉反應。

你是不是一直在忍受某些事情？請你先將這些事情說出來吧！

透過靈氣抒發積累的情緒

我開始學習靈氣的時候，是一個全天的兼職上班族。總是察言觀色，處處小心，不敢說出想說的話，一直在忍耐。原本我以為這是理所當然的事，所以我甚至沒有意識到，我總是將想說的話忍住不說。

但是這種心情肯定深藏在心底，我自己卻從未發覺。我從靈氣一階，進階到靈氣二階、靈氣三階，就在我精通靈氣三階後的一個月左右，發生了一件事。當時我不明所以感到情緒焦躁，十分憤怒。什麼事都沒有發生，可是怒氣卻一直從腹部深處冒出來，讓我自己也感到很困惑。

幸好我居住在自然生態豐富的地方，因此我來到無人之處，盡情地大聲說出想說的話。

後來我才發現，過去居然讓自己忍受了這麼多的事情，於是我安慰自己：「我做得很好，居然忍下了這麼多事情。」就在這一天之後，我不再感到焦躁了，也不再感到怒氣從腹部深處滾滾而來。

經由這次的事件，讓我明白靈氣能量為了與你和諧共處，它會引導你去察覺從來未曾檢視的真心想法。

無法像我這樣有一個地方能夠大聲宣洩的人，還是有一些方法可以不必大聲說出來，也能盡情抒發情緒。

請你像往常一樣，在口中唸著：「靈氣，快來到我身邊」，呼喚靈氣到你的手掌上。接下來，請你將手放在胸前傳輸靈氣。

就這樣稍待片刻。有時候你也許會想罵髒話：「混帳東西！」說不定你會淚流滿面。但是這樣總比讓自己忍耐好多了。請你要體諒你的心，並由你自己來治癒。

Chapter 5

善用靈氣閃耀人生

～日常活用的方法～

將靈氣傳到家中

靈氣可以傳給任何物品。比方說，也能夠淨化整個家中的氣場。

每個傳授靈氣的地方指導方式各異，有些會希望盡量在通風乾淨，且能放鬆的場所傳輸靈氣，對於突如其來的身體不適症狀，也不會說是靈氣造成的。所以盡你所能即可。

本來在使用靈氣的時候，就會淨化這些場所及空間，所以最好的做法就是在傳輸靈氣時保持平常心。

1

【方法】

想像宇宙有漩渦圈圈，並在口中唸著：**「靈氣，快來到我身邊」**，出

2

聲呼喚靈氣到手掌上。

想像家中的模樣，並想像有巨大的手從屋子上方，將靈氣覆蓋整個家傳到家中。想像家中能量變得無比清澈。你還可以發出命令：**「靈氣，快傳到家中」**。

當靈氣覆蓋某些物品的時候，通常會飄散著閃閃亮亮的纖細光芒。這就代表家中充滿喜悅。

靈氣同樣也能覆蓋庭院、房屋的整個基地、公寓大樓等建築物進行淨化。應該有很多人都會在土地或建築物內放置「盛鹽」（通常是將食鹽堆成圓椎狀，放在特定位置用來趨吉避凶），其實靈氣的力量更加強大。甚至能分別將靈氣傳到客廳、廚房、臥室及浴室等空間。

對於相隔遙遠的地方，例如車程很久的老家，也能夠透過想像將靈氣覆蓋上去加以淨化。

隨著音樂傳輸靈氣

播放喜歡的音樂時，透過音響、收錄音機、電腦等設備傳輸靈氣，就能讓靈氣隨著音樂淨化整個屋內。此時當你心中想著「要做什麼事情」，或是「想做什麼事情」，結果也將截然不同。

【方法】

1 想像宇宙有漩渦圈圈，並在口中唸著：**「靈氣，快來到我身邊」**，出聲呼喚靈氣到手掌上。

2 接下來會依照「你想做的事情」而出現變化，即便你播放同一首曲子，還是能依照你心中變更的計畫，得到期盼中的效果。

●打掃…全神貫注於**「傳輸順利打掃乾淨的靈氣」**，再讓靈氣能量隨著音響或ＣＤ的音樂覆蓋整個空間進行傳輸，結果真的會順利打掃乾淨，使家中煥然一新。

●工作及讀書…全神貫注於**「傳輸順利完成工作的靈氣」**，再讓靈氣隨著音響或ＣＤ的音樂覆蓋整個空間進行傳輸，結果就能集中精神工作了。現在遠距工作的人增加許多，也有越來越多人居家辦公。每次工作時，請你試著讓靈氣隨著音樂覆蓋整個空間，並在心裡想著**「讀書會順利」**、**「知識容易記得住」**。

●治療…當你在為某人施行靈氣療法時，有時候應該也會播放療癒的音樂。不妨試著讓靈氣能量隨著音響或ＣＤ的音樂覆蓋整個空間再進行傳輸，並在心裡想著「希望對方能放鬆下來」。

將靈氣傳給花朵植物

除了種在庭院或花圃這些泥土裡的植物及花卉之外，想讓切花持久保鮮的時候，靈氣也十分有幫助。

【方法】

1 想像宇宙有漩渦圈圈，並在口中唸著：「**靈氣，快來到我身邊**」，出聲呼喚靈氣。

2 對著比較衰弱的花朵，在口中唸著：「**靈氣，快傳到這個植物上**」，讓靈氣覆蓋這些花朵及植物。如此一來，花朵和植物就會變得有精神。

好多年不曾開花的盆栽，都可以試著傳輸靈氣，讓盆栽再次盛開。盆栽的植物裡，都有花之精靈棲息著。

花朵垂頭喪氣時，精靈也會在不知不覺間消失無蹤。但是當植物重新恢復活力之後，精靈便會從某處再度現身。

也許有些人會覺得精靈純屬無稽之談，但是說到妖怪或是怪物，說不定就會深信不疑了，其實花之精靈就是我們幻想中的，擁有透明羽翼的美麗妖精。

將靈氣傳給寵物

靈氣也能使用在寵物身上。靈氣有助於讓動物放鬆下來，所以牠們也非常喜歡靈氣。

剛來到家中而全身緊繃、總是過度興奮的毛小孩、身體狀況不好、看起來不太有精神的毛小孩，甚至什麼事都不必擔心的時候，也都可以為牠們傳輸靈氣。

只不過當中也會有對能量過度敏感的寵物，所以你不可以勉強傳輸靈氣給牠們，譬如像往常一樣傳輸靈氣之後，結果卻驚慌逃走的敏感寵物，請你要提醒自己將靈氣能量縮小之後再傳到牠們身上。包括傳靈氣給小鳥、松鼠或爬蟲類這些小動物的時候，同樣要請你將靈氣縮小一點再傳輸。

能量就如同魔法，此外操控靈氣的你就像是魔法師。

「靈氣能量啊，快縮小一點，再細微一些」，像這樣要邊提醒自己邊傳輸能量，這時候能量就會變得很小了。

【方法】

1 想像宇宙有漩渦圈圈，並在口中唸著：**「靈氣，快來到我身邊」**，出聲呼喚靈氣到手掌上。

2 對著寵物說：**「靈氣，快傳到這孩子身邊」**，讓靈氣覆蓋著牠。

※第一次傳輸靈氣給寵物時，或是傳給小動物的時候，你要在口中唸著：**「靈氣啊，快縮小一點，變成微幅能量再傳到這孩子身邊」**，接著再觀察牠的反應即可。

Point

靈氣能量可以自由變化

前文提到靈氣可以小幅度微量傳輸，反過來說，也能大幅度猛烈傳輸，所以能量可以千變萬化。

有一種靈氣圈的做法，就是讓具有靈氣的眾人圍成一個圈，進行靈氣的傳輸。

我在做靈氣圈的時候，會希望大家了解能量的種類繁多，因此我一定會附加其他能量，或是加以變化，接著再進行傳輸。

舉例來說，當大家圍成圈在傳輸靈氣時，感覺靈氣的能量已經充分循環傳遞之後，接下來我會出聲呼喚猛烈無比的「太陽能量」，同時請大家也出聲呼喚

「太陽能量」，讓大家傳輸太陽的能量。結果大家的身體都變熱起來，甚至不停地呼氣。

接下來，當我口中唸著冷冽刺骨的「北極能量」或是「冰河能量」再傳輸給大家之後，馬上就變成冷冰冰的能量。

就像這樣，我會讓大家體驗各種不同的能量。

我會試著變成如「霓裳羽衣」般柔軟的能量，或是變成「天使能量」，甚至嘗試變成像「龍神」般激烈的能量，讓大家體會個中差異及趣味性。

請你也試著呼喚靈氣，譬如在口中唸著「靈氣啊，快傳輸太陽的能量」，體會看看你喜歡的能量。相信你和你家裡，就會像太陽一樣溫暖起來喔！

淨化能量石及首飾

想必有人會用香草之類的東西，淨化能量石手鍊等首飾，其實用靈氣也能辦得到。

除了能量石之外，應該也有很多人會配戴戒指、項鍊或耳環這類飾品。雖然坊間相傳金屬會反彈靈氣，但是當我用靈氣淨化金屬時，不僅不會反彈，還會讓金屬發出閃耀光芒，變得晶瑩剔透。親身見證之後，我才知道靈氣也能用在金屬上。

1

【方法】

想像宇宙有漩渦圈圈，並在口中唸著：**「靈氣，快來到我身邊」**，出聲呼喚靈氣到手掌上。

2

將能量石或首飾放在手掌上，在口中唸著：**「靈氣，快讓這顆石頭變純淨」**，讓靈氣覆蓋上去，很快就會恢復元氣找回光亮。

一手無法掌握的大塊石頭不必直接放在手上，從距離幾公分或十公分左右的地方用手觸碰也同樣有效果。

石頭雖然不會說話，但是一樣都具有清楚的意識。

將注意力放在它身上仔細觀察，或許它就會告訴你它從何而來，過去被放在什麼地方，平日的用途是什麼。

一直備受珍惜的石頭才會力量強大，一直被擺在家裡的石頭只會逐漸失去活力。所以這時用靈氣覆蓋在石頭上，即可使它恢復元氣。

有益美肌的靈氣

靈氣是一種能夠隨心所欲盡情運用的能量。你不妨試著用靈氣取代護膚療程，讓自己變得更美麗吧！

利用非常簡單的方法，就能將能量傳到肌膚上。你不妨試試看將靈氣的能量灌注到平時使用的保養品當中吧！

【方法】

1 想像宇宙有漩渦圈圈，並在口中唸著：「**靈氣，快來到我身邊**」，出聲呼喚靈氣到手掌上。

2 用手握住整罐保養品，跟著這樣說：「**請讓我的保養品（如果手握化**

妝水就說化妝水）帶給我想要的效果。」邊說邊注入靈氣。

這時候再進一步將注意力放在肌膚問題上，比方說**「希望膠原蛋白增加」**，或是**「希望更有彈性」**，同時將靈氣注入肌膚。

你不必每次使用保養品前都這樣做，只要將靈氣的能量注入一次即可。

使用注入靈氣的保養品保養臉部之後，最後再用手觸摸整張臉，並且跟著這樣說：「請讓我的臉從肌膚底層變健康！」

在意斑點的人，請你將注意力放在斑點上，然後對著斑點這樣說：「放心吧，這部分由我來守護。」

在意皺紋的人，請你將注意力放在皺紋上，然後對著皺紋這樣說：「大面積肌膚都修護了，真是太感謝了！」

不管是斑點或皺紋，都是過去一直在守護你且過度使用的地方。請你用保養品好好調養一下，為斑點及皺紋傳輸靈氣吧！

有益小臉的靈氣

這次要嘗試用靈氣進行小臉按摩！加入靈氣能量之後，會讓按摩的效果變更好。

【方法】

1 想像宇宙有漩渦圈圈，並在口中唸著：「**靈氣，快來到我身邊**」，出聲呼喚靈氣到手掌上。再將注意力放在手掌，試著在口中唸著：「**靈氣啊，快讓我的臉變小。**」等到雙手開始發熱，覺得刺刺痛痛的時候，代表已經準備好了。你要將背挺直，朝向正面開始動作。

2 將手放在臉部的輪廓線上。大拇指緊貼耳朵根部，再將手用力張開，包住整個下顎和臉頰。此時要用大拇指的根部用力將下顎骨往上推。

3

脖子往右傾斜之後，頸部左側會被拉開，這個地方的淋巴循環便會改善。雙手輪流撫摸並輸入靈氣，使這裡的淋巴往下流動。

4

左手放在脖子的根部，右手放在下顎處，再將脖子上下拉筋伸展一下。

5

右手沿著左側的鎖骨放好，左手放輕鬆。

6

另一邊也要按照③～⑤的做法同樣做一次。

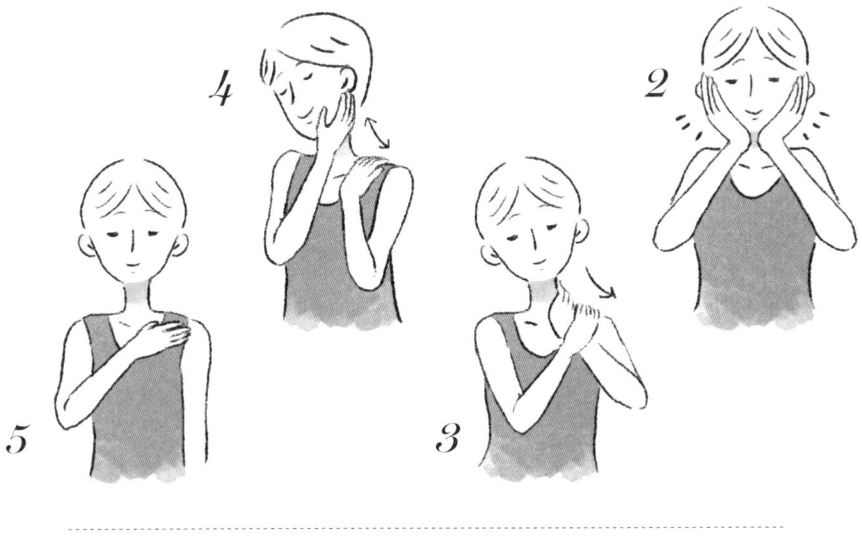

7

用雙手的手掌包住臉頰，大拇指伸到下顎處。用手掌使勁按壓整個臉頰，將靈氣注入。

8

用雙手按壓太陽穴，然後用力往上推。

9

最後將雙手放在臉上，讓手指觸碰到額頭正中央。單靠指尖稍微用力地往上使勁拉提。

※在所有過程中，都將手放置1分鐘左右。

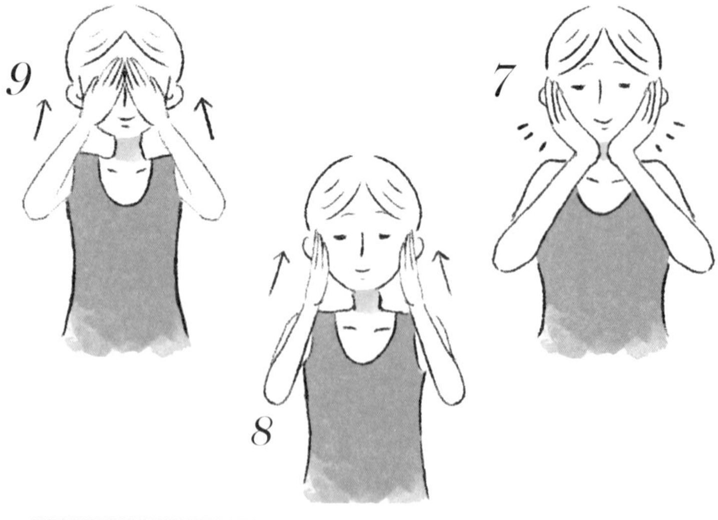

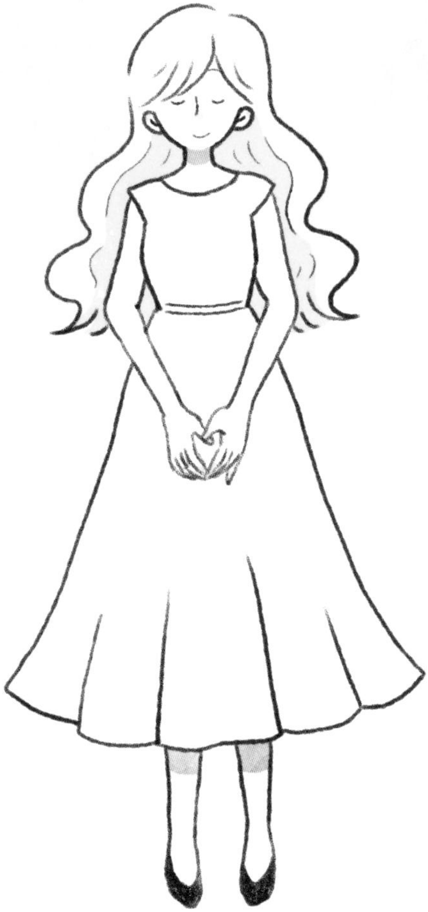

有益美髮的靈氣

隨著年紀增長，頭髮會在壓力以及荷爾蒙影響下而容易受損。不但會逐漸落髮、一根根變細，還會長出白髮、失去彈性與光澤。所以請傳輸靈氣好好修護秀髮吧！

一開始就和保養品的做法一樣，要將靈氣傳到平時常用的洗髮精及護髮產品上。

1

【方法】

想像宇宙有漩渦圈圈，並在口中唸著：**「靈氣，快來到我身邊」**，出聲呼喚靈氣到手掌上。

2 用手掌握住整罐髮品，在口中唸著：**「靈氣，讓我的頭髮變健康！」**一面傳輸靈氣。

實際洗頭之前，要將手放在整個頭上，將靈氣傳到頭皮。接下來就像是用指尖將靈氣傳到每一個頭皮的毛孔上一樣，注入靈氣。

接下來將手放在頭髮上，直接傳輸靈氣。長頭髮的人，要用雙手夾著頭髮，一面從髮根往髮尾的方向傳輸靈氣，而且手要慢慢地移動。

洗髮精要起泡的時候，必須在感覺靈氣的能量已經注入手中的洗髮精之後，接著再開始洗頭。

使用護髮產品時也是一樣，提醒自己要等到靈氣注入之後再開始護髮，才會看出效果。

將靈氣傳入食物

將靈氣傳入食物當中，你就可以完全攝取到你所需要的能量。

現在可能有很多人為了減肥正在進行限醣飲食，因此要避免過度攝取的醣類囤積在體內。

【方法】

1 想像宇宙有漩渦圈圈，並在口中唸著：**「靈氣，快來到我身邊」**，出聲呼喚靈氣到手掌上。

2 用餐時口中要唸著：**「讓身體吸收必需的能量即可」**，同時將靈氣傳到所有食物上。

在家這麼做完全不成問題，但是在公司或是和別人一起用餐時，難免會不太方便。這時候在心中默唸也沒關係，你要下達命令：**「靈氣啊，讓我的身體吸收必需的能量即可。」**如此一來你的身體便可以吸收到必需的能量，而不會攝取過量。

你想要如何運用能量，能量就會依照你的想法用不同方式展現出來。有一個打開電視幾乎每天都見得到的當紅藝人，我看過他在吃東西時會邊說「零熱量」再吞下肚，可見這種事情真的不是騙人的。

好好使用靈氣的話，完全沒有任何限制。請你發揮創意盡情運用看看。

善用靈氣將水變成聖母的「聖水」

水的用途千變萬化。像我就會轉化女神或觀音菩薩的能量，當作淨化水來使用。

【方法】

1 想像宇宙有漩渦圈圈，並在口中唸著：「**靈氣，快來到我身邊**」，出聲呼喚靈氣到手掌上。

2 對著倒入杯中的水說：「**靈氣啊，快傳到水中**」，讓靈氣覆蓋上去，並回復成原本的水。

3

將②的水杯放在聖母馬利亞或觀音菩薩的圖像或照片上。就算在沒有圖像或照片的地方，還是可以出聲呼喚：**「聖母馬利亞，請您降臨！」**

4

命令靈氣：**「讓聖母馬利亞的能量完全轉化」**、**「讓觀音菩薩的能量完美注入」**，隨後能量就會轉化。請你等待1分鐘左右的時間。

●聖水的使用方式

聖母的聖水具有絕佳的淨化效果，可以讓人煥然一新。

請你試著運用在各種地方，譬如當作每天早上喝的一杯水，或是裝進小噴霧瓶中隨身攜帶，當你想要提振精神時就噴一下，甚至覺得這個地方怪怪的時候，也能噴一下避凶就吉，還能用來為花朵植物澆水、打掃、洗衣等等。

傳輸帶來財運的靈氣

「金錢就是能量」，這句話你應該有聽過。

這句話是什麼意思呢？

金錢本身並沒有能量，但是使用金錢的人卻可以將能量注入其中。

也就是說，金錢屬於物質，所以可以注入能量。

舉例來說，我就會將能量注入獻給神明的錢幣當中，希望神明會感到歡喜，然後再投入寺廟的香油箱或功德箱。

只要你將感謝的能量或是愛的能量注入金錢，金錢就會充滿能量。

所以第一步，請你試著將能夠帶來幸運的靈氣注入金錢當中吧！

【方法】

1 準備硬幣或紙鈔，任何你喜歡的面額都可以。想像宇宙有漩渦圈圈，並在口中唸著：**「靈氣，快來到我身邊」**，出聲呼喚靈氣到手掌上。

2 一面唸著：**「靈氣啊，注入這些金錢裡」**，一面用雙手將錢夾著。等錢變熱之後請將手放開。

你可以將這些錢當作護身符放在手邊，也可以放進皮包裡，當然你也可以拿去花掉。花錢的時候，請你想著「這些錢是會帶來幸運的錢」，接著再拿去花掉。這點非常重要。

例如我去淨化金錢的神社將錢洗乾淨後，並不會將這些錢留在手邊，而是在回程去店裡花掉。這時候我會誠心希望，「這些錢能讓這家店生意更好」，接著再付錢給店家。

因為我覺得這麼做，才會讓「神明保佑不斷循環」、「好運不斷循環」。

讓財富能量循環

在所謂靈性的世界裡提倡這類觀念：「金錢是能量，所以會越用越多」、「讓金錢流動循環十分重要」。

但是金錢根本不可能越用越多吧？隨心所欲花錢的話，事實上只會越花越少。

所以我的看法是，不需要真的將錢花掉。你不用真的去花錢，藉由靈氣就能形成金錢能量使之循環。透過這種方式，就能徹底讓金錢循環流動到自己身上。

1

【方法】

想像宇宙有漩渦圈圈，並在口中唸著：**「靈氣啊，快將金錢能量傳到**

2

我身邊」，出聲呼喚靈氣到手掌上。

試著想像一下集靈氣於一身的金幣，從四面八方朝自己而來。

只要如此想像，你就會發現來自宇宙的金錢能量隨時都能釋放出來。

你也可以多加應用，想像自己將來自宇宙的金錢能量傳給你想贈送的人，也能傳給喜歡的店家或餐廳。

像這樣讓金錢能量流動，就會和實際讓金錢循環一樣，具有相同的力量。

讓你的身邊總是圍繞著豐足的感覺。

守住荷包&提升財運

還能利用下述這些方法，讓靈氣覆蓋荷包使能量循環，讓你荷包滿滿財源廣進。利用白蛇聖水，即可同時守住荷包還能提升財運。

白蛇是與財運關係密切的象徵。前些日子我突然瞧見「巳」這個中文字的符號，過幾天，我就看到了美麗白蛇現身。

於是我心裡有一種感覺，明年日本將會開始谷底翻身。白蛇就是和財運如此息息相關。當資金進入國內之後，即便國民還無法立刻受惠，但我預測明年一定會比今年前景光明。

【方法】

1

想像宇宙有漩渦圈圈，並在口中唸著：**「靈氣，快來到我身邊」**，出聲呼喚靈氣到手掌上。

2

將水倒入杯中再覆蓋上靈氣。接著先回復成原本的水。

3

將②的水杯放在白蛇的圖像正上方。就算在沒有圖像的地方，還是可以出聲呼喚：**「白蛇，請您降臨！」**

4

命令靈氣：**「讓白蛇的能量完全注入」**，隨後能量就會轉化到杯中的水裡。請你等待1分鐘左右的時間。

5

將紙張或卡片浸泡在④的白蛇聖水中一個晚上。你可以讓整張紙泡在聖水裡，也可以將聖水倒進噴霧瓶再噴到紙上，或是用手指沾濕。

等到紙或卡片乾燥之後，即可當作淨化與提升財運的護身符放進錢包中。

善用靈氣緩解身體疼痛&不適

針對身體的疼痛，建議你要善用神聖曼荼羅靈氣能量。

神聖曼荼羅的圖騰，是在「生命之花」的圖騰上加上六芒星。這種圖騰的能量十分不可思議，有助於即時緩解所有疼痛。

這種圖騰屬於原始能量，會讓我們感受到神明以及無形力量的存在。

幾年前，我在偶然中聽見了真言，於是用電腦搜尋想要調查出真言的含意，結果電腦螢幕竟跳出了「生命之花」的圖騰，並釋放出非常強大的能量。我一個人和這股力量神遊了一段時間，不久後聽見了「力量」、「傳授」的聲音，接著六芒星的透明圖騰便從天而降。就在我不知所措的時候，「生命之花」與六芒星合而為一，我聽見了「身體裡」這幾個字。

為什麼這個圖騰可以解除疼痛呢？

舉凡我們的能量，還有寺廟神明的能量，全都是屬於球形。此外細胞以及所有的一切，皆始於一個圓，當這個圓形細胞受損，身體就會出現疼痛，所以為了使其穩定，我發現需要使用圓形圍繞起來的幾何圖騰。

這個圖騰我曾在《あなたの中の神さまが輝き出す！エネルギーの魔法》（讓你心中的神散發光芒！能量的魔法，永岡書店）這本書中介紹過，有些人可能這次才第一次聽說。

自從這個圖騰讓我領悟到無形力量的存在之後，隨著時間流逝，更讓我見證了驚人的效果。

例如有人很開心地與我分享：「過去完全無計可施的嚴重肩痛，居然消失無蹤！」諸如此類的喜訊來自全國各地，對於肩膀痠痛、頭痛、胃痛、腰痛、背痛、手腳冰冷、失眠等等，所有不適症狀都能發揮效果。

Point

關於神聖曼荼羅靈氣能量

雖然這世上早有許多相同的圖騰或符號，也有類似的名稱，但是我一直在思考，無形的眾多能量究竟想透過這些告訴我什麼？

其實就是想告訴我，圖騰的「使用方式」。

這些圖騰具有能量。但是單純持有，或是一直注視、只用來裝飾的話，根本毫無意義。重要的是，必須實際去「充分運用」。

話說回來，一談到該如何運用的問題，其實當你將這些無形的能量用在身上之後，這時你便會感受到超出一般認知的效果。做法非常簡單。

你只要口唸真言，並在腦海中將圖騰立體化，接著將圖騰融入患部即可。

比方說我腳痛的時候，會馬上將圖騰融入腳部。如此一來疼痛便會消失，讓我又能開始行走自如。至今我還是覺得這點非常厲害。

「請你將這種使用方式告訴更多的人」，這就是當初無形的能量、神明的旨意要傳達給我的訊息。

既然是神給我的指示，我就必須老老實實地，將這個訊息徹底傳達給大家。

於是我馬上在許多人身人進行測試，結果大家都對這個立即見效的神奇方法，感到驚為天人。神絕對不會做出令人難解的指示，不會引導我們去做困難的事。神教給我和你的，都是「人人做得到」的事。

話說回來，本來這些圖騰與真言不只是消除疼痛，還是**用來「調和一切」的圖騰。**

如果你正掛心某人的事而煩惱不已、想要調整某人的身體健康時，請你試著想像一下，將這個人融入立體圖騰當中，並唸出下述真言：

「生命能量，生命能量！」

真言就是啟動能量，使圖騰發揮效果的力量（音魂）。無論是將圖騰融入體內的時候，或是進入到圖騰當中的時候，只要唸出音魂自然就會開始發揮作用。而且有時候，也要請你試著將你難以招架的人，還有刁難你的人，全部融入圖騰當中並唸出真言。甚至於你不想去學校或公司時，也都可以這麼做。

還有當你想要創造自己的未來時，請你想像未來的自己，描繪自己的理想藍圖，再融入神聖曼荼羅的圖騰當中，然後唸出真言。

你不需要三不五時這麼做，想到再做就行了。這個圖騰與真言，絕對會為你及你的家人，帶來內心的平靜。

神聖曼荼羅

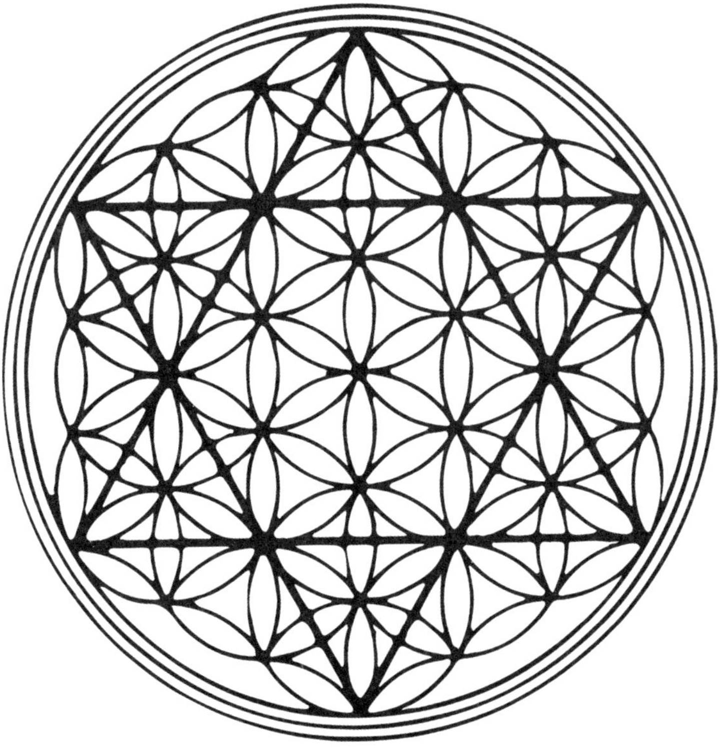

Point

神聖曼荼羅能量的使用方式

神聖曼荼羅能量的使用方式

1

想像宇宙有漩渦圈圈，並在口中唸著：**「靈氣，快來到我身邊」**，出聲呼喚靈氣。

2

看著神聖曼荼羅，同時發出命令：**「靈氣啊，快融入這個圖騰！」**

想像②覆蓋著靈氣的神聖曼荼羅，接著再想像神聖曼荼羅融入身體疼痛的地方。

3

唸二、三次**「生命能量」**這句真言之後，再請你同時傳輸能量。當你操控神聖曼荼羅能量的期間，不管是手或身體都會溫熱起來。

應用：利用神聖曼荼羅能量治癒對方身體不適

1 想像一下要將這股能量傳給什麼人，知道這個人姓名的話便將名字唸出來。

2 想像覆蓋著靈氣的神聖曼荼羅，再想像著傳輸靈氣到對方身上。知道對方身體哪裡會痛的話，便想著將靈氣傳到這個地方。

唸二、三次**「生命能量」**這句真言之後，再請你同時傳輸能量。

高級篇

不擅長想像的人，可能會覺得有些難度。原本神聖曼荼羅能量的使用方式，**是要想像神聖曼荼羅立體化之後，再迅速傳入體內。**所以希望你能將神聖曼荼羅想像成立體的球形。

腰痛時，球形須大到能覆蓋腰部；針對膝蓋及腳踝等處，則用不同大小的球形，所以要想像患處大小再做出立體的神聖曼荼羅。

提到立體的神聖曼荼羅，或許有些人會覺得難以想像。因此請大家試著參考下述方法進行想像。

通澈透明的氣球上畫有神聖曼荼羅能量的圖案，只要往氣球吹氣，圖騰就會膨脹。整體感覺可能就類似這樣。

接下來請你一邊唸著「生命能量」這句真言，一邊將立體化的圖騰完全融入對方體內。

Chapter 5 善用靈氣閃耀人生～日常活用的方法～

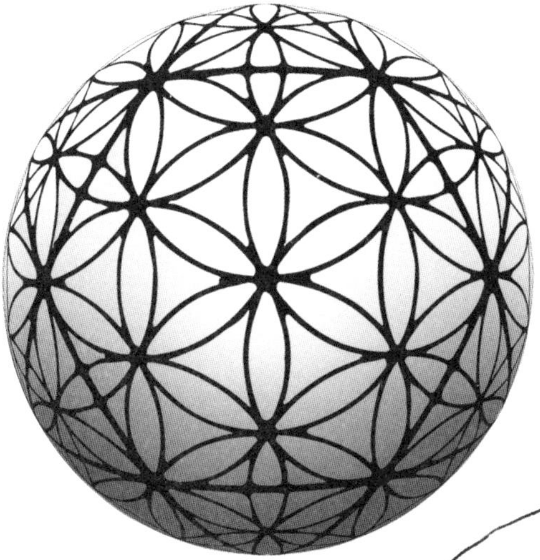

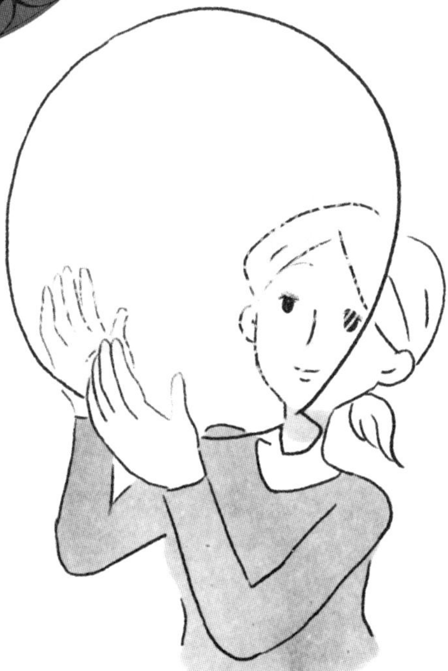

眼精疲勞、視力模糊、乾眼症等症狀

太常打電腦或滑手機，我們的眼睛其實非常容易疲勞。

對於雙眼的保養，善用靈氣就能簡單做到。出聲呼喚靈氣，等到雙手開始慢慢發熱，出現刺痛的感覺之後，再將手輕輕地放在眼瞼上即可。你可以趁著遠距工作的休息空檔，或是趁著搭電車的時間，隨時隨地都能保養一下。

1

【方法】

想像宇宙有漩渦圈圈，並在口中唸著：**「靈氣，快來到我身邊」**，出聲呼喚靈氣。

2

等到雙手逐漸發熱，感覺刺痛之後，再將手輕輕地放在眼瞼上。

眼睛嚴重疲勞的人，或是戴隱形眼鏡容易三不五時眼睛痛的人，不妨在拔下隱形眼鏡之後，運用看看第117頁的神聖曼荼羅能量。

請你試著在能夠放鬆的地方橫躺下來，或是在眼前將神聖曼荼羅能量輸入眼睛，好好治療一下。

增強免疫力、預防感冒

受到新冠病毒影響下，近來連帶使得許多人再次深切體認到健康的重要性。而且人在寒冷的季節裡，也容易染上感冒或流感。因此為了保護身體遠離各式各樣的感染症，除了漱口洗手的預防對策之外，不妨試試另外一個方法，運用一下靈氣能量。

1

【方法】

想像宇宙有漩渦圈圈，並在口中唸著：「**靈氣，快來到我身邊**」，出聲呼喚靈氣。

2 用手蓋住口鼻後吸氣，從嘴巴和鼻子傳輸靈氣，使靈氣傳到喉嚨。

接下來再戴上口罩。

如果你好像感冒了，出現發燒症狀，就當作是一個大好機會，讓平時操勞不停的身體好好休息，毅然決然地讓自己放個假。勉強自己的話，感冒不但不容易治好，還會遲遲難癒。

在感冒初期將靈氣傳入自己體內的時候，你要將手長時間放在出現喉嚨痛、流鼻水、咳嗽胸悶等症狀的地方，也可以吸收神聖曼荼羅能量。順利的話，有時症狀不會惡化便能恢復健康。

家人可能感冒的時候，同樣也能為對方傳輸靈氣。你可以將手放在對方背上，也可以不直接觸碰身體，只要將手放在身體附近，就能讓身體舒服一些。

昏昏欲睡、輕度憂鬱、提不起勁

人在不舒服的時候，身體會往前彎，背部會弓起來。如此一來宇宙能量便很難從頭頂進入，人就會逐漸喪失氣力。所以你要讓宇宙能量從頭頂傳進來，用宇宙能量來充電，心裡的鬱鬱不樂才會一掃而空。

【方法】

1 想像宇宙有漩渦圈圈，並在口中唸著：「**靈氣，快來到我身邊**」，出聲呼喚靈氣。

2 輕鬆地坐在椅子上，並且盡可能將背部挺直。慢慢地調整呼吸，使頭部慢慢地往後倒下去。讓位在額頭名為第三隻眼的部位，保持朝向天空的狀態。

3

靈氣連同宇宙能量從額頭進入，後腦勺就會逐漸變沉重。當重量到達極限之後，再慢慢地使頭部回到原位。

調整呼吸，再一次將頭部慢慢地往後倒下去。

這次要想像額頭第三隻眼的開口從左右兩側慢慢縮小，使宇宙能量從狹小細縫間進入後腦勺。

當宇宙能量進入之後，一定會有地方覺得癢癢的。這就代表身體能量活化起來了。發癢的地方會因人而異，例如鼻子上方、下巴、喉嚨等處都有可能。事實上這個地方就是你真正的第三隻眼。

重點（從額頭傳輸靈氣時）

請你試著想像一下，從額頭往後腦勺下載宇宙的訊息。難以想像的人，請你下達命令：「靈氣啊，快傳輸宇宙的訊息！」

靈氣不需要接地

據說在傳輸靈氣之前，應做到正確的接地（與大地連結），但是坦白說我並沒有這樣做。甚至在通靈以及靈視的時候，我也不會接地。

靈氣從西方傳回日本之後，不知不覺間便導入了「接地」的概念。傳聞接地的理由是「容易脫離意識」，還有「靈氣會通過自己這個管道，所以必須確實將天與地連結起來」。

但是我知道自己不需要接地，也能出聲呼喚靈氣加以使用。雖然我不必做接地的準備也無妨，不過我在接收宇宙能量還有進行通靈的期間，通常會對能量十分敏感，而且很容易感覺得到。

其實我每次在進行前幾頁的療法時，**即便我沒有接地，還是能在做足準備的狀態下進行通靈、靈視以及接收神明旨意。**不過先接地再進行靈氣療法也沒有關係。

我在重點處提過，從額頭往後腦勺下載宇宙訊息的期間，也許已經有人能在後腦勺接收到符號或文字等訊息。

有時候頭還會變沉重，所以會讓人昏昏欲睡。這時候若是時間允許的話，請你試著躺下來休息一下。肯定會讓你的身心更加神清氣爽，精神百倍。

提升工作效率&傳達想法的靈氣筆

有時候為了工作或證照努力用功時，肯定會很想讓讀書效率更好一些。這種時候也能使用靈氣。

近來應該很多人都會用電腦處理公事。有時候先讓靈氣覆蓋在電腦上，接著再處理文件或電子郵件，就能讓工作迅速完成，還會讓你更容易想到好點子或是靈光一閃。

另外像是在準備證照考試之前，不妨先將靈氣傳到筆上。肯定會讓你心情沉穩，得以發揮實力。甚至在讀書會或是學習才藝的教室裡，也請務必試試看靈氣筆的效果。一定能讓你集中精神，記憶力更佳，快樂地學習。

【方法】

1 想像宇宙有漩渦圈圈，並在口中唸著：**「靈氣，快來到我身邊」**，出聲呼喚靈氣。

2 將愛用的文具用品放在手掌上，出聲下達命令：**「靈氣，快傳到這枝筆上！」**文具用品就會逐漸變熱起來。

靈氣筆的使用方式毫無限制。例如你在行事曆筆記本或日曆上記錄預定行程的時候，請你試著滿心期待地想像「希望能變成這樣」、「希望會很開心」，再一面寫下行程。相信你的願望就會輕飄飄地飛上天去。

另外也十分推薦用來寫信或寫明信片給某人。相信你充滿療癒的能量，一定會傳到對方的身上。

吸引適合自己的工作

誠如第66頁所言，過於執著於實現願望的話，能量會變沉重，使願望難以實現。

無論在工作或其他事情上，你都要試著放鬆心情，想像願望「能夠如此實現就好了」、「能夠如此實現最叫人開心」，使能量傳送到位。

在吸引力法則中常提到一個觀念：「須澈底想像願望的每一個細節」、「想像願望已經實現了一樣」。但是**做不到百分之百的想像也沒有關係。**請你回想一下第67頁彗星飛過的畫面，接著像下述這樣天馬行空地想像即可：

「希望全國出差走透透！」

「好想在海邊開家咖啡廳！」

「好希望成為〇〇！」

隨後再忘記也沒關係。你的願望會輕飄飄地送達天上。而且送達天上的這個願望，將會在最佳時機心想事成。

手中持有本書的讀者當中，說不定也有人盤算著接下來想要從事心靈相關的工作，想在這條路上功成名就。

諸如靈氣治療師這類心靈相關的工作，最重要的是提供無形的能量，所以相對你一定要重視「個人」的魅力及長處。你必須仔細檢視自己有何專長？哪方面具有怎樣的魅力及長處？

如果你覺得自己「一無是處」的話，說不定只是你現在還沒有發現罷了。但是未來絕對不會依然如舊。

我認為你能活到現在，就是你最重要的專長。

從你的專長，將會衍生出創意。

你擁有獨一無二的優點。你具有你的魅力。

在完全無法原諒對方的情況下平息怒氣

你有無法原諒的人嗎？明明你真的很生氣、很受傷，但是當你一動怒，馬上想到會破壞周遭氣氛，因此總是隱忍下來嗎？

一直忍耐的話，最終會有何下場？保證你在某一天，會連對方的臉都不想見到，一想起他立刻火冒三丈。

當下你會火冒三丈，雖然起因於眼下微不足道的事情，但是真正原因有時卻是回想起很久之前發生的事，那些讓你無法原諒的事。現在聽到對方隨口幾句話便感到受傷或憤怒，只不過是導火線而已，**其實早在更久之前，你就已經累積了許多情緒。**

積壓滿腔怒氣，會使人非常痛苦。你根本不必如此勉強自己。如果你經常火冒三丈，老是想起傷害你的人，最好要和這種情緒保持距離。

【方法】

1 想像宇宙有漩渦圈圈，並在口中唸著：**「靈氣，快來到我身邊」**，出聲呼喚靈氣。

2 在腦中想著無法原諒的人，再用靈氣覆蓋那個人。就像裝入透明膠囊一樣，也可以想像成用糯米紙包起來，隨你喜歡就好。用靈氣整個包住之後，你就再也聽不見那個人的聲音，也不會感覺到他的存在。

自然而然你的心情就會逐漸好轉。

Point

刻意不去在意也很重要

前文提過，「凡事都會實現」、「絕對會實現」的吸引力法則，以能量的觀點而言容易變得非常沉重。儘管如此，神明和佛祖有時還是會為我們實現如此沉重的願望。

能量就和紙飛機一樣。若將重物放在紙飛機上，馬上就會飛不起來。但是放上輕一點的東西，**紙飛機就能四處乘著風，遠遠高飛而去。**所以本來就必須這樣做才行。

這和怨恨或厭惡某人的道理十分類似。

「希望某某人能得到幸福！」

「希望某某人能打起精神！」

這樣的心思和心願非常輕盈，所以會劃出長長一條美麗弧線送到對方身上。

但是「希望某人變得不幸」、「希望某人受到懲罰」的想法卻過於沉重，在送達對方之前即會消失無蹤。

反過來說，當你在某個地方擔心「某某人一定很討厭自己、很怨恨自己」的時候，就像你特地去拾起了對方發送後墜落的負面情緒一樣。

是人都會有喜歡的人，也會有討厭的人，這是很正常的事。或許你也會擔心，「那個人是不是討厭自己」，但是你不必特別在意。不在意其實也是很重要的一件事。

想要找到另一半

過去一直認為談戀愛是年輕人的事，近來卻出現不同的看法，還聽說中高年級生的聯誼相親活動十分興盛。無論年紀多大，遇到喜歡的對象、想追求的人，一定會想知道對方在想什麼，或是煩惱著該如何與對方更進一步。說不定其中也會有人慌不擇路，企圖運用靈氣期盼意中人注意到自己。

我認為你只要輕輕許下願望：「希望能遇到很好的人」、「希望能和某某人去吃飯」，頂多就像這樣，試著讓希望輕飄飄地飛上天就好。

假如你自私自利地許願：「希望所有人都能注意到自己」、「希望從某人身邊把人搶過來」、「希望對方必須是有錢人」，我覺得靈氣恐怕不太能派上用場。因為當你執著於對方的時候，能量就會變得異常沉重。

我們這輩子，會遇見形形色色的人。真的有機會才能與這些人締結良緣，而且我認為**這些機會都是神明為我們撮合的**。如果你有喜歡的人，請你試著讓你的心意乘著靈氣，傳到那個人身上吧！

【方法】

1 想像宇宙有漩渦圈圈，並在口中唸著：**「靈氣，快來到我身邊」**，出聲呼喚靈氣。

2 請你在腦中想著喜歡的人，也可以看著照片。然後出聲發出命令：**「靈氣，快傳達我的心意！」**

利用靈氣傳達心意之後，你會意外地感到心情舒暢無比。接下來，一切就交給上天吧！只要註定有緣，上天一定會為你們牽起紅線。

遇到想斷絕來往的對象時

不管是夫妻、男女朋友或是普通朋友，可能有時會覺得和這個人已經無法繼續走下去。

只是每個人都有自己的隱情，說不定離婚後還是會為了孩子的事而糾纏不清，處境為難。但是等到孩子已經長大，只剩下自己的問題之後，我認為你就可以乾脆地斷絕關係。

無論愛情、婚姻或友情，真的都非常簡單。

我認為你只須思考幾個問題：對方是否珍惜自己？自己是否能同樣珍惜對方？如果某一方一直付出，或是單方面不停忍耐，自然不滿與痛苦的情緒也會越來越高漲。也許你會留有一絲希望，「如果對方願意稍微改變的話……」，可惜**對方並不會改變。**如果這樣你還是無法分手，我想接下來你要做最壞的打算，你要有所覺悟你們應該很難繼續交往下去。

請你要想想看：「你的時間要用在哪裡？」不必去配合別人，不要去迎合對方，你要為了自己，將怡然自得的時間用在自己身上。

【方法】

1 想像宇宙有漩渦圈圈，並在口中唸著：**「靈氣，快來到我身邊」**，出聲呼喚靈氣。

2 在腦中想著打算斷絕來往的對象，還有你自己這兩個人。二人之間用緞帶連結在一起。

3 分別將靈氣覆蓋在對方與自己身上。最後用剪刀將二人之間的緞帶剪斷。

相信二人會分別在靈氣的守護之下，開始步上不同的道路。

結語～治癒自己之後，安心感就會散播出去～

靈氣療法是將溫熱雙手釋出的能量，傳入自己的身心當中，讓人可以擁有被宇宙無條件關愛的安心感。隨後你會感動自己「也能發揮無形的力量」，萌生出自己也能做得到的自信。如此一來自然身心都會放鬆下來。

不可思議的是，當你放鬆下來感到安心之後，讓你覺得自在、喜歡你的人便會出現在你身邊。隨後你的安心感會往四周散播出去。完全就像水面漣漪向外擴展一樣，「你」將不斷伸張。如此一來，你將更能與宇宙產生共鳴。

當你的靈魂放鬆下來感到安心之後，你的靈魂也會變得十分輕盈。靈魂變輕盈，意味著容易吸引到你盼望的事情，心願會容易實現，不過最重要的，是你在這個世界會生活得非常輕鬆快樂。

也許你遇到的事情不會有太大改變。縱然在學習靈氣之後，每天的生活也絕對不會突然發生巨變，可是無論遇到任何事，哪怕是某些不好的事，你的心將會因事制宜，知所變通。

過去遇到某些麻煩事，這一切你總是概括承受，所以你才會以為要逃離這一切非常困難。但是當你了解靈氣之後，你的觀點就會改變。只要你為自己傳輸靈氣，即便發生同樣的事，在面對這一切的時候你絕對會游刃有餘。

人只要從容不迫，就不會感到恐慌而驚惶失措。面對所有的突發事件，你都能游刃有餘地應付自如，還會走上最佳的解決之道。

所謂的靈氣療法，就是能讓你自由發揮的宇宙能量。首先請你要讓自己放鬆下來，並且以你為中心，將你的漣漪擴展出去。

寫於仙台深秋之際　Masayo

【作者簡介】

Masayo

靈氣諮商師、靈氣導師。

從小開始日日經歷不可思議的事情，聽見神奇的聲音。某日在巨大光芒籠罩下，領悟到無形世界的運作機制。因其沉穩性格及高度靈視能力而備受好評，單靠口耳相傳成為熱門諮商師，預約須等數月之久。現在為了治癒更多的人，巡迴日本各地舉辦活動，每日奔波於演講及寫書工作。著有《はじめての透視リーディング》（永岡書店）、《「あちらの方々」から聞いた人生がうまくいく「この世」のしくみ》、《まさよと神遣いレンジャーの神遣いの旅》（以上由KODOKAWA出版）等多本著作。

Masayo官方部落格「愛しているよ　大好きだよ」
http://ameblo.jp/itigomicanuri/

靈氣療法

透過能量翻轉人生

出　　版／楓樹林出版事業有限公司
地　　址／新北市板橋區信義路163巷3號10樓
郵政劃撥／19907596 楓書坊文化出版社
網　　址／www.maplebook.com.tw
電　　話／02-2957-6096
傳　　真／02-2957-6435
作　　者／Masayo
翻　　譯／蔡麗蓉
責任編輯／周佳薇
校　　對／周季瑩
港澳經銷／泛華發行代理有限公司
定　　價／380元
初版日期／2023年7月

國家圖書館出版品預行編目資料

靈氣療法：透過能量翻轉人生 / Masayo作；蔡麗蓉譯. -- 初版. -- 新北市：楓樹林出版事業有限公司, 2023.07　面；公分

ISBN 978-626-7218-79-2（平裝）

1. 另類療法 2. 能量

418.995　　112008340

魏晉史學及其他

逯耀東　著

國家圖書館出版品預行編目資料

魏晉史學及其他 / 逯耀東著.——三版一刷.——臺北市: 東大, 2019
面; 公分.——(糊塗齋史學論稿)

ISBN 978-957-19-3181-4 (平裝)

1. 史學史 2. 魏晉南北朝

601.923 108007521

著作人	逯耀東
發行人	劉仲傑
著作財產權人	東大圖書股份有限公司
發行所	東大圖書股份有限公司 地址 臺北市復興北路386號 電話 (02)25006600 郵撥帳號 0107175-0
門市部	(復北店) 臺北市復興北路386號 (重南店) 臺北市重慶南路一段61號
出版日期	初版一刷 1998年1月 二版一刷 2014年6月 三版一刷 2019年8月
編號	E 610190

行政院新聞局登記證局版臺業字第〇一九七號

ISBN 978-957-19-3181-4 (平裝)

http://www.sanmin.com.tw 三民網路書店

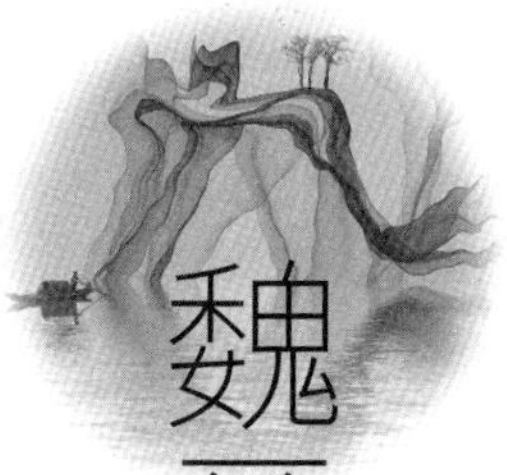

魏晉史學及其他

目次

第一輯

第二輯

第三輯

三版說明

逯耀東先生於學界享譽盛名，育才無數且著作等身。「糊塗齋史學論稿」集結《抑鬱與超越——司馬遷與漢武帝時代》、《從平城到洛陽——拓跋魏文化轉變的歷程》、《魏晉史學的思想與社會基礎》、《魏晉史學及其他》、《胡適與當代史學家》五種，是逯耀東先生在史學方面的作品，蔚為經典，值得一再細讀。

為符合現代出版潮流，此次再版除了調整內文間距及字體編排外，也重新設計版式與封面，讓讀者能夠輕鬆、舒適的閱讀。

編輯部謹識

走過舊時的蹊徑——代序

我是個不積極又不果斷的人。生活散漫離亂，得過且過。自己這些年的研究，亦復如此。其實也說不上什麼研究，只是課餘之暇，獨坐書房，閉門造車，東拼西湊，了無章法可言。

至於如何選擇歷史這個營生，說來也很偶然。只緣高中畢業那年，終於留級，但功課未見起色，只有歷史科較出色，但也不過七十來分，其他各科可想而知。不過，我想讀的是新聞，那時臺灣還沒有新聞系。心想沒有新聞，不如讀舊聞。因為昨天的新聞，就是今天的歷史。但不論新與舊都是一樣，我都是妄想，肯定考不取，只藉此臺北一遊。但卻意外僥倖考上了，真是意外的意外。

當年臺大歷史系，在傅斯年先生的調理下，是臺灣大學的第一系。名師如雲，南北混同。但我卻漫步椰林大道，不知歷史為何物，於國計民生何補。不過，後來問題終於來了，因為畢業時要寫篇論文。論文是什麼？怎麼寫？我完全不知道。但不論怎麼說，總得先選個題目。雖然，當年勞榦先生沒有開魏晉南北朝史，但我們班上包括何啟民、孫同勛、金發根和我，卻都選了這個範圍。後來大家都沒脫離歷史研究和教學的範圍。所以，我們可說是臺灣培植的第一代魏晉南北朝的歷史工作者。

我的題目是〈北魏與西域的關係〉，至於為什麼會選擇這個題目，現在已經記不得了，也許是因為「勸君更盡一杯酒，西出陽關無故人」吧。關於陽關，四年級時勞先生開了一門「魏晉南北朝史專題」，講的就是陽關，一年的時間徘徊大小方盤城之間。不過，這門課選到最後只有我一個人，還有兩三個旁聽的，使我那一年再也無法逃課。不過，這個問題對我的論文有些幫助，我的論文大概寫得還算不錯，勞先生給了九十六分。畢業後報考研究所，勞先生為我寫推薦信，說我對白鳥、羽田、箭內的著作，有深入的研究，可繼黃文弼樓蘭未竟之業，期許頗高。其實我當時對這些日本學者的著作，略有接觸，但卻不盡了解。而且對於「西征樓蘭」，那是條茫茫的天涯路，實非我能力所及。而且班上同學高手不少，衡量再三，我拿了推薦信，卻沒有報考。

不過，「西域」，對我以後申請香港新亞研究所，有很大的幫助。我申請新亞研究所，也是非常偶然的。那是退役之後，在歷史博物館研究組工作，負責的業務是國際交換，因和單位主管相處不洽，遞了個「請辭，乞准」四字的呈文，就下鄉教書，開當鋪去了。在鄉下一年，教書尚可，當鋪卻開垮了，又回臺北在個書店當門市。那時我剛結婚，居於陋巷違建之中，生活非常艱苦。一天看到報上一則廣告，香港新亞研究所在臺招生。我妻見我整日沉湎「一劍光寒十四州」中，並非長策，總該混個功名，遠了去不起，這裡倒合適。所以，勸我報考，但我興趣缺缺。倒是我的朋友萬家茂非常熱心。那時他正讀臺大醫學院生理研究所，做完實驗，就來窩居，兩人各據一椅，追讀金庸的《萍踪俠影錄》，即《射雕》。他為我到學校申請成績單，為研究計劃找打字行，並且在申請截止前一天晚上，陪我到郵政總局投遞。

申請研究所，研究計劃是必須的。但我卻不知怎麼寫，用些什麼參考書。好在自己在書店門市工作，架上還有幾本通俗可用的書。於是，就以自己的論文為基礎，再以讀過一些湯恩比文化的挑戰與回應模糊的概念貫穿，寫成〈西域・文明的驛站〉的研究計劃。認為西域環繞沙漠的綠洲地理環境，沒有形成自己的文化體系，早期處於農業與草原文化之間，隨雙方的政治勢力而沉浮。其後界於東西文化交匯之處，由於本身無獨特的文化基礎，因此，東西文明傳遞至此，皆能保持其原有文化的風貌，以待另一種文化的吸取。西域居於其間，緩和了兩種文化接觸與挑戰的衝擊力。計劃寄去四五個月，如石沉大海，我早已忘記這件事。一日突然接到通知錄取了。後來知道這次招生只有一個名額，是亞洲基金會給的。包括臺灣、日本、東南亞各地十九人申請，我竟又僥倖錄取了。據說當時校外委員羅香林先生非常欣賞這個研究計劃。

進了新亞研究所，拜在牟潤孫先生門下。不過，這個研究計劃只是進階之用，如要再進一步探討，就非能力所及了。那麼，從何處切入，頗費思量。後來想到初入臺大歷史系時，因魯實先先生之囑，讀了一部黃善夫刊本的《史記》，接著又讀了半部《漢書》。於是便從《史記》所載高祖「平城之圍」入手，討論漢匈的和戰關係。寫成了一篇七八千字的稿子，注了三四萬字。這篇稿子是自習之作，目的在學習材料的運用與掌握，從來不敢示人。不過，後來研究所月會報告〈試釋論漢匈間之甌脫〉以及對長城問題的探討，和現在寫司馬遷《史記》關於對漢匈問題的解釋，都建立在這個基礎上。

所謂研究所月會，由錢穆先生親自主持。每次由研究所助理研究員與學生各一，提出報告。然後由各導師提出評論，最後錢穆先生作總結，氣氛頗為肅穆。輪到我報告，提出的報告是〈試釋論漢匈間之甌脫〉，文章以文言寫成，兩週前已分送諸導師與同學。不過，想想有所不妥。因為和錢先生的《國史大綱》有相左之處。錢先生對甌脫的解釋，取其原始義，即韋昭所謂「界上守屯處」，與顏師古注《漢書‧匈奴傳》所云：「境上候望之處」。我則取丁謙《漢書匈奴傳地理考證》的引申義，即「甌脫，閒地也」。擴大為「農業與草原民族間的緩衝地」。因此，我請示師父牟潤孫先生，是否要刪去與錢先生牴觸之處。牟先生說錢先生不一定會記得。但錢先生不僅記得，而且記得很清楚，並且很堅持。對我作了非常嚴厲的批判。最後還是鄭騫先生以辛棄疾的一句詞：「甌脫縱橫」，為我解圍。

這次月會從下午兩點到晚上六點多，是新亞研究所月會空前絕後的一次。老夫子真的生氣了。以後在新亞研究所的幾年，我不敢再見錢先生。直到他定居外雙溪素書樓，才再親近錢先生，多所請益。月會的第二天，一位沒有參加月會的學長，走進我研究室，他光光的腦門上冒著汗珠，瞪著眼，怒沖沖地指著我說，我不該冒犯錢先生。他說昨天他沒有來，如果來了，我早就躺下了！我說：「甌脫，只是偶爾一脫，昨天已經被脫得光光，以後在新亞一天，決不再脫。離開新亞，我一定還脫。」的確，後來以長城為基線，討論中國歷史文化的變遷，以及拓跋氏從平城到洛陽文化轉變的歷程，就是以甌脫為基點出發的。

漢匈間的甌脫是兩國之間的緩衝地，即長城之外農業與草原的過渡地帶。這個地區既不屬於漢，也不服於匈奴，而徘徊二者之間。若這個地區的均衡可以維持，雙方可以和平相處，若均勢打破則衝突即起。可以藉此對這個地區爭奪與控制，測知漢匈勢力的消長。漢匈衝突兩國關係雖斷絕，草原與農業文化仍涓涓滲透，相互交流，就是甌脫居中的媒介作用。後來，漢控制這個地區，築城屯田，將農業文化移植塞外，匈奴來歸即同樣居住這個地區，胡漢雜處，促使草原文化的轉變。其文化轉變的過程，初則與漢人混居雜處，互相往來，逐漸放棄牧畜，而定居農耕，形成半農半牧的社會形態，等待機會翻長城進入中國。永嘉風暴後，五胡十六國在黃河流域建立統治政權，可說是農業文化在塞外互動發展的結果，並非異族入侵中原。

後來我討論北魏拓跋氏文化的轉變，即以這個論點出發。不過，我對拓跋氏文化轉變的探討，也是幾經周折的。最初因討論漢匈的和戰問題，讀了勞榦先生的《居延漢簡考釋》。因此，想以河西四郡的設立，探討農業文化向長城以外的拓殖，並以此向哈佛燕京社申請研究計劃。計劃沒有批准，但卻附了一封信，說我的研究計劃和用的材料，及預期獲得的結論與他們最近一篇博士論文相似。並附了論文作者的姓名及工作地址，以便聯絡。我細讀之下，發現論文作者竟是張春樹。張春樹是高我一班的學長，對秦漢史的造詣非常深厚。於是，我寫了封信給他，說不知是否是他，如果真的是他，分別七年，海角天涯，沒有想到在此相遇，真是人生何處不相逢。不久，春樹來信說，論文是他寫的，並且說當前所有漢簡資料，他搜集齊全，這個問題已無發展的空間。既然不能下河西，我只有向下滑行，回到最初起步的地方魏晉去。

回到魏晉，當時的新亞研究所有錢賓四、牟潤孫、嚴耕望諸先生都是治魏晉史的大家，的確是一個研究魏晉南北朝史的好環境。於是先定下研究範圍，從永嘉風暴邊疆民族在長城內的遷徙，到北魏孝文帝遷都華化，草原文化與農業文化間相互的激盪與調整。但當我材料搜集妥當，準備撰寫論文的時候，接到我同班同學金發根寄來的一本書，他的碩士論文《永嘉之亂後北方的豪族》已經出版。所引用的材料與結論，與我準備寫的前半部分相似，於是我只得放棄這一部分。集中討論拓跋氏漢化的問題，就在這個時候孫同勛的新書《拓拔氏的漢化》又寄到了。孫同勛的論文非常縝密。因此，關於這個問題也無法再做了。

這的確是一個非常棘手的問題。材料已經搜集妥當，論文不能不寫，但更換題目另起爐灶，時間已不允許。因此，如何從這些材料裡另謀出路，就頗費思量了。於是繞室而行，數日不得安眠，最後終於想出一個不是辦法的辦法，那就是從這些材料中，尋覓漢化中胡化的殘餘。因為即使那些進入長城的邊疆民族，最後放棄自己享有的文化傳統，完全融合於漢文化之中，其歷程往往是非常轉折與艱辛的。因為文化的接觸與融合非常複雜。往往在接觸與融合的過程中，一旦遭遇挫折與阻礙，必須經過不斷地再學習，再適應，再調整之後才能完成。而且不論融合或被融合的雙方，都必須付出很高的代價。甚至被融合的民族，放棄自己的文化傳統，但仍然有某些文化的因子，無法完全被融合而被殘留下來。這些被殘留的文化因子，往往在被吸收後，經過轉變成為一種新的文化成分，不僅增富了漢文化的內容，也增強了漢化的活動力量。

中國歷史自魏晉以後，由於邊疆民族不斷湧入長城，結束了漢民族在長城之內單獨活動的時期。漢民族不斷和不同的邊疆民族融合，使漢文化增添更多的新內容。在永嘉風暴中，拓跋氏部族是最後進入長城的邊疆民族，不僅收拾了黃河流域的歷史殘局，並且總結了秦漢以來，滲入長城的其他邊疆民族，作了一次融合。然後再以此為基礎，和漢民族作徹底的融合。經過這次融合之後，新的血輪注入漢民族之中，新的文化因子也開始在漢文化中孕育。後來這些新的血輪與新的文化因子，又轉變成支持隋唐帝國建國的基礎。關於這個問題，我先從〈拓跋氏與中原士族的婚姻關係〉開始。因為我去香港之時，魯實先先生希望我能繼承王昶《金石萃編》之業。因此曾仔細地讀了趙萬里的《漢魏南北朝墓誌集釋》，所以，應用《集釋》所錄集若干北魏宗室墓誌的碑文，所載的姻婭關係討論這個問題，這是前人所沒有做過的工作。但將這些資料綴集後，可以發現孝文帝如何利用政治力量，斬斷中原士族社會的婚姻關係的鎖鏈，使北方貴族和中原士族通婚，徹底消除草原與農業文化殘餘的矛盾，使其政權得以持續。所謂窮則變變則通，我在山窮水盡已無路之時，經此一變為自己拓展了另一個境地，後來我的《從平城到洛陽——拓跋魏文化轉變的歷程》中的一系列論文就是這樣寫出來的。

至於我對中國長城文化的探索，那是因為一個日本人上了長城。當年中國人民為了抵抗日本侵略者進入長城，而灑鮮血拋頭顱，現在這個日本人竟大搖大擺登上長城，並大放厥辭。這個日本人就是日本首相田中角榮。因此，我憤怒，於是開始關心那條橫臥在西北邊疆的沉默巨龍。中華民族是個農業民族。築城不僅是農業民族特殊的技巧，也是農業文化發展必經的階段。因此，我以城的形成與發展，將中國歷史文化的發展與演變分成築城、衛城、拆城三個階段，也可以說是我個人對中國歷史分期的看法。所謂築城，從新石器後晚期，農業民族從建築一個小城開始，到秦帝國建立，將西北邊疆許多城連綴起來，築成一座人類歷史上空前絕後的大城，這座城就是萬里長城。過去討論長城過分突出防胡的消極意義，但最初長城的建立，並不是消極的防衛，而是農業民族向西北拓展的極限。所以長城所表現的意義是多方面的，不僅是一條國防線，同時也是地理的分水嶺，更是分劃農業與草原文化的疆界。最初長城的築構沒有受任何外力的影響，而是農業文化自我發展，自我凝聚，經過長時間累積而成的。然後，長城和中國的歷史、文化融而為一，成為中華民族永恆的象徵。

至於衛城時代，從漢高祖的平城之圍開始。「平城之圍」是成熟的農業文化與草原文化的主力空前遭遇，不幸農業民族失敗了，而且敗得很慘。農業民族不得不將邊疆後撤長城。於是長城不僅是一條文化的分劃界，同時也變成了一條主要的國防線。中國歷史的發展隨著進入了「衛城」的時代。以後千餘年的歷史，至少在中國近代以前，中國歷史都是農業與草原民族，以長城為基線互相衝突與調和的歷史。至於「拆城」，因為近代以後侵略中國的夷狄，不再是從西北騎馬翻越長城而來，而是帶著堅甲利兵從東南海上乘船來的。於是中國面臨著三千年來的一大變局，開始用夷變夏師夷之長技。所謂師夷之長技也就是現代化。中國近代與現代為適應現代化，將長城環抱的許多小的城池拆除。於是中國的歷史發展進入了拆城的時代，在拆城的過程，往往進退失據，中國近代的許多悲劇，便種因於此。

從最初漢匈間的「甌脫」，最後擴展到中國文化疆界的長城，其中經歷了許多的轉折，但並沒有因外在環境改變我的初衷，漸漸形成對歷史考察的自我體系。至於後來再轉向魏晉史學的領域，也和我這個歷史考察體系有關。因為我認為當長城邊界受外力的影響，被迫消逝的時候，是中國政治社會動盪紛亂的時代，也是中國文化自我反省後開始蛻變的時期，同時也是中國史學的黃金時代。中國文化形成迄今，曾經歷三次文化的蛻變，一在魏晉、一在兩宋、一在近現代。這三個時代同時也是中國史學的黃金時代。因為史學必須在政治權威干預減少，而且文化理想又超越政治權威之時，才有蓬勃發展的生機。魏晉正是中國史學發展的第一個黃金時代。

不過，我由魏晉的歷史轉向魏晉史學的探索，也是非常偶然的。那年從香港回來渡暑假，閒著沒事。我的同學孫同勛急著赴美留學，他教一個洋人的《三國志》，一時找不到替手，臨時拉上我。不過，那個洋人讀《三國志》，只是從尋找曹操為什麼不做皇帝的資料，寫他的畢業論文，當時中國大陸為曹操翻案不久，他跟上了這股風。因此，我們意見常相左，而且我覺得為他人作嫁是非常無聊的事。於是晚上備課之餘，順便統計裴松之注所引的魏晉材料。後來回香港翻查資料，發現清代學者錢大昕、錢大昭兄弟、趙翼、沈家本都有裴注引書目之作。而且《三國志》與裴注在乾嘉之際是顯學。趙一清、林國贊也有裴注的專著。不過他們都集中於裴松之保存魏晉史料之功，卻很少論及裴注本身的性質和價值，以及其對後來史學的影響。當時我還有其他工作要做，暇餘之時就梳理裴注。然後發現裴松之注《三國志》，不僅補陳壽之闕，同時更對魏晉史學作了總結的討論與批評。劉知幾的史學批評，或即出於裴松之。後來報考臺大歷史系博士班，就以這個無心插柳的成果，寫成〈裴松之《三國志注》研究〉的研究計劃提出申請。那已是三十年前的舊事了。

報考臺大博士班，是我回臺灣大學任教一年後的事。我回臺大歷史系任教也是很偶然的事。新亞研究所的畢業論文，不知為什麼被校外委員饒宗頤打了剛及格的七十分。不過，包括錢先生在內的研究所諸先生，都認為我的論文寫得頗有見地。因此，留所任助理研究員。當時新亞研究所有個不成文的規定，助理研究員留所五年，必須自謀生路。不過，這個規定對我也有很大幫助，使我三更燈火五更雞，讀了不少雜書。所謂雜書，就是自己研究範圍以外的書，以備將來謀職所需。有段很長的時間就睡在研究室裡，冬天一床廉價的尼龍被裹身，就地而臥，如街旁的流浪漢，其中艱辛是很難言講的。後來我又返臺渡假，開學仍繫留未歸。臺大歷史系的一位先生得了病，系主任許倬雲臨時找我代開他的「中國近代史」，時間只有一個多月，但反應卻非常熱烈，也許因此結下第二年回歷史系任教的因緣。以我在學成績之差，又和諸位老先生素無淵源，且不是本系研究所畢業，能回母校教書，已是意外的意外。更意外是回來的第二年歷史系為了培養師資，設立博士班。系裡的講師大部分報考，我也跟著湊熱鬧報了名。但後來前思後想，如果考不上，連好不容易得來的飯碗也砸了，實在不划算。妻在旁笑言：

「常是只報名，不考試。」於是，我又開始準備考試，沒想到竟又僥倖錄取了，而且只錄取我一人。

系裡的老先生對設立博士班的態度是非常嚴謹的。雖然只錄取我一個人，卻針對我研究的範圍，設計了一系列的課程，包括李宗侗先生的「中國史學史專題」，姚從吾先生的「史學方法專題」，夏德儀先生的「史部要籍專題」，楊雲萍先生的「日本史學名著專題」。我的論文由沈剛伯、李宗侗、姚從吾三位先生共同指導，似乎有意將我培養成一個中國史學史的專業人才。我想我該是非常幸運的。在大學時沒有機會，同時也不敢和這些先生接近，現在他們竟專為我單對單的開課，我有更多的機會和時間親近他們。尤其後來剛伯先生擺脫了二十五年文學院院長的俗務以後，我有更多時間向他請益。並且旁聽他的「中國上古史學專題」，「魏晉史學專題」。雖然我的論文由三位先生共同指導，後來我到日本搜集論文資料期間，從吾先生遽歸道山。從日本回來，玄伯先生又臥病在床。所以，有問題就向剛伯先生請示。剛伯先生對我不僅是學術知識的傳授，並且有更多做人處世的啟迪。這些年來我一直以他的「量才適性」作為座右銘，才使我得以不陷身塵網，而自致於紛紜之外。今年是剛伯先生百齡，也是逝世二十週年，又是歷史系博士班成立三十週年，我竭力舉辦了一個紀念學術研討會，聊表對剛伯先生的感念。

學科考試及格後，有一年出國搜集材料與撰寫論文的機會。我選擇去日本，到京都人文研究所的平岡武夫先生研究室掛單。我所以作這個選擇，因為平岡先生曾在北京大學顧頡剛門下讀過書，並且寫了一本《中國經學史》。因為當時我認為魏晉時期的經注與新興的史注不同。經注透過訓詁或音義明其義理，史注則是詳其事實。但裴松之的《三國志注》的形式，又與當時新興的史注不同，其淵源或與漢晉間經注的轉變有關，尤其是杜預的《左傳集解》。可能平岡先生可以幫助我解決這個問題。但這時平岡先生的研究已轉向白居易。中國經學對他已經是非常遙遠的名詞。所以，一次在平岡先生研究室，遇見當時日本漢學研究的活國寶吉川幸次郎，他聽了我的研究情況，就說：「你的研究，我們無法幫助。」我隨即回答：「我知道，我原本也沒有打算你們幫助！」的確，我的想法已經改變，如果將裴注和經學糾纏在一起，是非常麻煩的事，首先必須轉向經學研究。不過，一旦陷於經學就難以自拔了。所以，以後在京都的一段日子，除了整理過去搜集的材料，並且翻閱幾套人文研究所所藏的明清刊本的《三國志》，餘下的時間就去逛廟。

從日本回來，向剛伯先生報告，我所遭遇的問題，除了裴注和經學的問題外，還有一個問題；裴松之在一年之內，完成這部龐雜的著作，可能如溫公修《通鑑》，由一批助手協助下完成的。這兩個問題，都不是一時可以解決的。所以，我決定改換題目。剛伯先生沉默了一會，然後問道：「還剩半年時間，來得及嗎？」我說來得及。於是，我就從裴松之研究轉向魏晉史學的探討。雖然，我暫時放下裴松之，但這兩個問題始終在心裡盤旋著。關於裴松之助手的問題，二十年後在《勞貞一先生八十壽頌集》，寫了篇〈《三國志注》與裴松之《三國志》自注〉，討論這個問題。關於裴松之注的淵源問題，這幾年我集中研究司馬遷與漢武帝時代的問題，在討論《史記》「太史公曰」與史傳論贊關係時，突然發現裴松之自注出於司馬遷的「太史公曰」，真是踏破鐵鞋無覓處，得來全不費工夫。這個偶然的發現，著實使我高興了好幾天。不久前，為祝鄧廣銘先生九十壽辰，寫成〈司馬光《通鑑考異》與裴松之《三國志注》〉，裴氏自注源於司馬遷的「太史公曰」，司馬光的《通鑑考異》則受裴氏自注的影響，前後是有跡可尋的。

我的論文轉為魏晉史學領域，並向剛伯先生保證在半年之內完成。因為我心裡已經有了個譜。在我統計裴松之引書資料時，發現裴松之所引用的魏晉史學著作中，其中有許多是《隋書・經籍志》所沒有著錄的，尤其是別傳。這種別於正史列傳的個人傳記，出現於東漢末期，盛行於兩晉。裴松之《三國志注》引用了眾多的別傳。別傳在《隋書・經籍志》史部分類中，納入雜傳一類，雜傳包括了別傳、類傳、家傳、地域性人物傳記，以及超越現實世界的志異小說。劉知幾將這類著作稱為「雜述」，是魏晉時期新興的史學寫作形式，正反映了魏晉史學特殊的時代性格。因為一個時代的史學，生存在一個時代之中，和這個時代發生交互的影響。所以透過一個時代的政治、社會、經濟與文化的變遷，可以了解這個時代的史學的演變與發展，同時從一個時代的史學發展情況，也可以了解這個時代實際的歷史面貌。因此，我準備以魏晉時期的社會與思想變遷為基礎，探討這批在正統史學以外的新興史學著作，形成的背景及特殊的性格。關於這個問題我已作了許多準備工作，因為在統計裴松之引用魏晉史學資料時，已經透過《隋書・經籍志》，《唐書・藝文志》、《唐書・經籍志》，以及唐宋類書《北堂書鈔》、《太平御覽》、《藝文類聚》、《世說》與《文選》注，並輔以章宗元、姚振宗《隋書經籍志考證》，對這一部分史學著作作了集釋。所以，對這部分資料可以完全掌握；另一方面，過去一段很長的時期研究的範圍是魏晉，回到臺北後，又分別在臺大、輔仁歷史系講授「魏晉南北朝史」，這是我對剛伯先生說換了題目，在半年內可以完成論文的原因。

轉換題目既定，開始整理行裝，準備到香港去撰寫論文。香港紅塵滾滾，並不適合研究工作，但對我來說卻不同。因為在新亞研究所圖書館進出五六年，架上的圖書非常熟悉，我所需要的材料又非武林秘笈，舉手可取，非常方便。而且牟潤孫、嚴耕望先生就近可以請教。不過當時牟先生任中文大學歷史系講座，已無暇和我討論。不過嚴耕望先生對我卻啟迪良多，這是我決定到香港撰寫論文的原因。於是，我又去了香港，在尖沙咀的重慶大廈的高層，租了一間房子安頓下來。這是半島最繁華的地區，人車喧雜，尤其白天，地基打樁的震撼，電鑽穿破柏油路的尖嘶，使人窒息，無法著筆寫一個字。只有到研究所翻閱資料，工作的時間改在晚上，從華燈初上時分開始，一直工作到第二天破曉，然後和衣蒙被而臥。這樣連續工作了三個月，終將論文趕成。其間，大廈失火，列為危樓，無水無電，我必須依賴燭火維持工作。檯上幾支燭火不停躍動，燭淚隨著躍動的燭火淌下來，點點滴滴在檯子上凝住了。我在燭火下奮筆疾書，稿成之日，最後寫下：「斗室一燭熒熒，與窗外五彩繽紛霓虹燈相映，觀案頭積稿盈尺，寫的竟是魏晉衰世，撫昔思今，感慨世事如棋，不覺百感交集，泫然欲涕……」。

《魏晉史學的特色——以雜傳作範圍所作的分析》的論文，終於寫成了。經過學校、教育部兩次考試，塵土功名也取得了。但論文寫得匆匆草草，自己並不滿意。置於篋中，不願再看一眼。論文寫成六年後，牟潤孫、嚴耕望先生自中大歷史系退休，我去接替他們留下的一部分課程，於是帶了一本論文再去香江。準備拔足於風塵之中，自逐於紛紜之外後，對這篇論文進行徹底改寫。但適逢文革風暴乍歇，過去在香港，我曾關注中國大陸史學，也是最早將中國大陸史學作為研究對象的人。後來因返臺資料搜集不易，且事關涉敏感，暫輟，現在許多資料再現，於是我又開始重理舊業，反而將準備改寫論文的工作擱下了。但擱下並不是放棄，只是中間斷續改寫。寫的過程中發現許多的觀點已和過去不同，而且也比較成熟，對兩漢至隋唐間，史學脫離經學而獨立的過程，獲得一個較接近的解釋。關於這一部分較嚴肅的學術的論文，將另集為一編，名為《魏晉史學的思想與社會基礎》，納入《糊塗齋史學論稿》之中。

從一個歷史的學徒開始，在史學領域裡拾荒已經四十年了。因為起初沒有辛勤耕耘自己的土地，並播下種子。所以，現在也不祈求獲得豐收。不過，走過舊時蹊徑，驀然回首，過去走過的路上，卻也留下些新的足跡。這些新的足跡，都是在前人收割過的土地裡，撿拾剩餘的穗粒留下的。現在將這些穗粒貫穿起來，發現其中卻有我個人對歷史考察的體系。這個歷史考察體系是長久時間積累，幾經轉折逐漸形成的，雖然也曾作了某些修正，但在修正過程中卻獲得更多的自我肯定。所以，最初基本觀念並沒有改變。作為一個史學工作者，從開始就學習對歷史獨立與尊嚴的堅持。同時也學會對個人獨立思考與判斷的堅持，以及個人尊嚴的維護與自我肯定。這種尊嚴的維護與自我肯定，使我踽踽獨行在史學的道路上，並不孤獨與寂寞。因此在舉世滔滔之中，我並沒有隨波逐流，一如陳寅恪先生所說沒有「曲學阿世」。

現在將這些年在史學領域裡，撿拾穗粒的材料穿串，集為《糊塗齋史學論稿》出版，《魏晉史學及其他》列為論稿的第一冊。將陸續整理準備出版其他各冊。《魏晉史學及其他》不是一本嚴肅的學術著作，只是我這些年在史學領域裡踟躕些微的痕跡。直到現在，我覺得走上這條路，是非常僥倖的。如果沒有師長的指引，也許我會迷失。如果沒有我妻在旁默默相扶與容忍，也許我無法堅持下去。我還要感謝三民書局、東大圖書的劉振強先生，如果沒有他的慨允與相促，《糊塗齋史學論稿》與即將準備編輯的《糊塗齋文稿》是不會出現的。這兩套書現在和將來由編輯部費神企劃，李廣健、陳以愛、陳識仁、蔡瑄瑾諸弟細心校閱，並此致謝。

雖然，走過舊時蹊徑，也會留下新的腳跡。不過能在這條並不平坦的路上，走出一條自己的路來，的確要感謝在路上相遇的許多人。但除了我自己，因為我既懶散又雜亂無章，且糊塗。所以，我知足又感恩！

逯耀東寫於臺北糊塗齋

民國八十六年八月十九日

安珀颱風狂風疾雨叩窗之時

第一輯

魏晉史學的時代特質

每一個動亂的時代，由於知識分子為了尋求自我的存在，他們特有的時代感情，勢必激起他們對歷史的探索。中國的史學黃金時代在魏晉與兩宋，而非漢唐；明末真正的史學家，卻隱於危亡之際泣血著述。所以世變方殷之日，正是史學創作之時。

無可否認的，在中國歷史發展過程中，魏晉南北朝即處在衰微和離亂之中，兩漢統一大帝國崩潰之後的四百年間，戰亂連年相繼，政權嬗遞頻仍，人民背井離鄉，輾轉流徙，邊疆民族的內滲，更增添這個時代的歷史衝擊力。「攜白首于山野，棄稚子于溝壑，顧故鄉而哀歎，向阡陌而流涕」，正是這個離亂時代的寫照。劉琨北征的〈傷亂詩〉，桓公過金城的攀柳泫涕，衛洗馬渡江時的神形慘悴，周侯暇日新亭的觸景傷情，……都說出這是一個動亂的時代，這是一個轉變的時代，這是一個充滿矛盾的時代，這是一個漢民族單獨活動結束的時代。任何的動亂，轉變與矛盾都會激起知識分子心靈深處的激盪，這種心靈深處的激盪，往往是凝成、而且又是迸發歷史感情的泉源。

在意識形態方面，由於作為兩漢最高指導原則的儒家思想，發展到後來本身的凝結與僵化，失去最初的活力與彈性，隨著漢帝國的崩潰，因而喪失它原有至高無上的權威地位，雖然許多知識分子從各方面努力，企圖挽救這座偶像的墜落，然終歸徒勞。因此，他們飲酒、行樂，他們傲嘯狂放，他們談玄論難，他們向道慕仙，雖然他們所尋求的生活情趣充滿美感，那些美感寫在郭璞的詩裡，點綴在顧愷之的畫裡。但其中卻滲拌難以排遣的悲涼，這悲涼的境界正是他們苦悶的象徵，這是掙扎在難以填補的方生未死之間必然出現的現象。因為舊的規範既然失去依據，而新的秩序又無法一簣而成，因此原來集結在舊的規範下的個人，只有游離四散，尋求個人暫時棲寄之處，這是魏晉為這個時代的史學所提供的歷史環境和歷史條件。

一個時代的史學必然孕育在它所存在的時代中，並且與它所存在的時代發生交互的影響，因此透過一個時代的社會與文化的變遷，可以了解這個時代史學的轉變與特色，分析一個時代的史學的發展，同樣也可以尋找這個時代社會與文化變遷的痕跡，因此每一個時代的史學，也有它自身的特色和個性，這是過去只見樹木不見林的中國史學史研究，從來所忽略而不重視的問題。

分析魏晉史學所具有的特色，因為儒家思想衰退所形成個人意識的醒覺，是一個必然存在而且重要的條件。由於漢武帝選擇儒家思想，作為帝國的主要的支柱，於是儒家思想便超越各家一躍變成權威。不過，任何思想一旦變成唯我獨尊的權威後，就會很容易定型，既經定型的思想，便失去原有的活力而逐漸僵化，而人們對於這種行之既久的思想，只能在接受或不接受之間選擇，很難再作最小幅度的調整，而且更沒有批評的餘地。因此一旦社會發生變動，這種既已僵化的舊思想體系，就很難適應變動的新環境。這種情形同樣也發生在兩漢被視為權威的儒家思想上，在西漢末年已遭遇這樣困境，拖延到東漢末年，就不能不放棄原有的權威地位，自第一線向後撤退，於是使得原來籠罩在儒家思想之下的各家思想，以及意識形態領域裡的文學藝術，獲得獨立發展的機會。當然作為意識形態結構重要環節的史學，也在這時漸漸開始脫離儒家的經學而自立門戶，由原來附驥在《漢書・藝文志・春秋》的史書，經過四百年魏晉的演變，最後形成《隋書・經籍志》獨立的史部，是魏晉史學轉變的重要關鍵。這種轉變首先發生在史的概念方面，因為先秦以前所謂的「史」，只是一種人的職稱或職銜，並非指書而言，由擔任記載的人或官吏，轉變為具有後世歷史意識的史書，發生在儒家思想衰退的漢魏之際，形成於魏晉之間。

雖然儒家思想失去原有的權威，使得史學掙脫經學的繫羈而獨立，但如果沒有因儒家思想喪失權威，而促成魏晉個人意識的醒覺，那麼也不會產生魏晉史學超越兩漢、睨視隋唐的輝煌成就。唯有這樣，原來在儒家道德規範約束下的個人，才能使個性和感情獲得一個解放的機會，不必完全依據儒家的價值標準選擇材料，於是過去縉紳先生難言的材料，也進入了歷史解釋領域，因而史料的範圍也隨著擴大，由於選擇史料範圍擴大，新的史學著作形式相繼出現，《隋書・經籍志》史部的十三種史學著作的分類，雖然某些在淵源上可以尋找到傳統的依據，但大多卻是魏晉時代發展而形成的。

在這些新的史學家作品形式中，最足以表現魏晉史學特色的是雜傳，因雜傳不僅在數量上，超過當時其他形式的史學著作，而且所含的內容誠如其名，也相當複雜，包括郡書、家史、類傳、別傳、僧道、志異等，所以雜傳的雜字，就不能從《隋志》那種傳統的解釋去了解，而有《隋志》子部雜家類「雜者兼儒墨之道，通眾家之意」的傾向，也就是說這種史學寫作形式，已將許多並不屬於儒家正統的思想，也都歸納到這種記載之中。這一方面說明魏晉史學漸漸脫離儒家的範圍，而「通眾家之意」並收兼取，形成獨立的科門；另一方面分析這些史學寫作形式形成的背景，就會發現它的思想根源和社會基礎都根植魏晉時代之中。

所謂思想根源，也就是在魏晉玄學思想的發展影響下，所形成的率真自然人格，揚棄儒家繁瑣、古板、矯揉做作的禮俗，而自由自在的尋求個人心靈上的樂趣。於是率性而行，回歸到自然，使得在傳統壓抑下的個人的個性和感情，同時獲得解放，於是出現許多儒家道德規範以外的個性新類型。這種個性的新類型，就給當時史家對於人物的評論，樹立了新的標準，由於這種人物的評論新標準，而開闢了魏晉以人物為主的雜傳寫作的新境界。另一方面在雜傳中有許多敘鬼怪之志異作品，這批作品在唐以後被視為小說，但是在魏晉時代卻認為是一種真實的存在，而進入歷史記載之中。這一類的著作進入歷史記載，也是由於儒家思想衰退，相對的非儒家的新價值觀念出現，志異就是對這種不同觀念肯定下的產物，更配合當時玄學發展中的方士色彩部分凝結其特有的時代性，而進入魏晉史書記載之中。

至於社會的基礎，世家大族表現了魏晉社會的特色，而九品官人法最初建立的目的，有抑制世家大族的意味在內，但後來發展卻反而變成為世族服務，成為支持大家世族門楣不墜的重要支柱，構成九品官人法的品狀，與人評論的「輩目」及「齊名」，不僅是魏晉的雜傳豐富的資料來源，同時「輩目」及「齊名」的類比人物評論方法，對雜傳中的郡書、家史、類傳、別傳發生先導性的啟發作用。

魏晉的史學，尤其代表魏晉史學特色的雜傳，是個人意識自覺下的產物。但魏晉時代個人意識的醒覺，卻是以儒家思想失去原有的權威為前提的。由於舊的權威失去原有的作用，而新的秩序又無法一蹴而成，必然會陷於分崩離析之中，於是在傳統約束下的個人，開始對過去的偶像發生懷疑，經過自我的反省後，而發現自我的存在，最後個人終於從傳統的束縛中解放出來。這是漢晉間發展的過程中，所出現的特殊景象，也是魏晉史學脫離經學而獨立的基礎。代表魏晉史學特色的雜傳的茁長，就建立在這個基礎上。

在雜傳作品中的別傳，更表現這種特色。分析《隋書・經籍志》所未著錄，而《三國志》裴注、《世說新語》劉注、《文選》注，及《北堂書鈔》、《初學記》、《太平御覽》、《藝文類聚》等類書所引的別傳共二百一十種，其著作的時代在東漢末年至東晉間，也就是說人物的別傳，在東漢末年出現，在西晉時代漸漸形成，至東晉末年發展至高峰。至於東晉以後的南北朝時代，這種人物的別傳，又被另一種以人物類型歸納的類傳所代替。這種類傳如孝子、忠臣等傳，在南北朝時代發展到高峰，這是一個社會經過分解後重組的前奏，而以個人為主體的人物別傳的形成與發展，是史學脫離經學獨立過程中所出現的特殊現象，而且必然和這個時代的思潮與社會變遷有密切的關係。

關於魏晉時代個人意識的醒覺，分析《世說新語》所記載的人物可以得到肯定。《世說新語》所敘述的人物時代，從二世紀晚期的東漢末年開始，到四世紀末的晉宋之際，這兩百年正處於中國歷史最大的變動時代，也是魏晉史學轉變的時期。《世說新語》所出現的六百四十五個人物，就分佈在這兩百年中，共同聯綴成這段歷史。所以《世說新語》所表現的，是舊的道德規範鬆懈後，新的價值觀念逐漸形成的歷史。這種新的價值觀念，分別出現在當時意識形態和社會結構之中，也就是舊的價值崩潰，新的價值觀念樹立之間，在舊的價值觀念下的個人的個性，獲得一個發展的機會。《世說新語》所記載的論辯的機智、生活的情趣、感情的奔放都說明這個事實。

分析《世說新語》上中下三卷的三十六篇排列秩序，可以發現，並不是以篇目多寡為秩，而是依個性的轉變與發展為先後的。在上卷裡的〈德行〉、〈言語〉、〈政事〉、〈文學〉，雖然在形式上還保持儒家四科的名目，但卻有了新的內容，說明《世說新語》的開始，就處在一個轉變的時代，這種轉變包括政治、學術及價值觀念的轉變。當然，最重要的轉變還是儒家思想本身失去原有的權威，使得個人意識的醒覺，於是形成個人性格不同方向的發展，鑄成儒家四科之外的新的個性類型，所以中卷自〈方正〉、〈雅量〉、〈識鑒〉以下等十一篇，就是儒家理想人格轉變期中，逐漸形成的個性新類型。這種個性的新類型，很明顯是由於東漢末年的選舉與人物評論風氣形成的。不過，在中卷裡所出現的個性新類型，在某種程度上，還是以儒家道德規範為依據的。這是兩晉個人性格解放的過渡時期，在這個過渡時期中，由於玄學的興起，使得個人個性完全解放，因而形成與儒家道德規範完全不同的二十一種新的個性類型。所以《世說新語》所出現的三十六種個性的新類型，是魏晉思想與社會交互影響下的產物。由於人物個性新類型的出現，對人的評價也產生新的價值觀念，成為魏晉人物傳記選擇材料的標準，構成魏晉人物傳記產生的基礎。

在二百一十種人物別傳中，作者可考的只有二十七種，二十二人，而且都屬於兩晉時代。分析作者與傳主的關係，多是由於血緣或姻戚關係而互相立傳，說明魏晉時代特有的社會結構的門閥制度，對當時史學轉變與發展產生了一定的作用與影響。因為家族的血緣關係是門閥社會的主要的支柱，姻戚關係又是鞏固門閥社會的鎖鍊。不過，以世族為中心的魏晉社會，在世族的內部，仍然分劃成若干層次。這個層次是以門第高下為基礎的，但門第的高下卻又是因九品官人法所形成的。因此九品官人法對魏晉史學的轉變，也發生直接的影響。歸納九品官人法對魏晉雜傳所發生的影響，一是中正品狀不僅對魏晉雜傳提供了豐富的資料來源，並且對魏晉史傳人物評論發生決定的作用。二是九品官人之法的「齊名」和「輩目」對於雜傳形式所發生的作用。因為「齊名」與「輩目」是當時門閥社會內部的類比，類比的範圍或以一個家族與婚姻集團，或兩個以上同等門閥社會家族中的個人的類比。這種類比說明門閥社會發展到這時，已形成一個封閉的社會，所有的「齊名」、「輩目」的類比，只限於這個封閉的門閥社會之中。因此，一個家族的郡望、家風、家學、婚宦都成為構成門第社會的重要因素，這許多因素同時也反映在魏晉史學之中。這也是魏晉雜傳中的家傳、家史、世錄以及代表姻戚關係的中表簿，在魏晉形成的原因。同時，另一方面也影響到魏晉史學著作的形式。

《晉書》的許多列傳，就是以一人為主，而以一個家族中許多人物為副的傳記。何法盛的《晉中興書》就有以家族為單位的，《陳郡謝錄》、《會稽賀錄》、《琅琊王錄》、《濟陽江錄》、《陳郡袁錄》、《太原王錄》等也都是以家族為單位的傳記。唐李延壽所撰的《南史》、《北史》就不以王朝嬗遞為斷限，而以一個家族的盛衰為主。這種史學的寫作形式不僅表現魏晉史學的特色，同時也說明九品官人法，對當時史學所發生的直接影響。

魏晉中正的「輩目」，及門閥社會人物評論的「齊名」形式，淵源於東漢士人的齊名類比，因為東漢士人團結共同對抗宦豎，因而有三君、八俊、八廚等的人物類比的品評形式。這種人物類比的品評形式，在本質上，仍然是以兩漢地方選舉的鄉里評議為基礎的。所以根本上就存在地域性的差異，因此一旦原有的對抗關係消逝時，其內部必然產生分化。雖然這種分化的情況包含著學術、社會層次與地域性的差異，但最突出的還是地域性的差異。而且這種地域性的差異，由於東漢帝國崩潰後，形成群雄割據的局面，因而使原有的地域性質變得格外尖銳化。魏晉士人階層中各言其地風土之美、人物之俊，彼此往復論難都以此為據，因此形成代表魏晉史學特色的雜傳中，以不同地區為主體的先賢、耆舊傳。

在魏晉雜傳中，最能突出這個時代史學特色的就是志異傳記，這一部分志異作品在唐宋以後劃入小說，但在魏晉時代卻被視為真實的存在而進入史學的範圍。這是由於魏晉玄學的發展而促成的。因為中國的小說最初出於方術與方士，而魏晉玄學的本身就具有方術的傾向。魏晉時代所謂的《莊》、《老》及《周易》的三玄，就具有宗教的神秘與哲理的深奧兩種不同的意義。因此魏晉時代名士所談的玄，也應該有宗教與哲理的區別。此處所謂的宗教包含著巫、方術和仙道而言，何晏、王弼所尋求的是哲理，而阮籍、嵇康雖然也談三玄，但他們對於三玄的解釋已有方士的色彩，並且有宗教神秘的氣氛。由於阮籍和嵇康在思想與行為雙方面，都受了方士的影響，因此魏晉的三玄發展至此，就和名士的玄談與方士的思想凝合為一。同時這種方士的思想隨著當時所流行的道教，又與大家士族結合。

由於名士方士化的傾向，以及魏晉以來的個人，自儒家道德規範約束下解放，個人意識的自覺隨著魏晉玄學的形成與發展，不僅使個人的感情與個性，都獲得一個充分發揮的機會。這種轉變發展到嵇康時代，又有了新的趨向，即是徹底破壞儒家的傳統，尋求個人個性與情感完全的解放。就在這個時候，三玄也滲入方士宗教的神秘色彩，二者之間當然有互相的關係與影響，因為個人自我意識的自覺，對個人個性的尊重，形成儒家道德規範以外的個性新類型，因此出現許多個人的別傳，及不同性質的類傳，就在這種情況下，也成為志異在魏晉發展的歷史環境。也就是魏晉志異進入史學記載的領域，對於非儒家的新價值觀念的肯定。

總之，魏晉雜傳所表現的魏晉史學特色，就是象徵著魏晉史學逐漸脫離經學而獨立發展的過程。由於儒家思想失去原有的權威地位，於是形成魏晉史學發展的新境界，創造出中國史學的黃金時代。不僅內容與數量豐富，而且在形式上也突破原有的桎梏而有了新的轉變。不過這種轉變都是以舊的傳統為基礎所作的創新，所以魏晉的史學與兩漢史學已有顯著的不同，但隋唐以後的中國史學卻又是承繼這個基礎而發展的。

魏晉史學的雙層發展

無可否認地，魏晉是中國史學特別發達的時代，也是中國史學轉變的時代。從魏晉時代所編著而現存的史書，以及這個時代所出現的不同種類史學的著作形式，就會發現這個時代的史學思想發展，與兩漢史學已有顯著的差異，而唐代的史學更又承繼這個基礎而演變。

一個時代的史學，孕育於一個時代之中，不僅和這個時代有不可分割的關聯，而且互相貫通、交互影響。歷史考察的對象，應該是整個時代的社會文化。然而中國史學卻和歷代的政治保持密切的關係，因為史官由王朝建置，尤其唐代以後，前代與當代王朝的歷史皆為官修，這是中國史學無法擺脫政治羈縶的原因。不過，透過魏晉史學的著作形式、內容，以及這個時代史學發展的傾向，可以發現這個時代的史學，雖然難免也有某些官撰的意見，但卻有更多個人自發性的記述。這些記述並非以政治為出發點，而是以這個時代社會文化活動為範疇。魏晉時代史學最重要的現象，即是這個時代的史學脫離經學而獨立。在目錄學上，最初劉歆的《七略》，並無史部的名目，《漢書・藝文志》將史部的書籍，附於〈六藝略・春秋〉之中。魏晉時代荀勖所編的《新簿》，史在丙部。梁阮孝緒的《七錄》第二為〈紀傳錄〉，至隋牛弘獻議將秘閣藏書分為四部，其中乙部即為後人所謂的史部。所以這個時代的史學恰好和這個時代的繪畫、文學及其他藝術一樣，都逐漸擺脫儒家的勸戒主義，有脫離經學而獨立之傾向。

中國自秦漢帝國滅亡之後，即陷於分崩離析之中，不同的王朝興亡相繼，有關王朝的各種記載顯著增加。雖然中國記載之士一向重視傳統，但因為王朝興亡迅速，使這種關係無法存在，可是又恐其見聞與遭遇見遺後世，於是隨時在記述。另一方面，自漢朝儒家思想失去支配力量，因而產生許多性質複雜，非儒家的歷史記載。這兩點說明王朝政治對史學的支配力量減低，而儒家定於一尊的思想也失去其影響力。因此當時的載筆之士可以擺脫政治與思想的桎梏，秉其個性記載多彩多姿的文化活動，而形成《隋書・經籍志》所載的許多新寫作形式。

雖然如此，當時政治與儒家思想對史學的影響力，並沒有完全消逝。雖然魏晉時代的各種特質與傾向，由東漢末年次第形成，但至東晉南渡後，所促成當時人對時代的自覺，使得這個時代的特質明顯地表露出來。從王導、周顗的「新亭對泣」，劉琨的〈傷亂詩〉，可以了解這個時期的大動亂，給當時知識分子留下沒齒難忘的印象。永嘉風暴中，許多史書毀於戰火，於是瑯琊王睿與王導獻議復置史官，奏請干寶領撰國史，使之「務以實錄，為後代之準」。所謂「後代之準」，即將歷史視為王朝的政治規範，並作為後世的鑑鏡。所以自干寶於明帝太寧三年（三二五年）撰著《晉紀》，此後王隱的《晉書》、孫盛的《晉陽秋》、徐廣的《晉紀》相繼出現，都特重這種傾向。尤其以干寶的《晉紀總論》、習鑿齒所著的《漢晉春秋》最為顯著。這種觀念的形成，是由於異族勃興所激發的民族意識；但從另一個角度觀察，和東晉初年朝廷所倡導的振興儒學，也發生交互的影響和作用。

在東晉時代，一般門第貴族對朝廷的政治都有左右的力量，他們大多有老莊的傾向，或感染了佛教的色彩。不過朝廷的對內及對外政策，仍然是根據儒家思想的準則而訂定的，這是因為一個偏安的政權，欲安內必先攘外，攘外就必須驅逐中原的夷狄。所以激發民族主義，在這個時代具有現實的意義，而儒家思想正是激發民族主義的根源。另一方面，振興儒學，在思想上可以抵制當時社會上所瀰漫的佛道色彩；抵制佛道思想，間接的也有抑制世家大族的意味在內。所以干寶評述西晉時代社會與政治的敗壞，以為中興的鑑鏡；習鑿齒的正統，都是在這種情形下產生的。因此，從史學與政治的關聯考察，這是當時情勢下必然發展的趨勢，在這個時代已沒落的儒家思想，藉此得到一個迴光返照的機會。不過，這卻不是當時的史學思潮主流。

事實上，若從魏晉時代社會考察，這個時代的史學是附屬於門第社會文化的一個環節，顯著地反映當時門第社會的好尚。魏晉時代所修撰的國史，已詳於劉知幾《史通》的〈正史篇〉，但這個時代前後所撰的《晉書》，就有十八家之多，其中多非官修，並多出於世家文士的手筆。所以這可說是一個私修史書的時代。這個時代私修史書的風氣為何盛行？因為修史一方面可以在門第社會中獲得名譽，另一方面在政治上可以獲得青雲直上的機會。

由於修史控制在世家大族手中，所以當時的史學也發生若干特殊的現象。例如：後人讀南朝史大多會覺得南朝帝王私生活的悖德暴虐，有過分露骨的描繪。雖然這些私生活只限於宮廷之內，但在當時重視門風的世族看來，卻感到顰蹙疾首。另一方面也顯示出世家與王朝在政治上所發生的權力衝突，這種情形自渡江以來就一直存在著。所以雖然王室修史重視帝王大業，而且也屢下撰集敕令，訓示此點，但實際上當時史學控制在世族手中，而且他們所關心的問題是家門的名譽與榮辱。因此誇耀的譜系之學、家傳之類，其目的都在顯示一門血統的尊貴，對於個人性行有關的記述，如別傳、譜系，都表現了這個特質。

魏晉正史雖然遵循王朝的政治方針而撰述，但實際上卻是世家大族社會好尚的反映。因此，帝紀所敘，不僅記載軍國大計，更涉及帝王私生活，因為修史者僅將帝王視為大家族的一分子而已。所以這個時代的史學記載重視辭藻的美麗，並特別稱述個人或宗教的浮辭與虛美。簡言之，史家與文士合一，史學與文學的界限很難劃清。所以，這個時代的史書很少反映當時社會政治的實情，目前所存留這個時代的正史，大都沒有表、志的原因也在此。

另一方面，由於東漢中期以後，儒家定於一尊的傾向崩壞，所以儒家價值判斷以外的史料，如巷閭雜說、百家遺言，都被史家所注意。史家不再嚴守儒家道德規範，於是過去被視為「其言不雅馴，縉紳先生難言」的神仙與緯書的怪誕傳說，都被視為史料選擇的對象，進入歷史記載之中。同時，由於邊疆民族雜居內地，及永嘉之亂後所造成漢民族空前的流徙，於是他們在流徙與異族接觸之中，吸收新知，增廣異聞，開始注意地域與地域之間的差異。更由於佛教的傳入，對西域、南海方面的新知吸收，以及一批士人與逸民因避難遁跡山林，領略到離世的純樸民俗。他們在新奇、神異的環境中，體驗到前人所未能嘗試的經驗，更將這些經驗，見聞紀錄下來，就產生了多彩多姿的記述。

不過，如果不是以儒家為基礎的價值體系，以及社會道德規範對於個人的影響力減低，而使過去個人被抑制的個性開始受到注意，那麼這些記述仍然不能產生。換言之，由於注意個人個性的發展，可以從各種不同的角度觀察個人以及不同的風尚與民俗。

基於上述種種原因，使魏晉以來的史學範圍遠超於前代，也使得過去那些不被重視而束之高閣的史料，被重新發掘與評價。這正是當時許多史家除了撰寫史書以外，同時也採取神怪、靈異、坊里瑣說，輯錄成書的原因。由於史料的範圍擴大，所以史書記載的形式也隨著增加。《隋書・經籍志》不僅確立史部，更將史部著作分為十三類之多，即〈正史〉、〈古史〉、〈雜史〉、〈霸史〉、〈起居注〉、〈舊事〉、〈職官〉、〈儀注〉、〈刑法〉、〈雜傳〉、〈地書〉、〈譜系〉、〈簿錄〉等。其中雜傳、地書、譜系等，是因這個時代社會情勢的發展，而產生的豐富的歷史寫作形式。同時由於王權和世族價值取向不同，使儒家與非儒家價值體系同時並存在這個時代之中，形成魏晉史學雙層性的發展。

漢晉間對經書解釋的轉變

自漢武帝設五經博士，經書被認為是國家御用的學問，至唐代初年撰定《五經正義》，其間凡八百年。但在這段期間中的魏晉時代，卻是中國經學發展的重要關鍵時期，因為中國經書的注（如王弼《易》注、韓康伯《尚書孔氏傳》注、鄭玄《毛詩》箋、《禮記》注、杜預《春秋左氏傳》注等），就是在這個時代形成的。《隋書・經籍志》所著錄的各種經書的傳、注，其形成的時代自兩漢至東晉為止。南北朝以後，出現了許多義、疏、義注、大義、述義等不同名稱的經書解釋，其意義都是指「義疏」而言，亦即附於過去的經注，對於經義作進一步的疏通與說明，這種義疏之學可稱之為「注釋的注釋」。不過，其形成卻以經注的形成為前提；換句話說，沒有魏晉時代許多經注出現，以後的義疏之學是不會存在的。

經注始於西漢，此時正是所謂今文五經博士設立官學，並最具權威的時代。這個時期解釋經義的基本態度，是闡釋字句、重視訓詁。這種情形的出現有其必然的因素：因為《詩》

《書》等經都是以古代語言記載，為了配合當時的政治環境和讀經者的實際需要，必須以當代語言加以解釋，因此解經、訓詁之作紛紛出現。例如：《漢書・藝文志》所著錄有關《詩》《書》的解釋著作，有大小夏侯《解詁》二十九篇、《魯故》三十五篇、《齊后氏故》二十卷、《齊孫氏故》二十七卷、《韓故》三十六卷。西漢最初設立今文五經博士時，對於經義的闡釋，特別注意將帝國的權威與實際政治配合解釋，求其微言，敷衍經義，作多方面的運用。《漢書・藝文志》所著錄關於五經的「災異」、「傳」、「記」、「說」等，都屬於這一類。今文學最主要的特色是嚴守師法與析其微言的章句之學，正如劉歆所說的「分文析字，煩言碎辭，學者罷老且不能究其一藝」，班固《漢書・儒林傳》也認為是干祿之途。

後漢的今文學仍然是國家所公認的正統學問，雖然當時學者研究經書的態度，還是為了現實政治的運用，但由於求知的需要，研究的態度也有若干轉變。他們雖然一方面仍遵先師之說加以演釋，另一方面卻對豐富的文獻資料加以比較檢討。易言之，就是對於秦火以前的古文資料的重視，成為當時學術界的主流，並有壓倒今文官學的趨勢。他們對於經書的解釋，據其章句分為傳、注、箋、解。雖然古文終漢之世沒有設博士，但在野的古文學卻獲得決定性的勝利，終於在魏文帝黃初間設立官學、置博士，獲得正式的承認。這種轉變同樣促使經書的解釋，也發生變化。魏晉經書的注就是繼承東漢古文的成果，並以它為基礎，而作推陳出新的發展。

東漢古文學的發展，是對今文學煩瑣的章句之學的否定，並形成一種所謂的「通儒之學」。「通儒」是指不專一經，不守章句，博古通今的學者。例如：

1. 揚雄「少而好學，不為章句，通訓詁而已，博覽無所不見」。

2. 桓譚「博學多通，徧習五經，皆詁訓大義，不為章句。能文章，尤好古學，數從劉歆、揚雄辯析疑異……，憙非毀俗儒，由是多見排抵」。

3. 班固「及長，遂博貫載籍，九流百家之言，無不窮究。所學無常師，不為章句，舉大義而已」。

4. 梁鴻「後受業太學，家貧而尚節介，博覽無不通，而不為章句」。

5. 王充「師事扶風班彪，好博覽而不守章句……遂博通眾流百家之言。……充好論說，始若詭異，終有理實。以為俗儒守文，多失其真」。

6. 荀淑「少有高行，博學而不好章句，多為俗儒所非」。

7. 盧植「少與鄭玄俱事馬融，能通古今學，好研精而不守章句」。

以上所舉七人都是所謂的通儒，其典型可歸納為：不守章句、無常師、博覽群書、舉其大義。劉勰《文心雕龍》稱為「通人」，其所具備的條件，也就是王充《論衡》所說的「博覽古今」

與「弘暢雅言，審定文義」。和通儒相對的就是「俗儒」，《漢書・藝文志》說：

> 後世經傳既已乖離，博學者又不思多聞闕疑之義，而務碎義逃難，便辭巧說，破壞形體，說五字之文，至於二三萬言。後進彌以馳逐，故幼童而守一藝，白首而後能言；安其所習，毀所不見，終以自蔽。此學者之大患也。

所謂「碎義逃難，便辭巧說，破壞形體，說五字之文，至於二三萬言」，正是今文學者分裂經文、增飾經義所作煩瑣解辭。而後所出現的這些不守章句、不專一經，博學好古的通儒們，所新開創的學術研究路線，不僅賦予當時的經學以新的生命，對魏晉以後的學術發展更發生啟發作用。譬如：當時的代表學者班固、賈逵父子、桓譚、張衡、馬融、鄭玄等，都對今文章句的批評與否定不遺餘力，因此也建立了新的學術體系，亦即所謂的「通儒之學」。

所謂「通儒之學」，其所表現的本質是對古文經傳研究的重視與「通理研明」；其所具備的條件是博學博覽、不專一經，也就是超越帝國所公認的五經範圍。古文經傳資料與今文五經博士所述的在文字和意義方面都不一樣，前漢末劉歆積極提倡古文學，主張《左氏春秋》、《毛詩》、《逸禮》、《古文尚書》皆立學官。他繼承其父劉向校定宮中書籍，對古文經傳的價值有明確的認識，並近乎絕對的信賴。雖然他的建議被今文五經博士激烈的反對而未實現，但對古文經傳的價值卻發生肯定性的作用。

古文學者企圖探求經書的真意，他們的研究方法與態度，表現在文字訓詁方面。由於古文經傳所用的是先秦文字，與今文所用的漢代流行文字不同，因此古文學者必須首先突破文字歧異的困難，才能應用古文資料對今文的分文析字，破壞形體的解釋予以有力的反擊。王國維說西漢古文家多小學家的原因在此，許慎的《說文解字》在這時候出現也不是偶然的。

所以對於章句之學的批評與否定，首先要重視古文資料，根據它來校讎錯簡與脫落。劉氏父子相繼整理古籍的基本工作，是以古文經傳為祖本，整理當時所行的經傳，肯定其價值；然後才確立據傳解經的方法。因為古來的經書與傳注是相即不離的，所以這種解釋經籍的方法，是對今文學者「分文析字，破壞形體」的煩瑣解釋方法有效的打擊。因此，訓詁的研究與古文經傳系統的整理，成為東漢通儒對經書所作的傳注的最基礎工作。這種工作對魏晉經籍解釋的傳注，發生直接的影響，但魏晉時代卻將這種探索知識的理性精神表現得更徹底。

通儒之學的另一個本質是對經傳「通理明究」，即樹立有系統的解釋經典的體系，它對於魏晉時期的經典解釋也有直接的影響。舉何休為例來說，他被稱為是公羊學忠臣，雖然也被後世視為今文學家，但他的《春秋公羊傳》解詁，卻被視為通儒之學的代表。他既精研六經，更注《論語》等書，雖固執公羊學的本位，但卻是一個博覽的通儒。他所注的書，皆「經緯典謨，不與守文同說」，所謂「典謨」也就是《尚書》的典三謨；由此可見他的解釋是以古文資料為根據的。至於「守文」，即如《後漢書・王充傳》所稱：「俗儒守文，多失其真。」亦即何休〈公羊經傳解詁序〉所批評的：「守文持論敗績失據。」因此，何休認為守文之徒最大的缺陷是「倍經任意，反傳違戾」與「援引他經，失其句讀」。他注《公羊》的方法，是「追述李育意以難二傳」。李育少習《公羊春秋》，因為認為陳元、范升等言《左傳》，「多引圖讖，不據理體」，是作《難左氏義》，在白虎觀論經之時又以《公羊》難賈逵，「往返皆有理證」。所謂「理體」與「理證」，是依理而辨證之，這是李育研究《公羊》的方法。何休既追師李育，他的《公羊解詁》的目的，就是在探求《公羊傳》的理體，而他所用的方法，則是理證。他超越古文學者引用古文資料的訓詁研究，更進一步探求義理。換言之，就是以客觀的態度檢證古文資料後，歸納這些資料，然後究明經義而通其理，有系統的樹立經傳的客觀解釋體系。

關於這種對經傳客觀解釋體系的樹立之企圖，西漢末的劉歆也曾作過類似的努力。《漢書・劉歆傳》說：

初《左氏傳》多古字古言，學者傳訓詁而已，及歆治《左氏》，引傳文以解經，轉相發明，由是章句義理備焉。

案：《三國志・蜀書・尹默傳》說：

尹默字思潛，梓潼涪人也。益部多貴今文而不崇章句，默知其不博，乃遠游荊州，從司馬德操、宋仲子等受古學。皆通諸經史，又專精於《左氏春秋》，自劉歆條例，鄭眾、賈逵父子、陳元、服虔注說，咸略誦述，不復按本。

由是知劉歆治《左氏春秋》是有條例的，此後治《左氏》者也都有條例。例如：賈逵有「《左氏條例》二十一篇」，鄭眾父鄭興治《左氏》也有「條例」，後漢末的潁容有《左氏條例》五萬餘言，荀爽也有《春秋條例》。雖然劉歆的《左氏條例》，是引傳文以解經，轉相發明，在方法上與何休、李育不同，但目的卻是一樣的：亦即廣泛搜集資料，從材料中歸納形成對經傳的客觀解釋體系。漢中期以後，古文學的研究方法成為學術界的主流，就是在這種影響下而確立的。不過，正如錢大昕所謂：「夫窮經者必通訓詁，訓詁明而後知義理之趣。」義理必須以訓詁的發展為前提，亦即東漢對經傳的解釋向義理方面轉變，其目的在於對經傳通理明究，這是由於訓詁研究發展產生的結果。

因此，研究古文資料而出現的訓詁，及由訓詁而通理明究經義所出現的義理，不僅成為後世解釋經傳的雙軌，同時也表現出東漢通儒的本質，尤以後者對魏晉經典的解釋，更發生顯著的影響。

通儒又稱之為通人，所謂「通」，《說文解字》稱之為「達也」，《釋名》引稱「通，洞也，無所不貫洞也」。因此，東漢的通儒不僅研究古文資料與通究終義，而且貫通古今。鄭玄駁難何休之學，傳稱「義據通深」，又稱「休見而歎曰：『康成入吾室，操吾矛，以伐我乎！』」可見總結兩漢經學的鄭玄是貫通古今的；馬融、盧植也是如此。《後漢書・盧植傳》稱其「能通古今學，好研精而不守章句」。讀書好深思明究而求其通，此處所謂「通」是必須以貫通古今為前提的。

魏晉的經書解釋，是承繼通儒之學的基礎而發展成的。通儒之學，如上所述是對於古文經傳的重視，研究的結果，使經傳資料完備而系統化；另一方面則是對經傳解釋通理明究方法的確立。這兩個成果引導魏晉經籍解釋的發展。不過，由於東漢末年集古今大成的鄭玄，對於作為經傳解釋重要基礎的經傳資料，已經作出總結性的成果。因此，魏晉的經學解釋者就朝向通儒之學的另一個方向——通理明究方面而發展，在經學解釋方面表現了「論」、「辯」，這正是魏晉經學傳注的特色。雖然東漢的通儒也長於論辯，但在魏晉的談辯卻格外盛行。

魏晉社會由於清談的影響，談、辯非常盛行。由於後來談論即已漸次形成，故魏晉名士清言往復論難辯駁，其最終目的亦如東漢通儒在求通理。魏晉談論的意義在於論難、辯駁以決勝負，最後目的則歸於理的究明，以促起在精神文化體系中自覺意識的覺醒。例如：建安七子之一的徐幹，在其所著《中論》中，對當時流行的「利口繁辭」的談辭，曾予以激烈的批評，並賦予「辯」以一個適當的概念，他說：

> 夫辯者，求服人心也，非屈人口也。故辯之為言別也，為其善分別事類而明處之也。非謂言辭切給而以陵蓋人也。故傳稱：《春秋》微而顯，婉而辯者。然則辯之言必約以至，不煩而諭，疾徐應節，不犯禮教，足以相稱，樂盡人之辭，善致人之忘，使論者各盡得其願而與之得解。……君子之辯也，欲以明大道之中也，是豈取一坐之勝哉？

至於「論」的本質，劉勰《文心雕龍・論說篇》解釋稱：

論如析薪，貴能破理。斤利者，越理而橫斷；辭辨者，反義而取通；覽文雖巧，而檢跡知妄，唯君子能通天下之志，安可以曲論哉。

徐幹和劉勰所謂的辭與論的意義與本質，從析理明究方面著眼，與東漢末年通儒的本質正相吻合。劉勰更曾將「論」之體，分為：

詳觀論體，條流多品；陳政，則與議說合契；釋經，則與傳注參體；辨史，則與贊評齊行；銓文，則與敘引共紀。故議者宜言；說者說語；傳者轉師；注者主解；贊者明意；評者平理；序者次事；引者胤辭；八名區分，一揆宗論。論也者，彌綸群言，而研精一理者也。

劉勰所謂的八名，可歸納為四類，即：屬於議說的政論、屬於贊評的史論、屬於敘引的文論、以及釋經的傳注。名稱雖然不同，但卻有共同的目的，就是「研精一理者也」。所謂「研精一理」，在求「其義貴圓通，辭忌枝碎；必使心與理合，彌縫莫見其隙」。所以劉勰所說的「論」之意義與目的，與經書解釋的方法與目的是一致的，這也是東漢末通儒所追求的理想。對於經書的注釋，劉勰認為：

> 夫注釋為詞，解散論體，雜文雖異，總會是同；若秦延君之注〈堯典〉，十餘萬字；朱普之解《尚書》，三十萬言；所以通人惡煩，羞學章句。若毛公之訓《詩》，安國之傳《書》，鄭君之釋《禮》，王弼之解《易》，要約明暢，可謂式矣。

劉勰這一段批評，正指出東漢以後通儒與俗儒最顯著的區別，這也說明魏晉的經籍解釋是繼承東漢以來通儒的傳統，繼續發展的。

以上劉勰所謂毛箋、孔傳、鄭禮、王易等，正是唐代孔穎達《五經正義》所採用的傳注，這些經傳的注都是在東漢末年至魏晉時代相繼形成。但值得注意的是：劉勰並沒有將杜預《春秋左氏傳》注列入。他在《文心雕龍．史傳篇》說到《左傳》：

> 夫子……因魯史以修《春秋》，舉得失以表黜陟，徵存亡以標勸戒；褒見一字，貴踰軒冕；貶在片言，誅深斧鉞。然睿旨幽隱，經文婉約，丘明同時，實得微言；乃原始要終，創為傳體。傳者，轉也；轉受經旨，以授於後，實聖文之羽翮，記籍之冠冕也。

這裡涉及到《左傳》為經為史的問題。這個問題自《史記・十二諸侯年表序》以來就有二種不同的說法。太史公認為孔子先搜集周室的史料，然後約其文辭而成《春秋》，左丘明又恐怕這些被孔子刪約的材料，因口耳相傳而失實，因此依孔子所搜集的材料，具論其語而成《左氏春秋》。因此《左傳》是依據《春秋》傳成的。太史公又說：鐸椒、虞卿、呂不韋、荀卿、孟子、公孫固、韓非等人，「往往捃摭《春秋》之文以著書」，他們都不是附經而獨立別行，自成一家之言的。至劉歆、班固則認為《左傳》以傳釋經全附於《春秋》。《漢書・劉歆傳》有所謂「引傳文以解經」，〈藝文志〉有所謂「論本書以作傳，明夫子不以空言說經」，他們同樣認為《左傳》是附經而行的。自此以後，後漢盧植稱左丘明傳《春秋》，「博物盡變，囊括古今，表裡人事」。至晉摯虞則稱丘明為經傳而自孤行，王接也稱《左氏》義贍富自是一家。賀循則直稱「《左氏傳》傳史之極也」，前所謂《左傳》獨立孤行的，都有視《左傳》為史的傾向。至於稱《左傳》附經而行的，則視《左傳》為經。自劉歆讓諸博士不應稱《左傳》不傳《春秋》，此後鄭眾、賈逵、服虔都力爭《左氏》為經學。

上述各種現象，到了魏晉時代略有轉變，因為這時史學已有逐漸脫離經學而獨立的色彩。例如：被稱為《左氏》功臣的杜預，他的《春秋經傳集解》詳為條理，他證明經之條貫必出於傳，而傳之述事不論或先經、或後經、或依經，或錯經都以釋為主。杜預更堅持《左傳》

是經學，他說：

> 左丘明受經於仲尼，以為經者不刊之書也，故傳或先經以始事，或後經以終義，或依經以辨理，或錯經以合異，隨義而發……。

不過，雖然杜預堅持《左傳》是經學，但他認為左丘明曾受經於孔子，所以能傳述孔子「不可書見」之意，同時認為左丘明身為國史，故能疏通證明史跡的本末，與策書的大體。前者將《左傳》為經學的地位予以肯定，後者卻將史的意識灌注在他的《左傳集解》裡。因此杜預注《左氏》，不但承繼東漢到魏晉間通儒通理明究的傳統，更感染了這個時代史學逐漸脫離經學而獨立的色彩。也許這就是劉勰不將他的《左氏》注，與《毛詩》箋、《禮》注、《尚書》傳、《易》注並列的原因。

荀粲與魏晉玄學

漢代是儒家思想統一的時代，儒家的禮教思想不僅實現在政治方面，同時也是社會秩序的原則，知識分子不僅接受儒家教育，而且身體力行實踐儒家的道德原則。然而後漢閹豎亂政，內亂外患交織，導致統一的漢帝國崩潰，作為漢代精神基礎的儒家思想也因此失去屏障。儒家思想經長期凝化固定而失去其原有的彈性，無法適應漢末魏晉變動的社會。所以，就不得不自儒家之外，尋求能適應這混亂時期的精神指導原則，於是老莊之學便應運而生。清談也流行於當時的士族社會，同時促使當時社會的倫理生活，突破漢代禮教形式的約束，產生個人意識的自覺。因為在這個變動期，老莊之學較儒家思想更具有彈性，因此一躍而成為這個時代新的精神指導原則。老莊思想出現於周末戰國之際，兩漢之間由於儒家思想的獨尊，其中一部分滲入方術之中，魏晉時代由於老莊思想的勃興，於是老莊之書也代替了儒家經典，作為知識分子教養的基礎。但是，由於儒家思想根基深厚，在社會中仍然具有潛力，儒家思想並不因老莊思想的勃興而被棄置，儒家的經典仍然被尊重，儒家的道德仍然是士族的生活規範，作為世家大族在這個時代發展的重要支柱。所以，雖然魏晉時代兩漢獨尊的儒家思想自第一線後撤，促使老莊思想的抬頭，但是老莊、儒家思想仍然並存於魏晉社會之中，尤其是在成為這個時代重要的社會結構環節的世家大族中，構成魏晉社會道德規範的雙層性。在社會上一般知識分子崇老莊尚清談，瀟灑風流追求個人個性的解放，另一方面在家族中卻遵守儒家的道德規範，這是魏晉時代的禮學，尤其喪禮研究特別發達的原因。當時陳壽、阮簡、張輔等，都因居喪非禮而遭受清議，就是很好的例子。也是魏晉時代史部雜傳中，「孝子傳」特別盛行的原因。

另一方面社會上進行著另一種人物的品評，這種人物的品評和道德規範無關，完全注重個性的特色。記載魏晉社會遺聞逸事的《世說新語》，尤其〈品藻篇〉，其中就有很多當時士大夫對於人物的評論。不過魏晉時代清談家所作的人物評論，與儒家道德規範下所作善惡是非的品評無關，完全依被品評人物的個性所表現的特質，而予以簡潔與抽象的象徵式品評。不僅個性，甚而外形的神采風度，也予以不同抽象性的品評，《世說新語‧容止篇》就輯錄了許多。魏晉時代，對於人物所具有的秀朗俊逸的神采風韻是非常重視的。個人的神采風韻與儒家道德規範無關，這種神采風韻是個人發於內而形於外的表現，這是魏晉時代儒家嚴格的禮教主義失墜，自然主義的老莊之學抬頭，所形成的對於個人個性自由發展的重視，因而形成與兩漢絕對不同的人生態度，所以對於人物評價的內容和形成也發生了顯著的差異。也就是說，魏晉個人意識的醒覺，是隨著這個時代玄學的發展而形成。但是魏晉的玄學是由於儒家思想本身的失去彈性，當時一批年輕的知識分子，對於儒家思想的沒落感到極端失望，因而想從儒家以外的思想，尋求挽救儒家思想之道而起的，魏晉個人意識的醒覺與個性的解放也是這樣的。由於對傳統權威發生懷疑所激起的自我反省，而發現自我的存在。這是魏晉時個人自我意識醒覺的出發點，這個出發點都建立在這個時代思想轉變的基礎上。

關於這個問題，可以從象徵魏晉時代思想轉變的玄學發展方面分析。世稱魏晉的玄學起於王弼、何晏，發端於荀粲，《三國志．魏書》卷十〈荀彧傳〉裴注引何劭著《荀粲傳》：

> 粲諸兄並以儒術論議，而粲獨好言道，常以為子貢稱夫子之言性與天道，不可得聞，然則六籍雖存，固聖人之糠粃，粲兄俁難曰：「《易》亦云聖人立象以盡意，繫辭焉以盡言，則微言胡為不可得而聞見哉？」粲答曰：「蓋理之微者，非物象之所舉也。今稱立象以盡意，此非通於意外者也，〈繫辭〉焉以盡言，此非言乎繫表者也；斯則象外之意，繫表之言，固蘊而不出矣。」

這是荀粲對於東漢已僵化的儒家思想，所作的觀察與批評，雖然他承認《易經》是聖人「理之微者」，但卻認為聖人所作解《易》的〈繫辭〉，受了人為的形象與言語的雙重障礙，使後世學者無法了解《易》的真義所在，尤其東漢以來言《易》必舉象數，也就是荀粲所批評的「今稱立象以盡意」，使原來已具有言語與形象阻隔的《易》，更固定而形式化。他的批評是欲擺脫這種傳統思想，越過兩漢經過粉飾過的儒家經典，探索原始儒家的本來面目。他所提出的問題就是後來玄學發展重要基礎的「言意之辨」。

荀粲是荀彧之子，潁川荀氏是累世傳經的儒學世家，這個問題經由出身儒學世家的荀粲提出來，的確是值得深思的。潁川荀氏自荀淑以後，是累世傳經的儒學世家。但荀淑本人，卻以「師宗之」。所謂「博學而不好章句」，正是東漢經學轉變的關鍵所在。而李固、李膺對《後漢書》淑本傳稱他「少有高行，博學而不好章句，多為俗儒所非」。當世名賢李固、李膺他的尊敬，說明了荀淑在清流之中地位的崇高。這兩點結合起來，正是東漢士人標準的典型，荀淑就是荀粲的曾祖，荀淑的第五子荀爽就是荀粲的族從祖。荀爽和荀淑一樣，也是一個博學，而且不專一經的通儒。荀爽又曾作《易傳》，潁川荀氏之《易》出費氏，不過荀爽和王弼所注的《易》，都是「舉其正宗，略其象數」。因為除棄象數的《易》，是東漢思想過渡到魏晉重要的關鍵，所以荀氏和王弼所得的都是「新學」。後來荀悅又傳其家學而作《漢紀》與《申鑒》。雖然《申鑒》之作，有現實的目的和意義，但荀爽「可為鑒者」的漢語對其是有影響的。因為荀悅的《申鑒》和他的「事以明臧否，至有典要」的《漢紀》，都是以儒家的基礎撰寫，因此勸戒和規範的意識非常濃厚，荀悅的《漢紀》與《申鑒》雖然是當時的「時代」之作，也可以說是潁川荀氏累世經學在這個動亂的時代所發生的實際作用。荀悅因「無謀所用」而著《申鑒》，也正說明荀悅還是希望將儒家的理想，表現在實際的政治實踐之中的。但另一方面，荀悅的族弟荀彧，卻為了實踐儒家的思想而自殺。荀彧就是荀粲的父親，但荀粲批評他父親不如其從兄荀攸，〈魏書〉卷十〈荀彧傳〉注引何劭著《荀粲傳》：

> 又論父彧不如從兄攸。彧立德高整，軌儀以訓物，而攸不治外形，慎密自居而已。粲以此言善攸，諸兄怒而不能迴也。

荀彧在《後漢書》與《三國志》都有傳，但彼此為荀彧立傳所採取的立場不同。《三國志》將〈荀彧傳〉列於卷十，置於〈諸曹夏侯傳〉之後，〈諸曹夏侯傳〉也就是曹魏的宗室傳，〈荀彧傳〉次於其後，也就是說荀彧是助曹氏霸業進而得天下的功臣之首。《後漢書》則認為荀彧之死乃是為漢盡節，應為漢臣，這兩種不同的立場，表現在對荀彧之死的處理上。荀彧最初的確希望利用曹操的力量，以「匡朝寧國」，恢復自董卓之亂所破壞的國家與社會秩序。《後漢書・儒林傳》所謂「假仁以效己，憑義以濟世」，正是東漢以來的清流之士，所共同的理想與抱負。最初，荀彧將曹操視為完成這種理想的對象，因此盡力與其合作。但等到曹操「霸業既隆，翦漢跡著」，他的理想完全幻滅，最後只有一死相殉。當然就其死的本身而言是一個悲劇，但荀彧曾遵循儒家的道德規範，並努力實踐以期規復儒家的政治理想，因此，他的死不僅是個人的悲劇，同時也是東漢儒家思想式微後，儒家的政治理想與現實政治衝突下所產生的悲劇。至於荀粲其「父不如從兄」的荀攸，是荀曇之子，荀曇是荀淑兄子，在輩分上是荀彧的侄子，但年紀卻比荀彧大些。由荀彧舉薦，共同協助曹操，但所表現的卻是另一種方式，案攸本傳：

> 攸深密有智防，自從太祖征伐，常謀謨帷幄，時人及子弟莫知其所言，太祖每稱曰：「公達外愚內智，外怯內勇，外弱內彊，不伐善，無施勞，智可及，愚不可及，雖顏子、甯武不能過也。」

又案裴注引《魏書》稱：

攸姑子辛韜曾問攸說太祖取冀州時事。攸曰：「佐治為袁譚乞降，王師自往平之，吾何知焉？」自是韜及內外莫敢復問軍國事也。

因此傅玄對荀彧與荀攸作了一個相較的批評，〈攸傳〉注引《傅子》：「或問近世大賢君子，答曰：『荀令君之仁，荀軍師之智，可謂近世大賢君子矣。』」傅玄以智評荀攸，所謂智也就是攸本傳所說的「深密有智防，自從太祖征伐，常謀謨帷幄，時人及子弟莫知其所言」。案〈魏書〉卷十一〈袁渙傳〉裴注引袁宏《後漢紀》：

初，天下將亂，渙慨然歎曰：「漢室陵遲，亂無日矣。苟天下擾攘，逃將安之？若天未喪道，民以義存，唯彊而有禮，可以庇身乎！」（裴）徽曰：「古人有言：『知機其神乎！』見機而作，君子所以元吉也。天理盛衰，漢其亡矣！夫有大功必有大事，此又君子之所深識，退藏於密者也。且兵革既興，外患必眾，徽將遠迹山海，以求免身。」及亂作，各行其志。

袁渙的「唯彊而有禮，可以庇身」，與裴徽的「退藏於密」，「以求免身」是兩種不同的典型，這是東漢末年及三國時代儒家思想衰退，天下動亂所形成的兩種不同的典型，前者表現在政治方面對禮教的維護，以期藉此恢復儒家道德規範所凝成的社會秩序，可稱之為積極的儒家。後者則是所謂「邦有道不廢，邦無道則免於刑」，退節自守，以保身全家，此可稱之消極的儒家。所以荀粲批評他父親荀彧「軌儀方物」，以及稱其從兄荀攸「慎密自居」，正代表這兩種不同的典型，這兩種不同的典型同時出現在他們宗族之中。荀彧所表現的「軌儀方物」，即將儒家道德所構成的規範及行為模式，作為一種可追求的目標與實踐的準則，荀彧曾以此為目標而努力追求與實踐，但最後卻徹底失敗了。至於荀攸的「慎密自居」，和「軌儀方物」是相對的。那就是不必遵循已固定的道德規範，或拘泥一定的思想形式，反身自求，以全其道，荀攸雖然沒有退節自守，但卻堅持「慎密自居」的原則，而得以壽終。這兩種不同的類型，同時出現在荀氏家族之中，因此形成荀粲心理上極大的矛盾和衝突，使荀粲對於當時形式主義的儒家思想，以及他父親所表現的「軌儀方物」的儒家道德，同樣表示懷疑，這是荀粲批評儒家思想，所謂「六籍雖存，固聖人之糠粃」，以及批評他父親荀彧不如荀攸的原因。這是對於儒家思想極端失望之後所表現的一種心理狀態，因而對於現實的一切都加以否定，於是反身自求，促使他對個人自我意識的體認。因此，荀粲不僅在思想上，即使在行為上也表現出個人主義的傾向，是性情中人，但這種性情也是反傳統的，不是累世經學潁川荀氏家族中，儒家道德規範所能薰陶出來的。《荀粲別傳》稱粲的個性「簡貴，不能與常人交接，所交皆一時俊傑」，所謂「一時俊傑」，是指傅嘏、夏侯玄、裴徽而言，這些人都是魏晉玄學的啟蒙人物。

由此可以了解荀粲與魏晉玄學形成的關係。如果說王弼是魏晉玄學的奠基者，那麼，荀粲就是魏晉玄學的先導者。一般認為魏晉正宗的玄學始於正始年間，由環繞在曹爽四周的一群名士發動，他們包括何晏、鄧颺、李勝、夏侯玄等。但這群名士中，夏侯玄又是他們的核心，不過魏晉玄學理論系統的建立卻是王弼，但王弼卻也像荀粲一樣，同樣的表現了對於個人意識的尋求，《魏書》卷二十八〈鍾會傳〉注引《王弼別傳》，載弼難何晏「聖人無喜怒哀樂論」稱：

> 聖人茂於人者神明也，同於人者五情也，神明茂故能體沖和以通無，五情同故不能無哀樂以應物，則聖人之情，應物而無累於物者也。今以其無累，便謂不應物，失之多矣。

王弼認為聖人超人的特性是神明，與一般人相同的則是也有五情，由於聖人神明，所以能「體沖和以通無」，但卻和一般人一樣具有五情。因此，由於外在對象的感應，必產生人間的喜怒哀樂，但神明與五情並不是相對立的，因為神明是屬於理性的，是由於外在感應，所促起的內在自發的思惟能力與判斷。五情則是由於外界存在的對象，所激發的感受，是屬於感情的。這是王弼對於聖人的神明及一般人五情的感受所作的分析。由神明自發的思惟能力，透過外界事物的存在，所激起的五情發生，也必須透過自身內在的反省過程，最後將神明與五情合一，才能「體沖和以通無」，達於道。這個發展的過程中，所透過的自身內在的反應，就是促使個人對其所具有的自我意識的體認，也是形成個人自我意識醒覺的因素。

所以王弼所主張的五情感應，與荀粲批評六經而對自我的肯定是完全相應的。荀粲出身於潁川經學世家，死時二十九歲，在太和初年提出這種論調時，不過二十歲左右。王弼的名教自然論調，出自荊州學派，但事實上其家學自有，傳自王粲。弼卒於正始年間，才二十四歲，後於荀粲二十年。至於荀粲的同道傅嘏、裴徽，在太和初都是二十多歲的人；而何晏、鄧颺一群的領袖夏侯玄，在太和初時還不滿二十歲。這批在當時思潮轉變期中的狂飆人物都是二十歲左右的青年人。從以上的分析顯示出一個事實，就是當時年輕的一代，雖然曾接受儒家的教育，但彼此對於兩漢形成的傳統權威，目前卻已僵化的儒家思想已感到厭倦，另外想尋找新的解決途徑。

荀粲在王弼所提出對於個人意識的喚起，完全是東漢以來，現實政治與儒家的道德規範分離，不足以應付當時突變的社會，他們對於被趨於固定並流於形式的儒家思想，是否還能發生原有的功效表示懷疑。因此，他們企圖超越經過粉飾的儒家經典範疇，尋溯原始儒家本來的面目；並且希望從儒家以外其他各家思想中，尋找如何挽救儒家墮落的危機。於是先秦諸子學說，又被提出來作為鑽研的對象，不過，卻是從儒家思想本身入手。雖然《荀粲別傳》稱他「好言道」，《世說新語・言語篇》又說他「尚玄遠」，但卻不能因此說他是道家，更不能說他利用道家的思想與儒家抗衡，只能說他有消極儒家的傾向，因為消極儒家的思想本分，本來就有幾分與道家相似之處，這是儒家思想藉道家思想為橋樑過渡到魏晉玄學的原因。所以，不僅荀粲不反對真正的儒家思想，就是為玄學思想奠基的王弼，他也不反對儒家思想。由於荀粲與王弼，對於西漢的儒家思想懷疑，促使個人內心的自我意識的醒覺，使得在儒家傳統下的個人獲得解放。所以，隨著魏晉玄學的發展，個人自我意識的醒覺，使得個人的個性獲得獨立發展的機會。尤其玄學思想將「無」視為一個普遍存在的最高原則，《晉書》卷四十三〈王衍傳〉：

> 魏正始中，何晏、王弼等祖述《老》、《莊》，立論以為：「天地萬物皆以無為本，無也者，開物成務，無往不存者也。陰陽恃以化生，萬物恃以成形，賢者恃以成德，不肖恃以免身。」

所謂「天地萬物皆以無為本」，也就是說無是萬物的本源，是一個最高的原則。在這個最高的原則下，萬物卻都是平等存在的，並且各自表現其獨有的個性而發展；所以何晏的〈道論〉認為：

有之為有，恃無以生，事而為事，由無以成，夫道之而無語，名之而無名，視之而無形，聽之而無聲，則道之全焉，故能昭音響而出氣物，包形神而彰光影，玄以之黑，素以之白，矩以之方，規以之圓……

由此可以了解在無的大原則下，形成各種不同的事物與形態，各種不同事物與形態卻各自表現其所具有的個性。不過，玄學的成立雖然促使個人意識的醒覺，但卻並不是否定儒家的。但發展到阮籍、嵇康，卻不僅否定傳統的禮教，而且棄之若敝屣，當然有其現實的原因。

自高平陵之變後，曹爽及其支黨都被夷三族，過去環繞在曹爽四周的名士也都遭受株連，於是曹魏的政權就轉移到司馬氏家族手中。而司馬氏的政權卻建立在世家大族的基礎上，協助司馬氏篡奪政權的，如瑯琊王祥、滎陽鄭沖、太原王渾、王沈，以及和司馬氏有姻戚關係的泰山羊祜、河內山濤、京兆杜預。他們和司馬氏家族一樣，都是所謂「本諸生家，傳禮來久」

的儒學世家。他們的結合象徵著被曹氏抑制的世家大族，對於名法之治的一種反抗，於是他們又極力提倡儒家的禮教。但此時所提出的儒家道德規範的禮教，不僅沒有內容，只是空洞虛偽的形式；而且那些高門大族的敗德傷俗的作為，和儒家的道德標準完全是背道而馳。因此引起一部分士人的蔑視與激烈的反對，阮籍、嵇康就是代表性的人物。他們不像初期的玄學家，對於儒家思想僅採取懷疑的態度，企圖挽救儒家思想的危機，於是他們更進一步菲薄堯舜、周公、孔子，而徹底的破壞禮法。阮籍在他的〈大人先生傳〉裡，就激烈地提出：

> 汝君子之禮法，誠天下助殘賊，亂危死亡之術耳！

這就是對當時虛偽的禮教形式的一種公開挑戰，他們所追求的生活情趣和人生的理想是另一種境界，也就是嵇康在他的〈養生論〉中，所說明的「越名教而任自然」，王弼所倡的名教自然的調和對立起來，於是傳統的禮教對個人的約束完全失去作用，使得個人的個性放任發展。個人的感情也獲得一次徹底奔放的機會。在嵇康〈與山巨源絕交書〉裡將個人的個性表現得非常盡致：

吾不如嗣宗之賢，而有慢弛之闕，又不識人情，闇於機宜，無萬石之慎，而有好盡之累，久與事接，疵釁日興，雖欲無患其可得乎？又人倫有禮，朝廷有法，自惟至熟，有必不堪者七，甚不可者二：

臥喜晚起，而當關呼之不置，一不堪也。

抱琴行吟，弋釣草野而吏卒守之，不得妄動，二不堪也。

危坐一時，痺不得搖，性復多蝨，把搔無已，而當裹以章服，揖拜上官，三不堪也。

素不便書，又不喜作書，而人間多事，堆案盈机，不相酬答，則犯教傷義，欲自勉強則不能久，四不堪也。

不喜弔喪，而人道以此為重，己為未見，恕者所怨，至欲見中傷者，雖瞿然自責，然性不可化，欲降心順俗，則詭故不情，亦終不能獲無咎，無譽如此，五不堪也。

不喜俗人，而當與之共事，或賓客盈坐，鳴聲聒耳，囂塵臭處，千變百伎在人目前，六不堪也。

心不耐煩，而官事鞅掌，機務纏其心，世故繁其慮，七不堪也。

又每非湯武而薄孔周，在人間不止，此事會顯，世教所不容，此甚不可一也。

剛腸疾惡，輕肆直言，遇事便發，此甚不可二也。

上述嵇康的「七不堪」及「二不可」，充分表現出他對當時所流行的儒家虛偽繁複的禮教的卑視。因此在他的〈難自然好學論〉中，充分表現儒家思想對於個性的約束：

大道陵遲，乃始作文墨以傳其意，區別群物，使有族類；造立仁義，以嬰其心，制其名分，以檢其外；勸學講文，以神其教，……六經以抑引為主，人性以從欲為歡。抑引則違其願，從欲則得自然。然則自然之得，不由抑引六經；全性之本，不須犯情之禮律；故仁義務於理偽，非養真之要素。

由此與上引「七不堪」及「二不可」相應，就可以了解嵇康的本意所在了。嵇康所追求的是率真自然的人格，不過這種率真自然的人格極端的發展以後，變成任誕狂放。《世說新語》與《晉書》嵇康、阮籍傳裡，記載了不少這類的軼事。在魏晉士人中，他們狂放，他們傲嘯，他們醉酒，他們行樂，都是對於「禮繁文勝」的儒家倫理秩序的反動，揚棄那些繁瑣、古板、矯揉做作的禮俗，而自由自在的在尋求他們心靈上的樂趣，於是率性而行，回歸到自然，使得在傳統壓抑下個人的個性和感情，同時獲得解放。阮籍、嵇康對於以後的士人發生了顯著的影響。《世說新語・德行篇》注引王隱《晉書》稱：

魏末阮籍，嗜酒荒放，露頭散髮，裸袒箕踞。其後貴游弟子阮瞻、王澄、謝鯤、胡毋輔之之徒，皆祖述於籍，謂得大道之本。

據《晉書》所載的山簡、張翰、畢卓、庾敳、光逸、阮孚等，也都是這一流人物，這是干寶《晉紀總論》所謂的「魏氏虛無放誕之論，盈於朝野」的原因。葛洪《抱朴子》外篇二十五〈疾謬〉，對於當時的情形曾作了一個描繪：

世故繼有，禮教漸頹，敬讓莫崇，傲慢成俗。儔類飲會，或蹲或踞，暑夏之月，露首袒體。盛務唯在摴蒱彈棋，所論極於聲色之間，舉足不離綺繻紈袴之側，游步不去勢利酒客之門……。輕薄之人，迹廁高深，交成財贍，名位粗會，便背禮叛教，託云率任。才不逸倫，強為放達。以傲兀無檢者為大度，以借護節操者為澀少。於是臘鼓垂無賴之子，白醉耳熱之後，結黨合群，遊不擇類，奇士碩儒，或隔籬而不接，妄行所在，雖遠而必至，攜手連袂，以遨以集，入他堂室，觀人婦女，指玷修短，評論美醜，不解此等何為者哉？或有不通主人，便共突前，嚴飾未辦，不復窺聽，犯門折關，踰垝穿隙有似抄劫之至也；其或妾媵藏避不及，至搜索隱僻，就而引曳，……蓬髮亂鬢，橫挾不帶，或褻衣以接人，或裸袒而箕踞。朋友之集，類味之遊，莫切切進德，誾誾修業，攻過弼違，講道精義；其相見也，不復敘離闊問安否，賓則入門而呼奴，主則望客而喚狗。其或不爾不成親至，而棄之不與為黨。及好會則狐蹲牛飲，爭食競割，掣撥淼摺，無復廉恥，以同此者為泰，以不爾者為劣，終日無及義之言，徹夜無箴規之益；誣引老莊，貴於率任，大行不顧細禮，至人拘不檢括，嘯傲縱逸，謂之體道。

這是葛洪對於當時知識階層，「背教叛禮」所作的無情批判，但相反地，卻顯示出魏晉以來，士人率性放達已達到最大的極限，當然這必須將儒家的道德規範完全擯棄後，才能出現。所以阮籍、嵇康雖然因對現實政治極端失望，而對統治階層所倡導的禮法亦加蔑視，不顧禮法的約束率性而行，最後卻形成魏晉時代，個人個性向多方面的發展及感情的解放。所以，魏晉思想的轉變，促使個人意識的自覺，進一步的發展，使個人的個性與感情雙方面都獲得解放，形成許多儒家道德規範以外的個性新類型。這種個性的新類型，形成《世說新語》新個性類型的分類，並為魏晉史學的別傳提供新的內容。

魏晉時期歷史人物評論標準

班固批評司馬遷的《史記》：「論大道則先黃老而後六經，序遊俠則退處士而進奸雄，述貨殖則崇勢利而羞賤貧」。而范曄又批評班固《漢書》的論贊，「既任情無例，不可甲乙辨，後贊於理近無所得」；但對他自己《後漢書》的論贊卻自負「皆有精意深旨」，「筆勢縱放，實天下之奇作」。

雖然文人相輕自古已然，不過他們交互的批評，卻說明了每一個時代的史學著作，都有其個別的特色。尤其代表作者個人意見的論贊部分，更表現了作者本身所感染的時代色彩。范曄批評班固對於歷史人物的評論，不能像魏晉以來的史學家，予以一個具體卻又抽象的評價，並且突出這些歷史人物所具有的特殊性格。

關於這個問題，首先從范曄的《後漢書》來討論。在范曄以前，已有許多記載後漢時代的歷史著作。自東漢明帝時，敕命班固、劉珍等開始搜集光武帝時代的資料，編寫成本紀、表、列傳，以後漸漸增補，到靈帝時完成《東觀漢記》。後來又有三國時代吳國謝承的《後漢書》、晉薛瑩的《後漢紀》、司馬彪的《續漢書》、華嶠的《後漢書》、謝沈的《後漢書》、張瑩的《後漢南紀》、袁山松的《後漢書》，以及晉張璠、袁宏以編年體裁寫的《後漢紀》。這些著作都是范曄撰寫《後漢書》根據的材料。不過，范曄以前的各家《後漢書》，以華嶠的《後漢書》最佳，范曄引用也最多，尤其華嶠對於歷史人物的評論部分。所以范曄的《後漢書》，是把東漢以來關於這個時代的歷史著作，作了最後的總結，代表了魏晉史學家對歷史人物評論與兩漢不同的特色。

雖然范曄承襲了《漢書》以斷代為史的體裁，但在取材、結構與人物評價方面，已經發生了某種程度的轉變。《後漢書》削去《漢書》承繼《史記》遺緒的〈游俠〉、〈貨殖〉傳，又新增添〈文苑〉、〈獨行〉、〈方術〉、〈逸民〉、〈列女〉等類傳，這些人物的類傳，就是范曄自鳴得意「皆有精意深旨」的雜傳。這些雜傳出現在《後漢書》之中，並不完全是范曄個人卓越的創見，而是自東漢末年至魏晉時代思潮轉變下凝結的產物。

劉知幾批評《後漢書》立〈文苑傳〉，認為「遺棄史才，矜衒文彩」，但〈文苑傳〉的出現正表現了這個時代的特色，因為東漢末年，儒家思想失去原有的權威。於是，在經學籠罩下的史學、文學與藝術，都逐漸脫離儒家規範的羈縛而獨立，文學和史學，經過最初經史的分離而獨立，然後文史的合流，最後文學、史學都個別獨立自成門戶。這種轉變自東漢末年開始，經過魏晉而形成。因此，在東晉以後的范曄，掌握著這個轉變的趨向，而樹立了「情志既動，篇辭為貴」的〈文苑傳〉。

《後漢書》將蔡琰編入〈列女傳〉，劉知幾認為像這類失節婦人竟也見於史書，使後來「彤管所載，安有準的」。這和范曄承繼華嶠的《後漢書》體裁，將后妃列入本紀一樣，表現了魏晉以來女性的社會地位已相對提高，正史的〈列女傳〉就是在這個基礎上出現的。另一方面將蔡琰編入〈列女傳〉，也打破後漢以來在名教統一下，以實踐儒家道德規範為標準的貞婦、孝女的範圍，有了新的轉變。《晉書・列女傳》所記載婦女也參與男子的清談，以及《世說新語》所記載魏晉新女性各方面的表現，都是很好的說明。

記載孝行、忠義、友誼特殊表現的〈獨行傳〉，倒是受了後漢時代標榜名節的潮流影響。至於〈逸民傳〉，卻是對後漢政治腐敗的反映。原始儒家本來對於隱遁就有很高的評價，司馬遷將伯夷、叔齊置於列傳之首，就是肯定隱逸在儒家思想裡的價值，並予以最高的道德評價。因為這些隱逸於巖穴之中的人，他們的去留同時也成為政治得失的批判。所以東漢開始，光武帝就特別重視名節之士，不過他對於那些在王莽時代，「裂冠毀冕相攜持而去」人們的搜求，卻有著激勵名節、實現政治目的的意味。和〈獨行傳〉一樣，只是將個人的道德、人格歸納在儒家思想絕對權威之下，與政治凝合為一。但這種個人道德人格與政治凝合的情況，到東漢晚期以後，因為「帝德稍衰，邪孽當朝」，以及作為最高政治指導原則的儒家思想，本身開始僵化，漸漸形成個人道德與政治的分離，原來統一在儒家思想下的理想人格，也開始作層次的分化。以李固等為代表的「上以殘闇失君道，下以篤固盡臣節，臣節盡則死之」，還堅持儒家道德與政治結合的最後理想。以李膺為代表的「激素行以恥權威，立廉尚以振貴執」，卻已表現了個人道德與政治漸漸分離。最後形成「蟬蛻囂埃之中，自致寰區之外」的〈逸民傳〉。因此，〈逸民傳〉的形成象徵著個人與國家政治權力的分離。國家集體的政治權力下降，個人意識的上升，是東漢末年至魏晉之間意識形態領域裡重要的轉變。

表現漢晉間思想轉變的另一個特色，是〈方術傳〉的確立。雖然劉知幾認為《後漢書》確立〈方術傳〉，「觀其所取，頗有奇工」，但「言唯迂誕，事多詭越，可謂美玉之瑕，白圭之玷」，范曄的《後漢書・方術傳》，的確搜集許多鬼怪的材料。由於這些材料的出現，或者認為與范曄的道教信仰的家世有關。但事實上，不僅范曄的《後漢書》有這一類的記載，在魏晉時代其他的史書也有這類的記載，因此這種在當時被稱為「志異」的著作，是當時一種非常流行的寫作形式。這種超越現實世界的異常現象，不僅被認為是一種真實的存在，而且被肯定為歷史事實的一部分著錄史部。這類作品在唐宋以後才劃入小說的範圍，是由於魏晉玄學發展而促成的。中國的小說最初出於方術與方士，而魏晉玄學思想的本身已有方術的傾向。所謂《莊》、《老》、《易》並稱的三玄，有宗教神秘和哲理深奧兩種不同的意義，因此魏晉時代名士所談的玄，就有宗教的神秘和哲理的不同的區別。這裡所謂的宗教神秘，是指中國原始宗教的巫、方術、仙道而言，何晏與王弼所尋求的哲理的深奧，阮籍、嵇康雖然也談三玄，但他們對於三玄的解釋已有了方士的色彩，並且還有宗教的神秘氣氛。由於阮籍與嵇康在思想與行為雙方面，都受了方士的影響，魏晉三玄發展到這裡，名士的玄談與方士的神秘就凝合為一了。同樣，這種方士的思想隨著當時所流行的道教，又與大家世族結合。由於名士有方士化的傾向，以及魏晉以來的個人，自儒家道德規範約束下解放，個人意識的自覺隨著玄學的形成而發展，使個人感情與個性，都獲得充分發揮的機會。這個轉變發展到阮籍與嵇康時代，又有了新的趨向，即徹底破壞儒家傳統，尋求個人個性與感情的完全解放。就在這個時候，三玄也滲入方士宗教神秘色彩，二者之間產生了相互的影響，志異也隨著進入了史學記載的領域。魏晉史書滲入超越現實世界的異常現象，是由於儒家思想衰退後，對非儒家思想的價值再重新認識與肯定的結果，范曄的《後漢書·方術傳》，就是以這種轉變為基礎而產生的。

相反的，《漢書》對歷史人物的評價，卻完全依據儒家的思想，當然因為班固生長在儒家思想定於一尊的時代，而且又出於經學世家，除此之外，他別無選擇。所以由儒家道德規範演化而來的《漢書・古今人表》，成為他評價歷史人物的準則。《漢書・古今人表》將歷史人物，自聖人、仁人、智人到愚人，分為上上、上中、上下……和下下九等。這種分類方法，是以「生而知之者，上也；學而知之者，次也；困而學之，又其次之；困而不學，民斯為下矣」的標準，分成「可與為善，不可與惡」的上智，「可與為善，可與為惡」的中人，以及「可與為惡，不可為善」的下愚。所謂善惡的標準完全視對儒家道德規範實踐的程度而定。不過班固的《漢書・古今人表》雖稱之為古今，但所錄的卻都是西漢以前的人物，西漢以後的人物一個也沒有被「博采」，雖然後來的學者認為這是一篇沒有完成的著作，但在被稱為開中國斷代史先河的《漢書》裡，竟有一篇只錄漢以前歷史人物，而對漢代的歷史人物一個不取，的確是耐人尋味的事。不過，《漢書》立〈古今人表〉的目的，是為了「顯善昭惡，勸戒後人」。因此「篇章博舉，通於上下，略差名號，九品之敘」。「通於上下」正是《漢書》的意旨所在之處：

述《漢書》，起元高祖，終于孝平王莽之誅，十有二世，二百三十年，綜其行事，旁貫五經，上下洽通，為春秋考紀、表、志、傳，凡百篇。

「旁貫五經，上下洽通」，顏師古認為是班固撰寫諸表序與志的「經典之義」所在，的確，〈古今人表〉與志書都超越了《漢書》斷代為史的範圍的。班固的〈漢書敘傳〉又說他寫〈古今人表〉是為了「通人理」，所謂「通人理」也就是以儒家經典貫穿，打破古今時間上下的界限，將古往今來的人物納入九等的框限之內，作一個綜合的評論。然後又以這種評論的基礎，作為《漢書》選擇當代歷史人物的標準。不過將不同的性格與類型的人物限於九等之內，既沒有彈性又不客觀，同時完全以儒家思想為本位的歷史人物評論，當然無法適應東漢末年至魏晉儒家思想自第一線退卻的變動時代，這是范曄對班固的批評「任情無例，不可甲乙辨」的原因。

事實上，從東漢開始，歷史人物傳記的類型，已有擴大的現象。魏郎中魚豢的《魏略》，是記載東漢末年歷史比較詳盡的一部書。雖然這部書早已佚失，但從各家轉引的殘篇裡，可以發現《魏略》有〈儒宗〉、〈純固〉、〈清介〉、〈勇俠〉、〈苛吏〉、〈游說〉、〈佞倖〉、〈止足〉等類傳。另外，東晉王隱所撰的《晉書》，又有〈處士〉、〈才士〉、〈寒儁〉、〈鬼神〉等傳，這些不同的類傳出現，象徵魏晉的史學家，已經漸漸突破《漢書・古今人表》，只以儒家道德標準評論歷史人物的限界，更自由地從多方面評論歷史人物。這是自東漢末年至魏晉以來，個人突破儒家道德規範的約束，使個人個性可以向多方面發展，另外建立新人生價值標準的結果。

儒家思想在兩漢時代，不論在學術、社會、政治、文學、藝術各方面，都居於唯我獨尊的支配地位，但發展到東漢晚期已漸漸衰頹，在形式和內容方面都開始凝結。六經刊石，經文從此固定，馬融、鄭玄注經雖博採古今，但經學的宗派也因此形成。一種行之已久的文化意識，經過數百年的發展以後，不僅定型而且成為傳統的權威，人們對它只有接受或不接受的選擇，很難再作些微的調整或轉變。於是這種已經定型的文化，由定型而失去彈性，因失去彈性而僵化，最後終因不能適應新的變動環境而解體。舊的權威既已失去原有的作用，新的秩序又無法短時建立，自然就陷於分崩離析之中。於是在傳統約束下的個人，就開始對過去的偶像發生懷疑，經過自我的反省以後，而發現自我的存在，最後個人終於從傳統的約束中解放出來，這是漢晉間思想轉變過程中所出現的特殊景象。在這個轉變過程中，為了尋求能適應這個混亂時期的精神指導原則，於是老莊之學便應運而生。老莊之學的清談也流行在當時的世族社會，因而促使當時的倫理生活，突破漢代禮教形式的約束，而產生個人意識的醒覺。因轉變而產生新的人生價值觀，也為這個時代的史學家提供了對歷史人物新的評論標準。

雖然魏晉思想的轉變，提供了這個時代歷史人物評論新的價值觀念，但對於人物評論的形式卻是承繼東漢演變而來的，由於魏晉以兩漢鄉黨輿論為基礎，確立了選用官吏的九品制度，促使這個時代人物評論風氣的盛行，記錄魏晉時代社會逸聞軼事的《世說新語》，就是這個時代人物評論的結晶。一千一百多條的《世說新語》，其中約三分之一是對於人物直接的品題，其他的三分之二則是對人物間接評論，尤其是在〈品藻〉和〈賞譽〉篇記載了許多對人物的評論。

《世說新語》代表了魏晉時代清談家所作的人物評論，已與兩漢儒家道德規範下所作的善惡是非之品評無關，它完全依被品評人物的個性所表現的特質，而予以簡潔與抽象的品評，不僅對個性，甚而外形的神采風度，也予以不同的象徵式的品評，它特別重視個人所具有的秀朗俊逸的神采風韻，這種神采風韻是個人發於內而形於外的表現，與儒家的道德規範完全無關的。這是魏晉時代儒家嚴格的禮教主義失墜，自然主義的老莊之學抬頭，所形成對個人自我發展的重視，因而形成與兩漢絕然不同的人生態度。對人物評論的內容和形式也發生了顯著的差異。於是出現了儒家道德規範外個性的新類型，《世說新語》的三十六種個性的分類，就是對個性新類型的綜合歸納。

在魏晉史學轉變過程中，出現了純粹以個別人物為單位的新的歷史寫作形式。這種新的歷史寫作形式稱為別傳。劉知幾《史通・煩省篇》稱：

降及東京，作者彌眾。至如名邦大都，地富良才，高門甲族，代多髦俊，邑老鄉賢，

> 競為別錄；家牒宗譜，各成私傳。

所謂「別錄」與「私傳」就是別傳的另一個解釋。這種個人的別傳，在東漢末年出現，魏晉時代形成。雖然這一類人物的別傳在《隋書・經籍志・雜傳》只著錄了六種，但在《三國志》裴注與《世說新語》劉注，以及唐宋以來的類書如《北堂書鈔》、《太平御覽》、《藝文類聚》、《文選》注等卻引了二〇五種之多。所以別傳是當時史學發展中重要的支流。劉知幾說這些私傳別錄，不是國家的記錄，由私家纂寫，是魏晉門閥社會下的特殊的產物。但另一面，這些人物的別傳，並不重視對道德實踐的表揚，而偏重個性的發揮，像《平原禰衡傳》裡所表現的孤傲，《嵇康別傳》所表現的狂放，都是最好的說明。這些別傳，清湯球認為是「別乎正史而名之」，但事實上，魏晉別傳的「別」含意不僅限於此，《隋書・經籍志》子部別集小序稱：

> 別集之名，蓋漢東京之所創也，自靈均以降，屬文之士眾矣，然其志尚不同，風流殊別，後之君子，欲觀其體勢，而見其心靈，故別聚焉。

所謂「別集」，也就是個人個別的文集，每一個人的文集都各有其不同的風格，即所謂「志尚不同，風流殊別」，別集稱之為「別」以示與眾不同。同樣地，個人別傳稱之為「別」，也有這種意味在內。所以別傳的「別」，可以作為「分別」或「區別」解。因此，魏晉的別傳代表了兩種不同的意義，一是表現別傳與正史列傳的不同，一是表現別傳與別傳間彼此的不同，兩個意義說明了一個事實，就是由於魏晉個人自我意識的醒覺對個人性格的尊重與肯定。魏晉的別傳產生的上限與下限，是東漢末年至東晉末年，這兩百年間，正是個人意識醒覺後，個人性格新類型重組的時代，經過重組後的個性新類型，不僅為這個時代新史學寫作形式的別傳，擴寬了選擇材料的範圍，同時也為這個時代的史學家，提供了歷史人物評價的新標準。

史學評論的萌芽

和中國文學評論相較，中國史學評論的發展途徑，是非常迂迴與緩慢的。雖然，漢代是一個經學獨霸的時代，一切的學術籠罩在經學之下；但文學和經學的關係，卻不如史學來得親密。這種親疏的關係，已明顯地表現在《漢書・藝文志》之中。在《漢書・藝文志》中，有關史學的著作附驥在〈六藝略・春秋〉之後，另一部分則寄著在〈諸子略・儒家〉之中。但文學卻不在六藝之內，另闢〈詩賦略〉加以收容。

雖然，兩漢時期文學著作的形式和數量，還都非常有限，並且認為詩賦出於孔子詩教，被視為宣揚人倫政教的工具，但卻不為一般正統經學家重視。所以，揚雄就認為詩賦是壯夫不為的雕蟲小技。桓範更批評詩賦作者，「小辯破道，狂簡之徒，斐然成文，皆聖人之所疾矣」，正因如此，提供文學較經學更大的活動空間。所以，當東漢儒家思想失去其權威地位以後，文學會脫穎而出，迅速向獨立的途徑邁進。《後漢書・蔡邕傳》記載其著作，除詩賦外，還有碑、誄、銘、贊、連珠、箴、弔、議論、祝文、表章、書記等不同的著作形式。這許多不同的文學著作形式，正是《後漢書・文苑傳》形成的原因。〈文苑傳〉的出現象徵著文學已具有獨立條件。這種發展的趨勢，更經過非儒家的曹氏父子的推波，在建安時代已欣欣向榮，自成町畦，中國文學批評就在這時出現。後來劉勰《文心雕龍》對曹丕、曹植、應瑒有「魏典密而不周，陳書辯而不當，應論華而疏略」的批評，也許這是中國文學批評草創期的現象。後來更經過陸機、摯虞、鍾嶸的努力，最後由劉勰的《文心雕龍》，對文學作出系統的評論。所以，文學評論隨著文學獨立而形成，發展的線索清晰可見。

史學評論則不然。由於史學在兩漢時期，完全附驥在經學之下，不是一個獨立的科目。班固的《漢書・藝文志》，以劉歆的《七略》為藍圖，根本沒有史學這個門類。後世討論這個問題時，一般都認為《漢書・藝文志》不立史部，由於當時史學著作過少，不過，《漢書・藝文志》不立史部，事實上與史學著作多寡無關。《漢書・藝文志》將史部書籍附於春秋類之後，是由於當時史的獨立概念還沒有形成。至少在東漢中期以前，史的意義還保持其原始功能，也就是手執書寫工具會寫字的人，史字的應用偏重在文書工作方面，並不具有後世歷史概念和意識。另一方面漢代認為《春秋》本身就是史，不僅是中國史學的根源，而且在義例和體例方面，都是中國史學的最高原則。雖然，司馬遷創造了中國史學寫作的新形式，但其所表現的精神卻是上繼《春秋》的。這也是《漢書・藝文志》將太史公附於春秋類的原因。至於《漢書》，班固已在其〈敘傳〉中明白表示，即「旁貫五經，上下洽通」，這是班固撰寫《漢書》的經典意義所在。這種濃厚的儒家經典意義，表現在《漢書》的表志之中。所以，在東漢中期以前沒有單純的史學可言，這是中國史學附庸於經學的發展階段。

雖然，很難劃出史學脫離經學的始點，但最早不會超過東漢晚期。就在這個時候，司馬遷的《太史公書》被稱為《史記》。「史記」原來是對太史記錄的普遍稱呼，現在轉變為對司馬遷個人著作的尊稱。這種轉變可能象徵史學終於脫離經學的絆繫，向獨立歷程跨出了第一步。這種轉變或許可以說明一個事實，那就是史的概念已超越了以往文字記載的範疇，具有後世歷史意識與觀念了。

因此，曹魏時期又有「三史」的名稱出現。魏晉之際所謂的三史，並不單純指《史記》、《漢書》、《東觀漢記》三部史書而言，和隋唐以後所謂的「三史」或「四史」的概念並不相同。當時所謂的「三史」是與「五經」或「六經」相對的並稱。若省約言之，就變成了「經史」。魏晉以後，「經史」並稱的現象已經很普遍。這種現象說明史學不僅不再是經學的附庸，而且已升格到和經學同等的地位，並且成為專家之學，與經學一樣成為教授與學習的對象。《隋書・經籍志・正史》，著錄了大批魏晉以後關於《史記》、《漢書》的注釋。這些注釋多以音義訓詁為基礎，是為了教學的實際需要而出現的。這類形式的史書注釋，被劉知幾稱為「儒家訓解」的一類，是繼承經學注釋傳統而形成的。所以，自東漢末年至魏晉以後，大量史書注解的出現，是為了適應史學脫離經學轉變的實際需要，也可以說是史學邁向獨立過程中，另一個重要的發展階段。

在這個轉變過程中，不僅形成了魏晉時代的經史對稱，同時正步上獨立里程的史學，又與當時意識形態領域裡，另一個發展的新情勢結合，而形成所謂的「文史」。「文史」合稱在兩晉時期已經非常普遍，但和兩漢所謂的文史顯然不同。兩漢所謂的文史比較偏重實用。魏晉時期的文史，不僅包括了文學和史學，已成為一般學術的代名詞。所謂「觀乎兩漢求賢，率由經術，近代取人，率由文史」，不僅說明兩漢與兩晉在政治上選士的標準不同，同時也反映了這兩個時代的學術內容，已有顯著的差異。劉知幾批評魏晉史學過分注重詞藻的華麗，這正是魏晉時期史學脫離經學轉變過程中，文學與史學結合過渡期間的特殊現象。這種特殊現象明顯地表現在劉勰的《文心雕龍》中。《文心雕龍・史傳篇》對漢晉史學作了系統的敘述與評論，並且對後來劉知幾的《史通》也發生了影響。但《文心雕龍》對史學的論述，只將史傳視為文學寫作體裁的一種，並不是一個獨立的部分。

從東漢末年，史的概念由單純的記錄之史，轉變為有歷史意識之史開始，然後史學漸漸由經學的羽翼之下浮現。其間經過魏晉的經史對稱，兩晉的文史合流，至宋文帝元嘉十年，設立玄、儒、文、史四館，分別集徒教授。玄、儒、文、史四館的設立，肯定了四種學術並存的價值。就在這個時間前的不久，裴松之的《三國志》注完成。裴松之的《三國志》注突破了經注訓解的形式，由義理的解釋，轉向歷史事實的探索。《三國志》注不僅補陳壽之闕，而裴松之並對所選用的材料與魏晉史學著作，加以考辨與評析，這是中國史學脫離經學發展過程中，重要的轉變關鍵。

不過，史學與文史的關係，遲至梁代才劃清界限。蕭統編輯《文選》時，認為記事之文，繫年之書是褒貶是非，記別異同的，應該和文學著作加以區別，因此，將歷史著作摒棄於《文選》之外。但卻收輯部分史學著作的序論與贊述，因為這些表現作者主觀意見的序論贊述，在某種程度，和發抒個人感情的文學著作是相似的。

就在《昭明文選》將史學排出的同時，又有阮孝緒的《七錄》出現。《七錄》第二是〈紀傳錄〉，共分十二部，收錄了史學著作一千二十種，一萬四千八百八十卷。《七錄‧紀傳錄》不僅說明了在史學脫離經學轉變過程中，史學著作數量增多，並且總結了自荀勖《新簿》以來目錄學的發展。因為荀勖的《新簿》雖然繼承鄭默《中經》的餘緒，但為了適應當時史學脫離經學轉變的新情勢，首先將史部從春秋類析出。其內部有史記、舊事、皇覽簿、雜事等，是史部最初的雛形。後來《隋書‧經籍志》史部的分類，即以阮孝緒的〈紀傳錄〉為藍圖編輯而成的。《隋書‧經籍志》史部的出現，不僅鑄成了以後目錄學乙部的版型，並且象徵著史學已脫離經學，成為一個獨立的部門。由於史學與經學有千縷萬緒的牽連，所以史學脫離經學的過程，是非常緩慢而迂迴的。在史學脫離經學轉變的過程中，史學評論也隨著這個轉變逐漸萌芽與形成。魏晉是中國史學脫離經學轉變的關鍵時期，中國的史學評論也在這個時期萌芽與發展，後來劉知幾的《史通》也是在這個基礎上形成的。

如果司馬遷的《太史公書》或《記》，被尊稱為《史記》，象徵著中國史學脫離經學的絆繫，邁向獨立的開始，那麼，中國史學評論也隨著對《史記》的評析逐漸萌芽。關於對《史記》的討論與批評，在漢魏之際與魏晉之間，多環繞著兩個主題進行：一是司馬遷因遭李陵之禍，內心蘊積的鬱結，反映在他的著作裡，對現實政治有所「微文刺譏」，因而被視為「謗書」。二是雖然司馬遷遵循漢武帝罷黜百家，獨尊儒術的政治政策，突出了孔子與其六藝的卓越地位。但其父司馬談論「六家要旨」，過分讚譽道家的功能與作用。而他在《史記》所作的某些論斷，往往以儒家思想消極一面的隱讓，與道家之言相結合，因而被後來某些經學家認為「是非頗謬於聖人」。

關於前者，《三國志》卷六〈魏書‧董卓傳〉，注引謝承《後漢書》記載，董卓被誅的時候，蔡邕適在王允坐，聞之而有嘆惜之音。因而受到王允的責斥，並交付廷尉。蔡邕謝罪，懇求王允，願黥首為刑，以繼漢史。公卿憐惜蔡邕的文才，共向王允勸諫。王允卻說：

> 昔武帝不殺司馬遷，使作謗書，流於後世。方今國祚中衰，戎馬在郊，不可令佞臣執筆在幼主左右，後令吾徒並受謗議。

於是殺邕。對於這段記載，裴松之認為謝承「妄記」。他以為「史遷紀傳，博有奇功於世，而云王允謂孝武應早殺遷，此非識者之言。但遷為不隱孝武之失，直書其事耳，何謗之有乎」。

雖然裴松之認為司馬遷「直書其事耳，何謗之有」，但司馬遷的《史記》，被視為謗書，卻非自王允始。班固〈典引序〉記載他於永平十七年，與賈逵、傅毅、杜矩、郗萌等，受詔雲龍門，小黃門趙宣持〈秦始皇本紀〉，詢問他們：「太史遷下贊語中寧有非也？」班固答對此贊出於賈誼〈過秦論〉：

> 賈誼〈過秦篇〉云：「向使子嬰有庸主之才，僅得中佐，秦之社稷，未宜絕也。」此言非是。即召臣入問：「本聞此論非耶，將見問意開寤耶？」臣具對素聞知狀。詔因

曰：「司馬遷著書，成一家之言，揚名後世。致以身陷刑之故，反微文刺譏，貶損當世，非誼士也。」

詔書所謂司馬遷「以身陷刑之故，反微文刺譏，貶損當世」，似據班固對狀形成的。但班固卻沒有說明他是如何作對。不過，案《漢書》卷六十二〈司馬遷傳〉贊，班固對司馬遷總結的評論是這樣的：「以遷之博物洽聞，而不能以知自全，既陷極刑，幽而發憤，書亦信矣。跡其所以自傷悼，〈小雅・巷伯〉之倫。」司馬遷「既陷極刑，幽而發憤」著《史記》，也許是班固寫〈司馬遷傳〉意旨所在。《漢書・敘傳》就這樣說：「烏呼史遷，薰胥以刑，幽而發憤，乃思乃精，綜錯群言，古今是經。」

班固對司馬遷的評價，基本是根據班彪的〈敘略〉，但〈敘略〉並未論及此事。不過，司馬遷遭李陵之禍的鬱結，反映在他著作之中，兩漢以來一直流傳著。劉歆、班氏父子撰《漢書》棄餘的材料，後來由葛洪彙集的《西京雜記》，就說司馬遷「後坐舉李陵，陵降匈奴，下遷蠶室，有怨言」。這些怨言反映在〈伯夷列傳〉的「為善而恨」，〈項羽本紀〉的「踞高位者，非關有德」，以及〈屈原賈生列傳〉的「辭旨抑揚，悲而不傷」等等。王充的《論衡》是漢代討論《史記》較多的著作，對這個問題有較深一層的討論。那是他在《論衡・禍虛篇》

中，不同意司馬遷對蒙恬不死諫而受極刑的評價，因而提出《史記・伯夷列傳》的盜跖、〈仲尼弟子列傳〉的顏回加以討論。最後他說：「太史公為非恬之為名將，不能以彊諫，故致此禍。夫當諫不諫，故致受死亡之戮。身任李陵，坐下蠶室。如太史公之言，所任非其人，故殘身之戮，天命而至也。非蒙恬以不彊諫，故致此禍，則己下蠶室，有非者已。」

王充雖然沒有直接指出司馬遷微文刺譏，但卻說出司馬遷因下蠶室，對《史記》所發生的影響。這種傳說一直流行著，荀悅的《漢紀》就繼承了班固「幽而發憤」的說法：「司馬子長既遭李陵之禍，喟然而嘆，幽而發憤，遂著《史記》」，所以到曹魏時這種說法似已被肯定。《三國志》卷十三〈魏書・王肅傳〉：

> 帝又問：司馬遷以受刑之故，內懷隱切，著《史記》非貶孝武，令人切齒。

雖然王肅為司馬遷辯白，認為「隱切在孝武，而不在於史遷」，但魏明帝對司馬遷的批評，似代表當時一般人的看法。所以，魏晉以後，《史記》、《漢書》與其他經書一樣，同樣被列為傳授的對象，但《隋書・經籍志》所著錄的《史》、《漢》注釋，《漢書》的注釋遠超過《史記》，《隋書・經籍志》的解釋是「傳《史記》者少」，或可能受了《史記》是「謗書」的影響。

至於「是非頗謬於聖人」，揚雄認為司馬遷所撰的《史記》，雖然敘述六國經楚漢迄於麟趾，記載得非常詳盡。但其中某些論點，「不與聖人同，是非頗謬於經」。所謂是非「頗謬於經」，也就是由於司馬遷好「薄仁義，非禮學」的老聃虛無之言：

昔老聃著虛無之言兩篇，薄仁義，非禮學，然後世好之者尚以為過於五經，自漢文景之君及司馬遷皆有是言。

揚雄說司馬遷撰《史記》「多愛奇」，所謂「愛奇」，也就是司馬遷好非儒家正經的黃老之言。所以，揚雄批評司馬遷說：

或問司馬子長有言，五經不如老子約也。當年不能極其變，終身不能究其業。曰若是則周公惑、孔子賊。

揚雄對司馬遷的批評，就凝成班氏父子論司馬遷的「是非頗謬於聖人」：

論大道則先黃老而後六經，序遊俠則退處士而進奸雄，述貨殖則崇勢利而羞賤貧。

這是班氏父子對司馬遷總結的批評，包括對司馬遷的思想，及〈游俠〉、〈貨殖〉兩篇列傳所作的批評。當然，在揚雄與班氏父子這些正統的經學家看來，司馬遷在《史記》中所作的某些論斷，的確是不合正經的。尤其東漢今古文之爭起，在彼此往後論難之中，常常會涉及司馬遷《史記》違戾五經的問題。建元四年一次爭論是否設立《費氏易》、《左氏春秋》博士的廷議中，博士范升因攻擊《左氏春秋》，因而批評司馬遷的《史記》多引《春秋》，違戾五經的問題。他不僅奏《左氏》之十四事，同時又上「太史公違戾五經，謬孔子言，及《左氏春秋》不可錄三十一事」，范升所上的諸事不傳。不過范升的批評引起陳元的辯難，並詣闕上疏，認為范升所言：

前後相違，皆斷截小文，媟黷微辭，以年數小差，掇為巨謬，遺脫纖微，指為大尤。

從陳元的奏疏可以了解，范升對司馬遷違戾五經，謬於孔子言的批評，是從司馬遷摘取經傳的材料入手的。大部分對司馬遷「是非頗謬於聖人」的批評，多採用這種方法。後來魏晉之際，譙周「思欲擯抑馬記，師放孔經」的《古史考》，也同樣採用這種方法批評司馬遷。《隋書・經籍志・正史》有《古史考》二十五卷，晉義陽侯譙周撰。譙周，《三國志》卷四十二〈蜀書〉本傳稱他「耽古篤學，……研精六經，尤善書札，頗曉天文，而不以留意；諸子文章非心所存，不悉遍視也」，又說他「性推誠不飾，無造次辯論之才，然潛識內敏」，是一位非常典型的經學家。在他的著作之中有《法訓》、《五經論》、《古史考》等，其中《古史考》就是總結東漢以來，對司馬遷「是非頗謬於聖人」，一部系統性批評的著作，劉知幾《史通・古今正史篇》稱：

> 晉散騎常侍巴西譙周，以遷書周、秦以上或采家人諸子，不專據正經，於是作《古史考》二十五篇，皆憑舊典以糾其繆。今則與《史記》並行於代焉。

由以上可知，譙周的《古史考》是由「皆憑舊典」，對司馬遷「不專據正經」提出批評的。《古史考》在魏晉時期頗受重視。《隋書・經籍志》將其著錄於《史記》眾家注釋之後，劉知幾說直到唐代，《古史考》都是與《史記》並行。所以，《古史考》不僅是一部重要的考史之作，也可以說是中國第一部系統的史學評論著作。譙周不僅是一位經學家，他是陳壽的老師，也是位出色的史學家。他曾刪節後漢的材料。後來司馬彪認為有關後漢的資料雖多，但卻非常煩雜，因此想另撰《後漢書》。他的《續漢書》就是討論眾家，而以譙周刪節的材料為基礎寫成的。只是譙周對史學的熱心，不如他對經學那麼虔誠。但他的《古史考》卻是史學脫離經學邁向獨立歷程中，所出現的一本系統的史學評論著作。雖然無法洗盡經學鉛華，但卻超越了過去解經不可論經的範疇，利用經學作為材料，對中國第一部史學著作，進行系統的批判。譙周所堅持的是經學的立場，但所進行的卻是史學評論工作。這正是經史分途之際，史學評論萌芽期間的特殊現象。

由於對司馬遷《史記》「微文刺譏」與「是非頗謬於經」的討論，因而涉及對《史記》的材料，以及篇章結構等問題的評析。於是，對《史記》的討論從單純對司馬遷的心態與意識方面，進入史學評論的領域。《漢書》卷八十八〈儒林傳〉稱司馬遷曾從孔安國問故，所以對《尚書》材料的選擇，如〈堯典〉、〈禹貢〉、〈洪範〉、〈金縢〉諸篇，「多取古文說」。當然，司馬遷對材料的選擇，不僅限於古文，而是今古並蓄的，所以《史記》保存了豐富的上古的材料。王充非常稱讚司馬遷保存材料之功，《論衡‧書解篇》就說：「詩家魯申公，書家千乘歐陽、公孫，不遭太史公，世人不聞。」不僅上古的材料，關於近代與當代的材料也以《史記》的記載為準。《漢書》卷五十九〈張湯傳〉稱：「馮商稱張湯之先與留侯同祖，而司馬遷不言，故闕焉。」所以，揚雄雖然不滿司馬遷的議論，「是非頗謬於經」，但卻不能不佩服司馬遷對材料蒐集之功，而稱《史記》為「實錄」。

雖然，班固對司馬遷有「采經摭傳，分散數家之言，或有牴牾」的批評，但歸納揚雄、劉向對《史記》的評論，卻對司馬遷蒐集材料，以及對材料的處理與敘述，有非常高的評價。班固對司馬遷的評論，基本上是根據班彪的〈略論〉而來，班彪的〈略論〉，不僅對中國上古的史學，作了精妥的敘述。而對司馬遷《史記》的討論，可以說是中國史學評論最初的雛形：

> 夫百家之書，猶可法也。若《左氏》、《國語》、《世本》、《戰國策》、《楚漢春秋》、《太史公書》，今之所以知古，後之所由觀前，聖人之耳目也。司馬遷序帝王則曰本紀，公侯傳國則曰世家，卿士特起則曰列傳。又進項羽、陳涉而黜淮南、衡山，細意委曲，條例不經。若遷之著作，採獲古今，貫穿經傳，至廣博也。一人之精，文重思煩，故其書刊落不盡，尚有盈辭，多不齊一。若序司馬相如，舉郡縣，著其字，至蕭、曹、陳平之屬，及董仲舒並時之人，不記其字，或縣而不郡者，蓋不暇也。

班彪「專心史籍之間」，為太史公後傳數十篇。他的〈略論〉不僅論及「今之所以知古，後之所由觀前」的歷史功能，並且對《史記》的本紀、世家、列傳的性質作了解釋，同時對項羽入本紀，陳涉入世家，淮南、衡山貶入列傳也提出討論，另一方面對司馬遷材料的應用，更提出了「刊落不盡，尚有盈辭，多不齊一」的批評，這是在當時對司馬遷的《史記》，所作最客觀與細密的評論。班彪對《史記》的觀點，可能影響到他的學生王充。王充《論衡》評論《史記・三代世表》記載「五帝三王」都是黃帝的子孫，而〈殷〉、〈周本紀〉卻說其先出自玄鳥卵或大人跡，「二者不可兩傳，而太史公兼記不別」。王充同時又論蘇秦之死，認為「張儀與蘇秦同時，蘇秦之死，儀固知之，宜從儀言，以定其實，而不明說，兩傳其文。」這是王充對於司馬遷選擇材料往往「兩記、世人疑惑、不知所從」的批評。此外王充還分析《史記・佞幸列傳》所以作：「邪人反道而受寵」，太史公為之作傳、名之曰佞幸等等。班彪與王充討論司馬遷對材料的處理，以及紀傳寫作等問題，事實上已超越「微文刺譏」與「是非頗謬於聖人」的範疇，進入了史學評論的領域。

除班彪、王充之外，還有類似的評論，如桓譚認為《史記》「三代世表，旁行邪上，并仿周譜」，張衡卻非常欣賞《史記》的功臣侯王表，認為「一介之策，各有攸功，子長牒之，爛然有第。」不過，張衡卻認為《史記》除了立〈五帝本紀〉外，還應增〈三皇本紀〉。張衡在評論司馬遷《史記》的同時，並兼論班固的《漢書》。《後漢書・張衡傳》注引衡集，說張衡曾「條上司馬遷班固所敘不合事」。張衡不僅討論《史記》、《漢書》「與典籍不合者」，但卻又批評班固不應以立紀的方式寫〈王莽傳〉。但《史》《漢》並論，卻不自張衡始，首見王充《論衡》。《論衡・超奇篇》曰：「班叔皮續《太史公書》百篇以上，記事詳悉，義淺理備，觀讀之以為甲，而太史公乙。」王充作論非常主觀，以他和班彪的關係，評論《史》《漢》甲乙，當然不能成為定論，但卻是最早將《史記》《漢書》相提並論的。此後漸有並論《史》《漢》的，除張衡外，仲長統就並稱司馬遷、班固為「述作之士」。魏晉以後不僅《史》《漢》並論，並評析《史》《漢》優劣，張輔就有「班馬優劣論」。

張輔論《史》《漢》優劣，很顯明有揚司馬抑班氏的傾向，但這似乎是魏晉時期一般的看法。袁宏就認為「班固源流周贍，近乎通人之作，然因籍史遷，無所甄明」，與張輔所論「遷既造創，固又因循」是相同的。張輔評論《史》《漢》優劣，分別從材料的選擇，敘事的煩約，以及對歷史人物評價各方加以討論。這是自班彪〈略論〉以來，最具體的史學評論。而且超越了譙周《古史考》依經論史的範疇，單純從史學的觀點討論史學。所以，張輔的「史漢優劣論」，和荀勖的《新簿》突破了劉歆《七略》與《漢書・藝文志》的規限，將《史記》從春秋類中摘出，置於丙部之中，形成目錄學史部最初的雛形，同樣是史學脫離經學過程中，一個重要的轉變關鍵。唯有史學脫離經學的絆繫獨立發展，史學評論才有一個正常的發展機會。

在荀勖《新簿》之中著錄了一批材料，是太康二年，汲郡人不準盜魏襄王墓，偶然發現的。這批新材料共有十餘車竹簡，經過整理後，除七篇不識題名，共有十六種，七十五篇。尤其其中《紀年》所記載的，與經書大異，對當時學術界發生很大的影響。尤其當時正處於儒家思想衰退之際，這批新材料的出現，更增添了學者對儒家經典的懷疑。後來劉知幾就認為倘若這批材料不發現，「學者為古所惑，則代成聾瞽，無由覺悟也」。的確，這批新材料的發現，不僅對當時學術界造成非常大的震撼，同時也促成學者的反省與覺悟。衛恆因對這批古文字的考核，寫成了《四體書勢》。杜預對自己的《左傳集解》也重新考慮，因而又寫了〈集解後序〉。在史學評論方面，司馬彪根據這批新材料，對譙周的《古史考》加以批駁，案《晉書・司馬彪傳》稱：

> 復以周為未盡善也，條《古史考》中，凡百二十二事為不當，多據《汲冢紀年》之義。

不僅司馬彪對譙周的《古史考》提出批評，郭璞更對司馬遷所謂「至《禹本紀》、《山海經》所有神怪，余不敢言」，也有所論難。郭璞〈山海經序〉就說：

司馬遷敘〈大宛傳〉亦云：「自張騫使大夏之後，窮河源，惡覩所謂崑崙者乎？至《禹本紀》、《山海經》所有神怪，余不敢言也。」亦不悲乎！若《竹書紀年》不潛出於千載，以作徵於今日者，則《山海》之言，其幾乎廢矣。

所以，這批新材料的出現，更加速史學脫離經學的步伐，使史學從經學的桎梏中解放出來，不再執著於儒家經典意義的注釋，轉而對歷史真實意義的探索，史學評論也隨著這個轉變的趨勢逐漸形成。葛洪對《漢書》「先黃老而後六經」的批評，便是一個很好的說明：

班固以史遷先黃老而後六經，謂遷為謬。夫遷之洽聞，旁綜幽隱，沙汰事物之臧否，覈實古人之邪正。其評論也，實原本於自然，其褒貶也，皆準的乎至理。不虛美、不隱惡、不雷同以偶俗。劉向命世通人，謂為實錄；而班固之所論，未可據也。固誠純儒，不究道意，翫其所習，難以折中。

至於司馬遷所作的論斷，是否原本道意，那是另一個問題。不過，葛洪對班固的批評，已完全躍出儒家經典的框限，從另一個角度考察《史記》。並且提出班固僅從儒家的經典出發，對司馬遷所作的批評，是無法了解司馬遷《史記》的全貌的。葛洪雖好神仙家言，但並不排斥儒家，他的《抱朴子》分內外兩個部分，就是儒道並存的。而且葛洪曾任大著作，郭璞也曾參與撰晉史的工作。可以說他們也是史學家，對《史記》和《漢書》所作的批評，並非空泛之論，是有事實作為依據的。同時透過他們的評論，可以了解史學評論的評論範圍，已隨著史學脫離經學而逐漸擴大，不僅局限於儒家經典一隅了。所以，中國史學評論隨著經史分途逐漸萌芽，其發展的線索是清晰可尋的。

劉知幾的疑古與惑經

劉知幾《史通》對中國史學所作的評論，雖然傷於苛刻，但後世卻認為他批評得非常精核，焦竑《筆乘》就說他是史家的申韓；《四庫總目提要》也說劉知幾是載筆的法家，著書的監史，所以後世對劉知幾的史學評論，大致是肯定的。但由於劉知幾在《史通》的〈疑古〉、〈惑經〉等篇，討論儒家經典，包括了《尚書》與《春秋》在內的議論，卻引起後世學者激烈的反應，責斥劉知幾這種悖謬的行為，犯了叛經侮聖的大罪。

所以，當尹享山讀了黃叔琳的《史通訓故補》之後，立即寫信給黃叔琳，說他讀到外篇疑古十條，不禁髮指，不知劉知幾是何肺腸，竟敢非聖無法到這個地步。他建議黃叔琳應效法韓愈削荀揚不合聖籍之法，刪去〈疑古篇〉。黃叔琳接到尹享山的信後，若芒刺在背，內訟於心，最後終於削去〈疑古篇〉一卷、〈惑經篇〉中的「五虛美」。後來紀昀的《史通削繁》，也依此例，削去〈惑經篇〉中「是非謬於聖人」的大段文字。不過，錢大昕對於這個問題卻有不同的看法，他認為劉知幾在武后、中宗之世，一再擔任史官，由於長期參與史書撰修工作，深深了解史局存在的許多實際問題，以及監修人眾而意見不一，直接影響或干涉史書的撰修，令他十分憤慨。如果直接批評這種先朝敕定的制度，恐怕會受到訕謗招禍。於是藉論聖非經、大言蔑古為依托，然後對官修史學作嚴厲的批判。因此，錢大昕認為劉知幾對儒家經典的批評，完全是言不由衷的，不過是藉以避禍而已。

錢大昕的這種推論，不僅十分有趣，也是非常可能的。因為劉知幾正處在一個由宮闈鬥爭，擴大影響及整個歷史的時代，正如他自己所說「韋、武弄權，母媼預政」的時代，當時的情況是「時吏橫酷，淫及善人，公卿被誅死者踵相及」。稍有不慎就會自取其禍，對周身之道是不能不留意的，劉知幾的《史通》就是在當時複雜的情況下出現。

二

劉知幾是非常注意周身之道的，認為：「知進退存亡者，其唯聖人乎！」如果能切實把握進退之際，存亡之間的問題，是周身避禍最好的方法。這種思想更具體地表現在他的文學作品之中。《文苑英華》卷九十二載了他在證聖元年（六九五年）所寫的〈思慎賦〉。關於〈思慎賦〉，《新唐書・劉知幾傳》說他「悼士無良而甘於禍，作〈思慎賦〉以刺時。」他在〈思慎賦〉的序中說：「余早歲游墳素，晚仕流俗，觀古今之人物極矣，見吉凶成敗眾矣。」他得到的體驗是這樣的：「歷觀自古以迄於今，其有才位見稱，功名取貴，非命者眾，克全者寡。」因此，處世首要在於慎。所謂慎，他說：「不過慎言語、節飲食、知止進、避嫌疑，若斯而已矣。」

當時的鳳閣侍郎蘇味道、李嶠讀了劉知幾的〈思慎賦〉，感嘆地說：「周身之道盡矣！」並說可與陸機的〈豪士賦〉比美。陸機〈豪士賦〉所謂「去勢以求安，辭寵以招禍」，與劉知幾〈思慎賦〉所說「觀止足于居常，絕覬覦于不次」，的確有相近之處，其目的都為了避禍。劉知幾這種周身避禍的思想，同時反映在其他的文學作品之中。倫敦大英博物館所藏的《珠英學士集》敦煌殘卷，載了劉知幾詩作三首。其一是〈讀漢書作一首〉：「漢王有天下，欻起布衣中。奮飛出草澤，嘯咤馭群雄。淮陰既附鳳，黥彭亦攀龍。一朝逢運會，南面皆王公。魚得自忘筌，鳥盡必藏弓。咄嗟罹鼎俎，赤族無遺蹤。智哉張子房，處世獨為工。功成薄愛賞，高舉追赤松。知止信無辱，身安道亦隆。悠悠千載後，擊楫仰遺風。」另一首〈詠史〉：「泛泛水中萍，離離岸旁草。逐浪高復下，從風起還倒。人生不若茲，處世安可保。蘧瑗仕衛國，屈伸隨世道。方朔隱漢朝，易農以為寶。飲啄得其性，從容成壽考。」

劉知幾在詩中悲韓信、彭越、黥布等人攀龍附鳳，雖因風雲際會而南面封王，最終卻罹鳥盡弓藏、兔死狗烹之禍。只有張良功成不居，能知止無辱，可以安身全道追赤松子遊，這是千載之後的劉知幾所仰慕的。他同時也羨慕東方朔滑稽隱於朝，而「飲啄得其性，從容成壽考」。張良、東方朔都是劉知幾所謂的水中萍，岸旁草，隨世風浪的高下而起伏，也只有這樣才能處世安保。這種屈伸隨世道的精神表現，和他在〈思慎賦〉所論的周身避禍之道是一致的。

在劉知幾的詩作中，還有一首〈寒夜旅泊〉：「朝謁馮夷祠，夕投孟津渚；風長川淼漫，河闊舟容與。回首望歸途，連山曖相拒。落帆遵迴岸，輟榜依孤嶼。復值驚波息，戒徒候前侶。川路雖未遙，心期頓為阻。沉沉落日暮，切切涼飈舉。白露濕寒葭，蒼烟晦平楚。啼猿響巖谷，唳鶴聞河溆。此時懷故人，依然愴行旅。何當欣既覯，鬱陶共君敘。」這首詩可能寫在聖曆二年（六九九年），劉知幾由獲嘉主簿出京師，途經華陰馮夷祠，船泊孟津渡待發，遇風受阻，寫下的旅中感懷。

劉知幾自永隆元年（六八〇年）舉進士，授獲嘉縣主簿，時年二十，近二十年不調。這次轉任京師，論理說心中應有歡愉，但詩中竟然沒有入京的喜悅，反而充滿蕭瑟愴然之情，讀來予人世事前程兩茫然的感覺。當然，旅途阻風，寒夜孤舟，是會引起這種感懷的，但劉知幾感到仕途艱險，此去吉凶不定而使他踟躕前路，可能也是個原因。

劉知幾初抵京師，任中書省右補闕（案《新唐書．百官志》，右補闕的官階是從七品上），後來又轉任定王府倉曹。王府倉曹雖然是正七品，負責的業務卻是祿廩、廚膳、出納、市易、畋田等瑣事，可見劉知幾入京之初的仕途並不如意。雖然，洛京是他少年舊遊之地，但經過這些年的變動，現在對他來說，完全是陌生的環境了。生活在這樣一個陌生環境中，屈伸隨世的周身之道，當然是非常重要的。因此在這段時間他又寫了「安卑以從時」的〈韋佩賦〉，與「君子嚴其牆仞」的〈慎所好賦〉。〈韋佩賦〉與〈慎所好賦〉，和他先前寫的〈思慎賦〉的旨趣是一脈相承的，不同的是，〈思慎賦〉是對當時政治環境的警惕，〈韋佩賦〉與〈慎所好賦〉，則是抵京師實際體驗後，提醒自己戒急躁與慎其所好。在這種情形下，他再重讀《漢書》，對張良的知止無辱，東方朔的屈伸隨世，就不由心嚮往之了。

劉知幾在他詩賦裡所表現的「守愚養拙，怯進勇退」的思想，與他在《史通》裡疑墳典，誹周孔，「人倫臧否，在我筆端，直道而行，夫何所讓」的態度，前後相較，簡直無法相信是出自同一人的手筆。這的確是一個非常有趣，並且值得探索的問題。

劉知幾由他詩賦的「守愚養拙，怯進勇退」，到《史通》的「人倫臧否，在我筆端」，的確是一個很大的轉變。關於他前後轉變的問題，可以從他開始撰寫《史通》來討論。劉知幾撰寫《史通》的原因，乃是「修《武后實錄》，有所改正，而武三思等不聽。自以為見用於時而志不遂，乃著《史通》內外四十九篇」。關於這個問題，劉知幾在《史通‧自敘篇》中有進一步的解釋：「當時同作諸士與監修貴臣，每與其鑿枘相違，齟齬難入。」也就是他撰寫《則天實錄》鬱怏孤憤，才開始寫《史通》的。這次實錄的撰修，在神龍元年（七〇五年）五月間，由武三思等人主持監修，劉知幾說「雖無可言，事多遺恨」，可以了解是非常不愉快的，因而有了「載削餘暇，商榷史篇」的念頭。以商榷史篇的形式，對當時的史學作系統而嚴厲的批判；這是劉知幾入京後的第六年，也是進入史館工作的第三年。短短三年間，劉知幾竟從屈伸隨世的小吏，一變而成為鎗鎗鉸鉸的史學批評者，的確是很大的轉變。

這種轉變可能是劉知幾進入史館前後，相繼結識了幾位「言議見許，道術相知，有所榷揚，得盡懷抱」的朋友，在他們影響下促成的。這幾位相知的朋友，也就是他在《史通‧自敘篇》所說的徐堅、朱敬則、吳兢、薛謙光、元行沖、裴懷古，其中他引為莫逆的是徐堅，是劉知幾參加編纂《三教珠英》時認識的。一千三百卷的《三教珠英》，始修於聖曆，成於大足元年（七〇一年），在編輯過程中，劉知幾與徐堅不僅成為至交，劉的史才和史識也獲得徐堅的賞識，後來劉知幾能入史館工作，可能也是徐堅推薦的。

劉知幾在《三教珠英》編成後，即進入史館參加撰修國史的工作。入史館是劉知幾一生事業重要的轉變。自此以後，他開始了「三為史臣，再入東觀」的載筆生涯，這是他非常引以為榮的事。但更重要的是結識了這批朋友，而使他「德不孤，必有鄰」。

在《舊唐書》卷一百二中，劉知幾與徐堅、元行沖、吳兢同傳。劉昫在傳末對他們作的評價是「學際天人，才兼文史」，但是卻「官不過俗吏，寵不逮常才」，原因是他們從事的工作「非趨時之具」。這篇論贊雖然肯定他們在史學上的貢獻，但卻惋惜所從事的不是趨時之具，無法在仕途取得成就。但仕途不顯，並不是所從事的工作，而是由於他們都不是出身世家宦族，也不是貴胄子弟，他們都是以進士進入仕途。萌芽於南朝後期的科舉制度，目的是為了打破自魏晉以來，世家子弟在政治上的壟斷，使寒門子弟有同樣出仕的機會。不過唐初通過考試進入政治的，仍以世家子弟為多。這種情形在武周之後，有了新的轉變。劉知幾和他們的朋友，都是唐帝國建立後，培養出來的新一代的知識分子。雖沒有顯赫的家世，同樣也通過考試進入仕途。即使他們官不過俗吏，而且又面對當時嚴酷的政治環境，卻不阿附威勢以避禍，苟從以屈己，仍對當時的政治提出批判與改革的建議。朱敬則、裴懷古、元行沖、薛謙光，甚至徐堅都可謂是守正不阿的官吏，堅持自己的原則，敢與權勢抗衡，在現實環境下，不可多得的。他們立身處世的態度，和劉知幾詩賦裡所表現的屈伸隨世以避禍的思想，是完全不相同的。

不過，劉知幾的那種屈伸隨世的思想，正是當時宦場所流行的處世的態度。所以，李嶠、蘇味道讀了劉知幾的〈思慎賦〉，稱讚他所寫的「周身之道盡矣」！蘇味道，《舊唐書》本傳記載他曾對人說：「處事不欲決斷明白，若有錯誤，必貽咎譴，但模稜以持兩端可矣。」所以時人稱他「蘇模稜」。他和韋巨源、楊再思、李嶠等都依附宗楚客、紀處訥，「唯諾自全，無所匡正」；楊再思就說：「世路艱難，直者受禍。苟不如此，何以全其身哉。」宗楚客是武則天從姐之子，紀處訥是武三思的連襟，由此貴倖。

至少劉知幾在入京前後幾年，也有〈思慎賦〉中所謂「愛髮膚而不傷、保家室以不恥」的傾向。進入史館後，相繼結識了徐堅、朱敬則等，在他們的激勵下，有了前後不同的轉變。而且，劉知幾對當時的弊政也是不滿的，在獲嘉縣主簿任上，曾於天授元年、證聖元年先後上表，針對當時政治問題，提出個人的主張。可能他入京前後，對當時的政治環境認識不清、有所抑制，而出現了詩賦中的消極思想。但經過轉變之後，他又激昂起來，自此之後，他「守茲介直，不附奸回」，雖然「官若土牛，棄同芻狗」也不悔。這種激昂的情緒，最後透過他對古今，尤其對當代史學的批判，充分發揮出來。

二

在劉知幾相知的朋友中，和他同時參與修國史的，有朱敬則、徐堅、吳兢、劉允濟諸人。他們在修國史的過程中，有一個共同的傾向，那就是對史學尊嚴的維護，及對歷史事實探索的執著。

其中劉允濟，《舊唐書・文苑傳》稱他「嘗採摭魯哀公後十二代至于戰國遺事，撰《魯後春秋》二十卷」，他認為作為一個史官撰修國史，應該「善惡必書，言成軌範，使驕主賊臣，有所知懼」。劉知幾的態度也是這樣的，他參與撰修國史不久，長安三年七月，〈答禮部尚書鄭惟忠論史才〉書中，認為史才有三長，即才、學、識，但「猶須好是正直，善惡必書，使驕主賊臣，所以知懼」。如果沒有這個才識，「不可叨居史任」。所以，作為一個史官，必須秉筆直書，「無汙青史為子孫累」。

朱敬則也是深通史學的，他曾採魏晉以來君臣成敗之事，著《十代興亡論》。長安三年，朱敬則遷鳳閣鸞臺平章事，並負責監修國史，認為修國史必須善擇如董狐南史的良史之才，因而推薦吳兢進入史館工作。吳兢與劉知幾同修國史。由於武三思、張易之、張昌宗、紀處訥、宗楚客、韋溫等，相次兼令監修。吳兢說：「三思等生性邪妄，不循舊章，苟飾虛辭，殊非直筆。」因此堅持撰修國史，甚至出任外官，也以史稿自隨。

他一生精力盡耗，就是為了刪清武三思等監修時，所遺留的虛辭曲筆。吳兢認為過去史館撰修的梁、齊、陳、隋等五代史過於複雜，另撰《梁史》、《齊史》、《周史》十卷，《陳史》五卷、《隋史》二十卷，《新唐書》著錄的《貞觀政要》十卷，也是吳兢所撰。

雖然，他們在撰修國史之初，堅持善惡必書的原則，但卻遭遇到非常大的阻撓，使理想無法實現，他們所有的阻撓都來自「監修貴臣」，這些恩倖貴臣既無學識，又猜忌正直之士。武三思嘗對人言：「不知何等名作好人，唯有向我好者，是好人耳。」宗楚客非常嫉恨劉知幾的正直，曾對諸史官說：「是子作書，欲致吾何地！」由這些人擔任監修，正如劉知幾所謂「辟陽、長信指揮馬、鄭之前，周勃、張飛彈壓桐、雷之右」，簡直是不可思議的事。劉知幾說監修制度是唐朝建立，至於監修的任務是訂定體例、分配撰寫工作，監督人員工作的勤惰，及立定審稿標準。但事實上，「今監之者既不指授，修之者又無遵奉，用使爭學苟且，務相推避，坐變炎涼」；因此劉知幾《史通・辨職篇》，與〈忤時篇〉中的〈上蕭至忠書〉，都非常沉痛的譴責了這種制度。

由於監修貴倖，及依附他們的苟進之士的居間阻撓，修撰成的國史，如劉知幾所說：「舊史之壞，其亂如繩，錯綜艱難。」並且「事多遺恨」。因此，劉知幾和他的同夥，最初撰修國史所持的「善惡必書，言成軌範」的理想，無法實現。這種「事多遺恨」的經驗，不僅是劉知幾，也是與他同時參與國史的朱敬則、徐堅、吳兢、劉允濟等人所共有的，最後透過劉知幾的《史通》表露出來。所以，劉知幾《史通》是他們共同痛苦經驗的總結，是他們的共同語言。《史通》寫成後，徐堅說：「為史氏者宜置此坐右也。」

既然是他們共同的經驗與共同的語言，由劉知幾說出來，但用什麼形式表現，就頗費周章與思量了。如果直接批評這些負責監修的恩倖貴臣，就等於向現實政治挑戰，後果是可預卜的。關於這個問題，劉知幾在《史通・直筆篇》裡曾經分析過。他認為在現實的環境下，史官只有順從以保吉，不可違忤以受禍，所以不能申其強項之風，直筆而書。這也可以為他們修《則天實錄》時的「事多遺恨」，作一個注腳。所謂「寧順從以保吉，不違忤以受禍」，和他在詩賦裡的屈伸隨世的周身思想，是不謀而合的。因此，他認為張儼寫《嘿記》、孫盛撰《晉陽秋》，既可周身避禍，又可使事實真象留傳下來，的確是兩全其美的方法。

於是，劉知幾選擇了「辨其指歸，殫其體統」，作為他寫作《史通》的準則。所謂「辨其指歸」，也就是他在《史通・探賾篇》所說的「辨其流」，至於「殫其體統」也就是「通其義」。劉知幾認為孔子序《書》傳百篇，是為了明辨古學的源流，子夏授《詩》河西定風雅頌，是釋通《詩》之義。由於當時與劉知幾同修國史者，不了解史學源流，而失其指歸，因此，他認為辨其流，通其義是必要的。劉知幾在序中解釋《史通》的書名說：「昔漢世諸儒，集論經傳，定之於白虎閣，因名曰《白虎通》。予既在史館而成此書，故便以《史通》為目」。案《後漢書・章帝紀》稱，建初四年（七九年）冬十一月，詔在白虎觀講議五經異同，後來由班固將諸儒論辯經傳異同的資料，撰集成《白虎通義》，這就是《白虎通》成書的由來。劉知幾稱其書為《史通》，也有剖析史學源流，論辯史學異同的意味在內。

三

關於劉知幾《史通》「辨其指歸，殫其體統」的問題，或許可從魏晉史學脫離經學而獨立的轉變，進行分析。所謂史學脫離經學而獨立，是指原來寄附在《漢書・藝文志・六藝略》的史學著作，在漢魏之際突破了這個範疇，掙脫了經學的桎梏，至魏晉以後逐漸邁向獨立的里程。其間經歷了魏晉時期經史並稱，兩晉時期的文史合流，至南北朝後期的梁代，《昭明文選》劃清了文史的界限，而阮孝緒的《七錄》，收容了魏晉以來的史學著作，成立了〈紀傳錄〉。阮孝緒《七錄》的〈紀傳錄〉，不僅總結了自《漢書・藝文志》後，鄭默、荀勖、王儉等人簿錄之學的發展，並且是為了適應當時學術發展的新情勢。《七錄‧紀傳錄》的出現，不僅說明了魏晉史學脫離經學以後，史學著作在量的方面遠超過了經學，並且出現了許多新的寫作形式，歸納起來竟有十三種之多，已具有獨立發展的條件。後來唐修《隋書‧經籍志》，其史部即以《七錄‧紀傳錄》為藍圖形成的。《隋書‧經籍志》的出現，象徵著史學脫離經學，經過長期的發展與轉變以後，已有了自我活動的範圍，成為一個獨立的學科，劉知幾的《史通》就是在這個發展基礎上形成的。

雖然，《隋書‧經籍志》史部，為史學獨立發展劃定了活動的範圍，但對史學的概念與史學的功用，卻沒有清晰的闡釋。劉知幾《史通》的「辨其指歸」與「殫其體統」，透過對史學源流的剖析，及史體的論辯，將史學的概念建立起來。他首先將經學和史學作了劃分，劉知幾認為雖然鄭玄、王肅的經說各異，何休的《春秋公羊經傳解詁》，與馬融的《三傳異同》不同，但對經書的解說，都屬於「義涉儒宗」的，也就是透過訓詁章句來發明經義，和史學是不同的。至於史學，他認為敘事為先，敘事的功用雖然為了「記功司過，彰善癉惡，得失一朝，榮辱千載」，但最終的目的都是「告諸往知諸來」。因此，他將「疏通知遠」的《尚書》，「屬辭比事」的《春秋》，也納入了史學的範圍。他說：「文籍肇始，史有《尚書》，柔遠疏通，網羅歷代。」而「夫子修《春秋》記二百年行事，《三傳》並作，史道勃興」，《尚書》和

《春秋》是史學敘事的典範。

雖然《尚書》、《春秋》寓意深奧，儒者訓詁成義，婉而成章，和史學的敘事不同，屬於後世儒者釋經的範圍。但就《尚書》、《春秋》本身而論，仍然是敘事的最高準則，司馬遷的《史記》，班固的《漢書》就是繼承這個敘事的傳統而發展的。因此，劉知幾在敘述史學源流時，〈六家篇〉首列《尚書》、《春秋》二家，認為古代敘事有記言、記事兩種形式，《尚書》是記言之書，《春秋》是記事之史。至於《左氏春秋》併兼記言記事，是敘事的最佳典範。劉知幾特別偏愛《左氏春秋》，因為《左傳》是他的家學。劉知幾自十二歲開始，由他父親教授《左傳》，後來更博觀義疏，他自己說獨「精此一經」，《史通》中有〈申左〉一篇，暢論《左氏春秋》的三長，而三長之一就是稱讚丘明為《春秋》作傳，特別詳敘當代行事，他稱譽《左傳》的敘事「世稱實錄」，可能是劉知幾偏愛《左傳》的另一個原因。

貞觀中，唐太宗命孔穎達及諸儒定五經義疏，名為《五經正義》。所謂「五經」，指《易》、《詩》、《書》、《禮》及《春秋左氏傳》。其中《春秋左氏傳正義》六十三卷，用杜預注。《春秋左氏傳》是古文家言，自來是今古文爭議最激烈的一部書，爭議的焦點由於對經書中心人物孔子，彼此所持的觀點不同。今文學家認為六經大部分是孔子所作，是孔子託古改制的手段，六經文字是糟粕，其中的微言大義，才是精旨所在。古文學家則認為孔子是述而不作，信而好古的聖人，刪《詩》《書》、定《禮》《樂》、著《春秋》的目的，是為了將這份文化遺產傳授後人，所以孔子是古代文化的保存者，也是史學家。因此，就古文家而言，經書多屬於歷史或典章制度的記載。《周禮》和《左傳》，一是制度，一是歷史。杜預的《左傳集解》，就突出了這種歷史意味的傾向。

杜預的〈左傳序〉，認為春秋是魯史的舊名，孔子著《春秋》，所據的是周公之垂法與史書的舊史。這些典制與史書，都是史官的紀錄，由史官記錄的《魯春秋》，其中包括周的禮經，孔子即刪削《魯春秋》而成為《春秋》。左丘明以先經始事，後經終義的形式傳孔子的《春秋》。由於左丘明本來是史官，所以必廣記以備言，窮其終始，以明孔子著《春秋》的旨意。杜預說「夫子因示虛實，故《左傳》隨實作本狀」。「《左傳》隨實作本狀」，劉知幾認為杜預的解釋，「實得經傳之情」。杜預就以此為基礎，以歷史事實貫穿經傳，作為他解釋《春秋》經傳的依據。

雖然，將經書視為歷史或典制的紀錄，是古文學家的基本精神。但杜預以史為基點，對《春秋》經傳所作的解釋，或可能受當時史學脫離經學轉變的感染。以及晉武帝太康三年，汲郡資料發現的影響。由於這批新資料所記載的大異經傳，引起當時學術界很大的震撼，而且當時正處於儒家思想衰退之際，因而修正了對經書的許多看法，並引發出不少新觀點。劉知幾曾以《紀年》、《瑣語》所載春秋時資料與《左傳》相較，發現這些新材料「多與《左氏》同」。所以他說：「向若二書不出，學者為古所惑，則代成聾瞽，無由覺悟也。」所以，汲郡資料的出現，不僅影響了杜預對《春秋》經傳的解釋；同時由於杜預將史的意識注入經傳的解釋之中，成為經史互通的橋樑，更加速了史學脫離經學的過程。裴松之注《三國志》，突破明理的經注形式，轉變為達事的史注，就是受了杜預的影響。劉知幾將《尚書》、《春秋》納入史學的領域，並以疑古、惑經的形式進行批判，可能也是受這種轉變的影響。

由於《史通》的疑古與惑經，劉知幾背負了非經侮聖的千古罪名。但既然劉知幾已將《尚書》與《春秋》納入史學的領域，那麼其材料記載的真偽與闕軼，當然是可以進行討論的。而且他討論《尚書》與《春秋》，避經義不論，而擇其有關文史者評之。所以指出《春秋》所「未諭」的問題，完全是由於某些材料，「多非其實」而引起的。關於材料真偽的問題，同樣也見於《尚書》。因為《尚書》以記言為主，至於廢興行事，萬不記一，再加上古文載事，文辭簡約，「推者難詳，缺漏無補」。因此他取經書以外的諸子及其他材料，考證《尚書》可疑之處，完全是以史學的方法處理。

至於他在〈惑經篇〉討論的「五虛美」，被認為侮辱了孔子。事實上，劉知幾對孔子是非常崇敬的，〈惑經篇〉開始就說：「孔宣父以大聖之德，應運而生，生人已來，未之有也。」

這種崇敬的語言更散見於其他各篇。而且他討論史學的發凡起例，敘事曲直，都是以孔子的《春秋》為標準的。他對《尚書》與《春秋》的批評，集中在材料的應用方面，完全不涉及經義。而他對「五虛美」的形成，則認為是「庸儒末學，文過飾非」而成的，究其原因完全由於「儒教傳授，既欲神其事，故談過其實」，這是對「庸儒」的批評，似乎和孔子沒有什麼關聯。但劉知幾所謂的「庸儒」，卻涉及劉知幾時代的學術轉變問題。

長安三年，由於王元感所著的《尚書糾謬》、《春秋振滯》、《禮記繩愆》等著作，引起了自貞觀《五經正義》頒行以來，最大規模的一次經學論辯。經學的發展在西漢以後，有今古之爭，魏晉以來又有南北之分，所謂：「南人約簡，得其英華」，指南方以玄學治經，而「北學深蕪，窮其枝葉」，指北人治經用漢儒瑣繁的考證。貞觀的《五經正義》則兼集南北的折方法，但南北治經好尚不同，如南北論經同說五行，但南學不引讖緯，北學不論玄學。《五經正義》既兼集南北，但由於疏不破注，所以以南治南，以北治北。因此，同是一人的義疏，可以在《詩》、《禮》的正義中，發揮讖緯的學說，而《易》、《書》的正義中卻排斥讖緯。從這一方面而論，《五經正義》雖然繼承了南北的學術傳統，並企圖泯滅南北的界限，形成南北經學的統一。但事實上卻是南北並存，涇渭分明。這正是經學經過長期的分立、統一初期過渡時期的現象。所以，唐初的學術，雖然表面上通過五經而統一，但卻是合而未融，完全沒有自己獨立的風格可言。

這種情形發展到武、韋之際，需要一次調整和轉變，王元感「掎前達之失，究先聖之旨」的《尚書糾謬》、《春秋振滯》、《禮記繩愆》，可能就是對《五經正義》提出的批評與討論。但他的批評卻引起「尊守章句之儒」的祝欽明、郭山暉的爭議，深譏王元感「掎摭舊義」。但這次論辯過程中，劉知幾、徐堅、魏元忠等都為王元感申理其義，支持他的論點。魏知古甚至稱讚王元感的著作：「信可謂五經之指南也」，所謂五經之指南，是與《五經正義》相對而言的。所以，劉知幾等不僅是唐代新一代的知識分子，同時也是當時學術轉變過程中，新學術思想醞釀的核心人物。

長安三年（七〇三年），正是劉知幾參與修史工作後的不久，在這次經學論辯後的十多年，開元七年，劉知幾上議認為鄭玄所注《孝經》，河上公所注《老子》，二書訛誤，不足流行。請行《孝經》孔安國傳，《老子》王弼注。而引起經學的另一次的論辯，與劉知幾論辯的對手是國子監祭酒司馬貞，論辯結果，「河、鄭二家，依舊刊行，王、孔所注，宜加獎飾」。

劉知幾黜河上、升王弼，是南學傳統。陸德明《經典釋文》所傳的是南學，《經典釋文》中除《周易》、《古文尚書》、《毛詩》、《三禮》、《春秋》、《孝經》、《爾雅》外，還有《老子》與《莊子》。既稱之為經典，當然是指儒家的經典而言。儒家的經典在魏晉以前、唐宋以後，絕對容納不下老莊之言的。這是南學的風尚，王弼一派的流裔。南學談玄，經學與《老》、《莊》合流。何晏注《論》，王弼注《易》與《老》、《莊》，《易》與《老》、《莊》當時並稱三玄。《新唐書・劉知幾傳》說他「尚持論，辯據明銳」，劉知幾在《史通・自敘篇》也說：「自小觀書，喜談名理。」這是魏晉遺風。他在《史通・暗惑篇》駁難史書的敘事，所採用的就是魏晉談玄論難的形式。

不過，劉知幾的建議並沒有被採納，所以他在〈重論《孝經》《老子》注議〉中，就責斥與他論難的學者，是「庸儒淺識，聞見不周」，並且說為「不可使腐儒，參論其議。」他所謂的「庸儒」或「腐儒」，也就是〈惑經篇〉所指的「庸儒末學」。因此，他以批判史學的形式論經，來證明「豈前者必是，而後者獨非乎」，也許就是劉知幾寫〈惑經篇〉「五虛美」的動機。

王元感以《尚書糾謬》、《春秋振滯》、《禮記繩愆》等書，批判《五經正義》以來的唐代學術。劉知幾創以史論經的形式，討論了當時經學有關的問題。並以論經為基礎，對唐代的官修史學，及他參與撰修國史，所遭遇的許多問題，進行「辨其指歸，殫其體統」的批判。正是錢大昕所謂「陽為狂易侮聖之詞，以掩抵毀先朝之迹」，巧妙地避開了可能遭遇的政治株連，這正是劉知幾屈伸隨世、周身避禍思想的表現。劉知幾《史通》撰寫的歷程，前後經歷了〈思慎賦〉時期的踟躕，相知諸友互相的激勵，撰修國史時的怏鬱，以及當代學術思想轉變的感染。的確是一段非常艱辛，又曲折的歷程，這也是劉知幾寫成《史通》之後，「撫卷漣洏，淚盡而繼之以血」的原因。

第二輯

寒夜客來

宋代詩人杜耒的〈寒夜〉詩，有「寒夜客來茶當酒，竹爐湯沸火紅初」之句。詩中提到的「茶當酒」，是魏晉至唐宋間文學領域裡很大的轉變，這種轉變所發生的影響，不僅限於文學領域一隅。魏晉文化與隋唐不同，雖然有很多原因，但飲茶風氣的普及，而且由於這種新飲料的流行，改變了當時的生活習慣，並且引起社會經濟以及文化意識形態領域的變化，可能也是原因之一。

當然，這並不是說唐宋以後的文人，只飲茶不喝酒了。寫「天若不愛酒，酒星不在天，地若不愛酒，地應無酒泉。天地既愛酒，飲酒不愧天」的李白，就嗜酒如命。唐代其他的詩人也好酒，如杜甫、白居易、皮日休、陸龜蒙都歡喜飲酒。尤其白居易更留下不少飲酒詩，而且他非常喜歡陶淵明的酒趣，寫過仿陶淵明的飲酒詩，但白居易飲酒只是淺醉低吟而已，不似李白那樣「三百六十日，日日醉如泥」，飲得那麼狂放，醉得那麼有魏晉遺意。魏晉時代也有以茶代酒的，三國時期寫《吳書》的韋昭，由於量淺，孫皓每次宴會允許他以茶代酒。不過，韋昭以茶代酒，李白嗜酒如命，在當時都不普遍。

一

魏晉名士嗜酒，是人所共知的。竹林七賢個個好酒，《世說新語・任誕篇》說：

陳留阮籍，譙國嵇康，河內山濤，三人年皆相比，康年少亞之。預此契者：沛國劉伶，陳留阮咸，河內向秀，琅邪王戎。七人常集于竹林之下，肆意酣暢，故世謂之竹林七賢。

在竹林七賢之中，劉伶自稱是「天生酒徒」，《晉書・劉伶傳》說劉伶：

常乘鹿車，攜一壺酒，使人荷鍤而隨之，謂曰：「死便埋我。」……嘗渴甚，求酒於其妻。妻捐酒毀器，涕泣諫曰：「君酒太過，非攝生之道，必宜斷之。」伶曰：「善！

吾不能自禁，惟當祝鬼神自誓耳。便可具酒肉。」妻從之。伶跪祝曰：「天生劉伶，以酒為名，一飲一斛，五斗解酲，婦兒之言，慎不可聽。」仍引酒御肉，隗然復醉。

阮籍則「嗜酒能嘯」，《晉書・阮籍傳》說：

籍聞步兵廚營人善釀，有貯酒三百斛，乃求為步兵校尉……性至孝，母終，正與人圍棊，對者求止，籍留與決賭。既而飲酒二斗，舉聲一號，吐血數升。及將葬，食一蒸肫，飲二斗酒，然後臨訣，直言窮矣……。

不僅阮籍嗜酒，阮氏族人也善飲。《晉書・阮咸傳》說阮咸：

與叔父籍為竹林之游，當世禮法者譏其所為。……歷仕散騎侍郎。……武帝以咸耽酒浮虛，遂不用咸……諸阮皆飲酒，咸至，宗人間共集，不復用杯觴斟酌，以大盆盛酒，圓坐相向，大酌更飲。時有群豕來飲其酒，咸直接去其上，便共飲之。

阮咸從子阮脩，《晉書・阮脩傳》說：

常步行，以百錢挂杖頭，至酒店，便獨酣暢。雖當世富貴而不肯顧，家無儋石之儲，宴如也。

山濤也有八斗之量，《晉書・山濤傳》說：

濤飲酒至八斗方醉，武帝欲試之，乃以酒八斗飲濤，而密益其酒，濤極本量而止。

不僅竹林名士嗜飲，渡江之後，中興名士也縱酒。《晉書・謝鯤傳》說他「每與畢卓、王尼、阮放、羊曼、桓彝、阮孚等縱酒」，尤其畢卓「常飲酒廢職」。《晉書・畢卓傳》說：

為吏部郎，常飲酒廢職。比舍郎釀熟，卓因醉夜至其甕間盜飲之，為掌酒者所縛，明旦視之，乃畢吏部也，遽釋其縛。卓遂引主人宴於甕側，致醉而去。卓嘗謂人曰：「得酒滿數百斛船，四時甘味置兩頭，右手持酒杯，左手執蟹螯，拍浮酒船中，便足了一生矣。」

不僅魏晉名士嗜酒，狂放縱飲，主政的官吏也多酒徒，周顗過江後為尚書左僕射，《晉書》本傳說他能飲酒一石，終日常醉。《世說新語》說周顗「過江積年，恆大飲酒。嘗經三日不醒，時人謂之三日僕射」。魏晉名士縱酒放飲，由於當時實際的政治環境動盪不安，為了逃避現實政治的迫害，為了保全生命，不得不韜晦，只有沉湎於酒中。《晉書・阮籍傳》說：

魏晉之際，天下多故，名士少有全者，籍由是不與世事，遂酣飲為常。文帝初欲為武帝求婚於籍，籍醉六十日，不得言而止。鍾會數以時事問之，欲因其可否而致之罪，皆以酣醉而免。

阮籍不與世事，以酣醉而免，其族弟阮裕為大將軍王敦主簿，則「以酒廢職」，《晉書・阮裕傳》：

弱冠辟太宰掾，大將軍王敦命為主簿，甚被知遇。裕以敦有不臣之心，乃終日酣觴，以酒廢職。敦謂裕非當世實才，徒有虛譽而已，出為溧陽令，復以公事免官。由是得違敦難，論者以此貴之。

阮裕以酣飲避禍，顧榮則「惟酒可以忘憂」。終日昏酣，不理政事，《晉書・顧榮傳》說顧榮：

歷尚書郎、太子中舍人、廷尉正。恆縱酒酣暢，謂友人張翰曰：「惟酒可以忘憂，但無如作病何耳。」……，齊王冏召為大司馬主簿。冏擅權驕恣，榮懼及禍，終日昏酣，不綜府事，……冏以為中書侍郎。在職不復飲酒。人或問之曰：「何前醉而後醒邪？」榮懼罪，乃復更飲。

顧榮是「南士著姓」，晉平吳後，與陸機兄弟同時由江南到洛陽為官，藉酣飲避禍，並對他的朋友張翰說「惟酒可以忘憂」。張翰也由江南到洛陽，後來藉思念江南的蓴羹鱸膾，命駕還鄉。《世說新語・識鑒篇》說：

張季鷹辟齊王東曹掾，在洛見秋風起，因思吳中菰菜羹、鱸魚膾，曰：「人生貴得適意爾，何能羈宦數千里以要名爵！」遂命駕便歸。俄而齊王敗，時人皆謂為見機。

又《世說》此條下注引《文士傳》說：

張翰字季鷹。……有清才美望，博學善屬文……。大司馬齊王冏辟為東曹掾，翰謂同郡顧榮曰：天下紛紛未已，夫有四海之名者，求退良難。吾本山林間人，無望於時久矣。子善以明防前，以智慮後。榮捉其手，愴然曰：「吾亦與子採南山蕨，飲三江水爾！」

「吾本山林間人，無望於時久矣」，這是亂世士人的心境，期望擺脫政治的紛擾，覓得一個可以庇身之所。《三國志・魏書》卷十一〈袁渙傳〉注引袁宏《後漢紀》云：

初，天下將亂，渙慨然歎曰：「漢室陵遲，亂無日矣。苟天下擾攘，逃將安之？若天未喪道，民以義存，唯彊而有禮，可以庇身乎！」（裴）徽曰：「古人有言：『知機其神乎！』見機而作，君子所以元吉也。天理盛衰，漢其亡矣！夫有大功必有大事，此又君子之所深識，退藏於密者也。且兵革既興，外患必眾，徽將遠迹山海，以求免身。」

於亂世之中，如能遠寄山海，或托身山林，以求身免，是最佳的避禍方法。這個願望如果無法達到，只有見機而作，「退藏於密」了。最好的方法就是沉湎於酒中，如劉伶的〈酒德頌〉所言：「銜杯漱醪，奮髯箕踞，枕麴藉糟，無思無慮，其樂陶陶。兀然而醉，恍爾而醒。」的確是最好的逃避方法。

二

魏晉名士嗜酒，和他們生存的時代環境有密切的關係，同時也受時代思潮的感染，和這個時代思想的轉變有關。漢代是儒家思想定於一尊的時代，儒家思想不僅是政治最高的指導原則，同時也是社會秩序的準則。士人不僅接受儒家的教育，而且還得實踐儒家的道德規範。

但任何的一種思想一旦躍為權威的地位，就會失去原有彈性與活力，逐漸凝固而僵化，儒家思想無法適應漢末魏晉變動的社會，而從第一線向後撤退。因此，不得不從儒家思想之外，尋求適應這個動亂社會的思想，於是老莊之學便應運而生。老莊思想出現於周末戰國之際，但兩漢之間由於儒家思想唯我獨尊，一切的學術思想都籠罩在儒家的經學之下，使老莊之學沒有發展的餘地，其中一部分更滲入方術之中。

魏晉以後，老莊思想代儒家思想而起，老莊思想較儒家思想有彈性。儒家思想較著重集體的利益，完全忽略了個人的價值，老莊思想則對個人價值保持尊重與肯定。因此，老莊思想流行魏晉社會之間，使當時的士人突破漢代儒家規範的束縛，形成個人自我意識的醒覺，並產生了個人性格的解放，他們飲酒狂放，對傳統的批判，都是個人意識極端發展的表現。由於對儒家思想的批判，因而對許多非儒家的新價值加以肯定，不僅對老莊思想，並且對老莊思想滲入方術以後，產生的仙道思想也予以肯定。

中國的仙道思想最大的特色，就是從現實社會中超越與昇華，恰可填補當時變亂中士人苦悶的心靈。因此魏晉時期許多士人向道羨仙，反映在文學領域裡，即遊仙詩和招隱詩的流行。左思〈招隱詩〉：「杖策招隱士，荒塗橫古今，巖穴無結構，丘中有鳴琴。」郭璞的〈遊仙詩〉：「京華游俠窟，山林隱遁棲，朱門何足榮，未若託蓬萊，臨源挹清波，陵岡掇丹荑，靈谿可潛盤，安事登雲梯。」遊仙和招隱都是高蹈於風塵之外，掙脫現實世界的束縛。這種願望不能實現，就服藥飲酒，以求暫時解脫。

所謂服藥，即服寒食散。俞正燮《癸巳存稿》說：「《通鑑》注言，寒食散蓋始於何晏，又云煉鐘乳硃砂等藥為之。言可避火食，故日寒食。言服者食宜涼，衣宜薄，惟酒微溫飲。」寒食散又名五石散，以丹砂、雄黃、雲母、石英、鐘乳等混合而成，食後覺神明開朗，但寒食散必須和溫酒食。《晉書・裴秀傳》說「服寒食散當飲熱酒」，裴秀卻飲冷酒而卒。皇甫謐則「初服寒食散，性與之忤，每委頓不倫，嘗悲恚，叩刃欲自殺，叔母諫之而止」。他又說「服寒食藥，違錯節度，辛苦荼毒，于今七年。隆冬裸袒食冰，當暑煩悶，加以咳逆，或若溫瘧，或類傷寒，浮氣流腫，四肢酸重，於今困劣」。皇甫謐深受其苦，因而撰《寒食散論》。

《隋書・經籍志》有皇甫謐、曹歙《論寒食散方》二卷。案《三國志・魏書・武文世王公傳》：「武皇帝二十五男，……東平靈王徽，……正始三年薨，子翕嗣。」裴注曰：「翕入晉，封廩丘公。……撰《解寒食散方》，與皇甫謐所撰並行於世。」

魏晉士人除裴秀、皇甫謐外，嵇含、鄧攸、王戎等都是服食寒食散的。但服寒食散，必須和以溫酒，所以，魏晉名士飲酒一面服寒食散，服食之後體內發熱，衣著單薄，行走散藥，形成魏晉名士行跡的任誕怪異，這是魏晉時期個人個性極端發展的結果。但他們也從服藥飲酒中，獲得暫時的昇華，超越現實世界達到仙或隱士的境界。這種現象反映在意識形態領域，直接影響了魏晉的文學與文化的發展。

魏晉名士嗜酒，因為他們生逢亂世，感嘆生命無常，引起對生命強烈的留戀，和對死亡突然來臨，而神形俱滅的恐懼，飲酒可以增加他們生命的密度。魏晉士人嗜酒的情況，發展到後來陶淵明的時期，已有非常顯著的轉變。陶淵明雖然也嗜酒，並留下許多飲酒詩，他的〈飲酒〉詩序說：「余閑居寡歡，兼比夜已長，偶有名酒，無夕不飲，顧影獨盡，忽焉復醉，既醉之後，輒題數句自娛，紙墨遂多，辭無詮次，聊命故人書之，以為歡笑爾。」其〈連雨獨飲〉云：

> 運生會歸盡，終古為之然，世間有松喬，於今定何間。故老贈余酒，乃言飲得仙，試酌百情遠，重觴忽忘天。天豈去此哉，任真無所先，雲鶴有奇翼，八表須臾還。顧我抱茲獨，僶俛四十年，形骸久已化，心在復何言。

從「形骸久已化，心在復何言」可以了解，陶淵明和以前魏晉的「名士不須奇才，但得無事常痛飲，讀〈離騷〉」已完全不同。他已擺脫魏晉名士的飲酒狂放，向道慕仙的心靈苦悶，不再企羨飄渺的神仙世界，回到真實的人間。雖然他也處於一個「真風告逝，大偽斯興」

的時代，但卻不企圖逃避或擺脫，他詩裡所謂「人事固以拙，聊得長相隨」正表現了這種心情。於是，在他自我放逐、自我隔離的生活中，朦朧的醉意和現實世界交融下，隱隱出現了他理想的樂土——桃花源。

陶淵明雖然終日醉醺醺，但醉後仍然可以寫詩，因而出現了「一觴雖獨進，杯盡壺自傾」的詩情酒趣，和爛醉如泥的魏晉名士是完全不同的。魏晉士人掙脫儒家道德規範的束縛，個性極端解放後，發展到這個時期，需要一次調整，「老莊告退，山水方滋」的思潮，也在此時出現在意識形態領域之中，魏晉思想到此一變。而且東晉以後發現茶可以解酒，漸漸開始飲茶，自此以後，魏晉名士任誕狂飲已不復見，或者和茶的新飲料出現，有某種程度的關係。因此，茶的飲用不僅是一種生活習慣，同時也是文化領域轉變關鍵之一。

雖然，飲茶的起源有各種不同的說法，而顧炎武《日知錄》說：「秦人取蜀，而後始有茗飲之事。」古代四川與西南地區產茶，據《華陽國志》記載，漢代的犍為、南安、武陽都產茶。《太平寰宇記》也說，瀘州有茶樹，夷人常攜瓢攀樹採之。揚雄《方言》：西南人謂茶曰葭。他的〈蜀都賦〉有「百華投春，隱隱芬芳，蔓茗熒郁，翠紫青黃」之句，對茶的色味香寫得非常傳神。王褒〈僮約〉有當時飲茶與買茶的記載，王褒是漢代西蜀資中人，後來官至諫議大夫。在他的〈僮約〉裡，對他購自楊氏的家僮，有「武陽買茶」、「烹茶盡器」的規定。所以，西晉張載〈登成都白菟樓〉詩稱讚川茶說：「芳茶冠六清，溢味播九區。」

在川茶之中又以蒙頂茶最著名，自漢至唐宋都受人喜愛。白居易對蒙頂茶非常欣賞，有「揚子江中水，蒙山頂上茶」、「琴裡知惟聞淥水，茶中舊故是蒙山」之句，宋代詩人文同甚至說：「蜀土茶稱聖，蒙山味獨珍。」蒙頂茶最早的品種有雷鳴、霧鐘、鷹嘴、雀舌、芽白等散形茶和餅茶，唐以後又出現了甘露、石花、萬春銀葉、玉葉長春等，並列為貢品，就是所謂的「蒙茸香葉如輕羅，自唐進貢入天府」。魏晉所飲就是四川產的茶，蒙頂更是珍貴。

張載詩說茶「芳茶冠六清」，六清是古代六種飲料。《周禮‧天官‧膳夫》稱：「膳用六牲，飲用六清」，但其中卻沒有茶。魏晉以後，茶成為六清之外的一種新飲料。陸羽《茶經‧七之事》引《廣雅》記載魏晉時期飲茶的方法：「荊巴間采葉作餅。葉老者，餅成，以米膏出之，欲煮茗飲，先炙，令赤色，搗末置瓷器中，以湯澆覆之。用蔥、薑、橘子芼之，其飲醒酒，令人不眠。」這種飲茶的方法，就是《爾雅》「苦茶」條下郭璞所注「葉可作羹飲」，這種羹又稱為「茗粥」或「茶粥」。晉元帝時，有一四川老姬，作茶粥，每朝黎明，即攜茶粥售於洛陽南市，為廉事所禁並破其器，時傅咸任司隸校尉，曾有手教調查此事。據陸羽《茶經》記載漢代的司馬相如、揚雄曾飲過茶。魏晉尤其東晉渡江以後，飲茶的人漸漸多了。如張載、傅咸、江統、左思、郭璞等等都歡喜茗飲。劉琨就說：「吾體中潰悶，常仰真茶。」

宋裴汶《茶述》說：「飲茶起於東晉，盛於今朝。」大致是可以相信的。東晉雖然有很多人開始飲茶，但畢竟不普遍，因為大家並不習慣這種澀苦的新飲料。所以，司徒長史王濛自己嗜茶，每日必飲，有客過訪，皆敬以茶湯，賓客深以為苦，都說：「今日有水厄。」當時雖然已經開始飲茶，但仍不為一般人欣賞，視飲茗為「水厄」。《洛陽伽藍記》卷一說：「給事中劉縞，慕王肅之風，專習茗飲，彭城王謂縞曰：『卿不慕王侯八珍，好蒼頭水厄。』」就是一例。

三

唐代以後，飲茶的風氣才盛起來。陸羽《茶經・六之飲》說：「茶之為飲，盛於國朝，兩都并荊渝間，以為比屋之飲。」家戶飲茶，茶葉成為民間重要的消費品。產區的分佈已擴大，茶葉的產量以江淮地區最豐，湖州的紫筍和常州的陽羨茶同列為貢品。尤其紫筍，陸羽認為天下名茶，蒙頂第一，顧渚紫筍第二。每年早春選新茶的季節，湖、常二州太守在邊界的茶山，聯合舉行茶宴嚐新。一次白居易也被邀請，但因病不能躬逢其盛，寫了一首〈夜聞賈常州崔湖州茶山境會想羨歡宴因寄此詩〉：「遙聞境會茶山夜，珠翠歌鐘俱繞身。盤下中分兩州界，燈前合作一家春。春娥遞舞應爭妙，紫筍齊嚐各鬥新。自嘆花時北窗下，蒲黃酒對病眠人。」詩裡雖然對自己臥病不能赴會，感到惋惜與遺憾，但卻也描繪出湖、常二州茶宴的盛況。

由於茶葉的消費量增加，江西的景德鎮，浙江的湖州，成為當時著名的茶葉集散地。白居易的〈琵琶行〉：「商人重利輕別離，前月浮梁買茶去。」也道出當時茶的銷售情況。唐代飲茶風氣雖盛，茶葉的製造與飲用方法也更講究了，但煮茶時還加鹽、蔥、薑、橘皮、薄荷及蘇椒等香料。唐德宗煮茶就歡喜加蘇椒，而有「族米翻成碧玉池，添蘇散作琉璃眼」之句。不過，陸羽認為這種加香料的煮茶方式，無法品嚐到茶的真味，所以，他批評這種茶湯「斯溝渠間棄水耳」。到宋代後，煮茶才改為泡茶，將乾茶碾成細末，沖入開水，用細竹帚輕輕攪拌，不再加其他香料。這種泡茶方式，由日本來華的西榮禪師帶回三島，他寫了《吃茶養生記》，後來再由明慈上人、聖一禪師將當時流行的茶宴、鬥茶的習俗帶回日本，經過演變以後，就成為今日「和、敬、清、寂」的日本茶道。

茶宴、茶會起於唐朝，《茶事拾遺》記載大曆十才子之一的錢起，字仲文，吳興人，是天寶十年的進士，曾與趙莒為茶宴，又過長孫宅與朗上人作茶會。他的〈與趙莒茶宴〉詩寫道：「竹下忘言對紫茶，全勝羽客醉流霞。塵心洗盡興難盡，一樹蟬聲片影斜。」這次茶宴也是在竹林舉行，但他們已不像魏晉名士聚於竹林「肆意酣飲」，而是以茶代酒。至於茶會，錢起〈過長孫宅與朗上人茶會〉詩說：「偶與息心侶，忘歸才子家。玄談兼藻思，綠茗代榴花。岸幘看雲卷，含毫任景斜。松喬若逢此，不復醉流霞。」

這種以茶代酒的茶宴，不僅清雅，還可以「不令人醉，微覺清思」。呂溫〈三月三日茶宴序〉說：

> 三月三日上巳，褉飲之日也，諸子議以茶酌而代焉。乃撥花砌，憩庭蔭，清風逐人，日色留興，臥指青靄，坐攀香枝，閒鶯近席而未飛，紅蕊拂衣而不散。乃命酌香沫，浮素杯，殷凝琥珀之色，不令人醉，微覺清思，雖玉露仙漿，無復加也。

呂溫，山東泰安人，貞元十四年（七九八年）進士，是柳宗元、劉禹錫的好友。這次褉集本來是飲酒的，但與會諸君子卻建議以茶代酒。以茶代酒的確是魏晉至隋唐一個重要的文化轉變，因為茶可以解酒，《廣雅》說茶「其飲醒酒，令人不眠」，劉禹錫〈西山蘭若試茶歌〉就說：「白雲滿碗花徘徊，悠揚噴鼻宿酲散。」黃庭堅〈茶詞〉也說：「湯響松風，早減了二分酒意。」而且飲了茶之後「口不能言，心快樂自省」。這種境界也就是韋應物〈喜園中生茶〉詩中所謂「喜隨眾草長，得與幽人言」。陸羽好友名僧釋皎然〈飲茶歌誚崔石使君〉詩也說：「一飲滌昏寐，情思爽朗滿天地；再飲清我神，忽如飛雨灑輕塵。三飲便得道，何須苦心破煩惱。」唐代的名士已從飲茶中，探索到一個禪意的境界，這種境界不是嗜酒如命的魏晉名士所能意會的。

皮鹿門是晚唐的學者和詩人，據《酒史》說：「皮日休性嗜酒，自戲稱酒士，又自諧曰酒民。」著《鹿門隱書》六十篇，並作〈酒箴〉曰：「酒之所樂，樂在全真，寧能我醉，不醉于人。」皮日休雖然嗜酒，但卻更好茶，他和好友陸龜蒙唱和的〈茶中雜詠〉十首：茶塢、茶人、茶筍、茶籯、茶舍、茶灶、茶焙、茶鼎、茶甌、煮茶等，他們的唱和，將唐代製茶與飲茶的情景都詠唱出來了。皮日休的〈煮茶〉詩說：「香泉一合乳，煎作連珠沸。時看蟹眼濺，乍見魚鱗起。聲疑松帶雨，餑恐生翠煙。倘把瀝中山，必無千日醉。」白居易也是好酒又愛茶的，他的〈食後〉詩說：「食罷一覺睡，起來兩甌茶。舉頭看日影，已復西南斜。樂人惜日促，憂人厭年賒。無憂無樂者，長短任生涯。」只有在酒後茶餘，才能體會到這種恬淡的心境，和陶淵明的「採菊東籬下，悠然見南山」的意境相似，和魏晉名士向道羡仙完全不同。

唐宋名士品茗，所謂「一人得神，二人得趣，三人得味，七八人是名施茶」。茶會茶宴雖雅，但人多哄雜，無法品出茶的神韻來。一人獨酌，自有幽趣，「紫門反關無俗客，紗帽籠頭自煎煮」的盧仝深得其神，盧仝的〈走筆謝孟諫議寄新茶〉就品出不同的境界：

> 碧雲引風吹不斷，白花浮光凝椀面。一椀喉吻潤，兩椀破孤悶，三椀搜枯腸，唯有文字五千卷。四椀發輕汗，平生不平事，盡向毛孔散。五椀肌骨清，六椀通仙靈，七椀吃不得也，唯覺兩腋習習清風生，蓬萊山，在何處？玉川子乘此清風欲歸去……

盧仝隱居少室山，自號玉川子。盧仝好茶，烏斯道說盧仝「平生茶爐為故人，一日不見心生塵」。把佳茗比佳人的蘇東坡，也歡喜自己煮茶，他的〈汲江煎茶歌〉說：「活水還須活火煮，自臨釣石取清深。大瓢貯月歸春甕，小杓分江入夜缾。雪乳已翻煎處腳，松風忽作瀉時聲。一腸未得禁三椀，坐聽茗城長短更。」東坡不僅精於烹飪，也會煮茶，他的〈煎茶歌〉道出了他煮茶的經驗：

> 蟹眼已過魚眼生，颼颼欲作松風鳴。蒙茸出磨細珠落，眩轉繞甌飛雪輕。銀瓶瀉湯夸第二，未識古人煎水意。君不見，昔時李生好客手自煎，貴從活火發新泉。

在蘇東坡故鄉四川繫留十六春的陸游，不僅愛蜀山蜀水和蜀饌，其至連煎茶的方式也效蜀人。陸游〈效蜀人煎茶戲作長句〉：「午枕初回夢蝶床，紅絲小磑破旗槍。正須山石龍頭鼎，一試風爐蟹眼湯。巖電已能開倦眼，春雷不許殷枯腸。飯囊酒甕紛紛是，誰賞蒙山紫筍香」。他那首〈夜汲井水煮茶〉，更道出其中幽趣：「病起罷觀書，袖手清夜永。四鄰悄無語，燈火正淒冷。山童亦睡熟，汲水自煎茗。鏘然轆轤聲，百尺鳴古井。肺腑凜清寒，毛骨亦蘇省。歸來月滿廊，惜踏疏梅影。」

東坡、放翁汲水自煎茶，深得品茶的神味，在煎茶過程中湯候是一個重要的步驟。明朝許明照的《茶疏》說：「水一入銚，須急煮，候有松聲，即去其蓋，以消息其老嫩。蟹眼過後，水有微濤，是為當時。大濤鼎沸，旋成無聲，即為過時。過則湯老而香散，決不堪用。」湯候雖然重要，但沒有好水就煎不出好茶。所謂「精茗蘊香，借水而發，無水不可與論茶也」。蘇東坡「自臨釣石汲深清」，就是為了擇水。陸羽《茶經》論擇水說：「其水，用山水上，江水中，井水下。」又說：「其山水，擇乳泉，石池漫流者上，其瀑湧湍漱勿食之。其江水，取其去人遠者，取井汲深者。」揚子江中的濡泉被陸羽視為天下第一泉。楊萬里〈舟泊吳江〉詩說：「江湖便是老生涯，佳處何妨且泊家，自汲松江橋下水，垂紅亭上試新茶。」寫盡了落拓江湖的情懷與品茗的情趣。

隋唐以後，飲茶的風氣漸漸普遍，唐宋的士人不僅脫離了魏晉狂放飲酒的風聲，並將飲茶提升到詩情禪意的境界。這種境界的出現，由當時的社會文化形成，有其時代背景和意義，這又是另一個論題。但從魏晉時期的嗜酒，到隋唐以後的品茗，都是中國文化轉變過程中一個重要歷程，而且是非常緩慢與迂迴的。

《崔氏食經》與《齊民要術》

討論中國人的社會與生活，飲食無疑是一個重要的環節，也就是食的問題。《孟子・告子》說：「食色，性也。」即所謂「人之甘食欲色者，人之性也」。人的本性都是好吃好色的，食和色是人類基本的欲望。這種基本的欲望是構成人類社會發展的基礎。如果從這個基點出發，討論中國歷史文化的發展，將會發現許多過去忽略，但卻非常重要的層面和因素。

但關於飲食的資料，中國正史記載非常少，甚至可說是一片空白。因此必須從其他方面：包括地下的發掘、民俗、文學家的詩詞和小說中尋找。這是一個尚未開拓的研究領域。

除了上述的材料外，食譜也是一個非常重要的資料來源。透過一些過去的食譜，可以了解一個時代的飲食風貌和飲食習慣，進一步了解這個時代的社會現象。所謂食譜，就是以文字記載食物烹調與製作的方法。這些食譜都是透過火和水為媒介，對食物進行烹調和製作，特別重視水火相濟的火候，和現在用微波爐的烹調不同，而且這些食譜是沒有彩色圖片和影像的。

飲食雖小道，但在中國傳統目錄學中，仍占一席之地。中國傳統目錄學是辨其流別，鏡考源流的。因此，透過目錄的分類，可以對這些記載飲食之道食譜的性質，有一個概略的了解，並且對中國飲食文化與思想有一個認識。

關於中國傳統的食譜著作，《漢書・藝文志》中未見著錄，但元代韓奕《易牙遺意》序裡認為，魏晉南北朝時代的食譜已多至百餘卷，也就是說，食譜之作起於魏晉。對這些著作，《隋書・經籍志》分別置於〈諸子略・農家〉、與〈方技略・醫方〉，這種分類方法是中國飲食思想的根源。

所謂農家，《隋書・經籍志》說：「農者，所以播五穀，藝桑麻，以供衣食者也。」這是儒家的飲食觀念。也就是「書敘八政，其一曰食，其二曰貨」。孔子曰：「所重民食。」自古以來的君主，所重的都是「民食」。所以，君字的字形从尹从口，君主是負責食物分配的，這種觀念一直影響到現代。至於醫方，《隋書・經籍志》說：「醫方者，所以除疾疢，保性命之術者也。」

醫方淵源於道家，道家和儒家思想最大的不同，儒家思想比較重視集體的利益，忽略個人在集體中的價值和作用，道家則肯定集體中個人的價值和尊嚴。這兩種價值取向不同的思想，自古以來就是「道不同不相為謀」。兩種不同的思想，形成兩種不同的飲食觀念。儒家的飲食觀念是「維生」，維持生命的生存；道家則是「養生」，企圖將有限的生命作無限的延續。不過，這兩種道不同不相為謀的思想，卻在食譜中會合了。自宋至明清的食譜著作，往往將儒家的「維生」與道家的「養生」相提並論，的確是非常有趣的事。

不過，中國最早的食譜《崔氏食經》，著錄於《隋書‧經籍志》中的〈方技略‧醫方〉，但表現的卻是典型的儒家思想。《崔氏食經》的作者崔浩，於北魏太武帝太平真君十一年（四五〇年）六月被殺，並且連誅了他們宗族和追隨者數百人，罪名是「修書國事，備而不典」。這是中國歷史上著名的「國史之獄」。但由於《魏書》對這次大獄的記載語焉不詳，語多混淆，許多史學家對這個因文化接觸而引起的殘酷政治鬥爭問題，引發不小的興趣，而進行各方面的探索。

崔浩是北魏前期重要政治人物和政治領袖，有許多關於儒家經典和史學著作，在崔浩的許多著作中，竟有一部食經。而且這部《崔氏食經》，也是中國文獻記載中，最早的一部關於飲食烹調著作。崔浩許多重要的著作都已亡佚。但他的那部《崔氏食經》，卻因為賈思勰《齊民要術》的引用，意外地被保存下來。從這些資料裡發現，崔浩在領導學術研究和日理萬機之餘，竟有閒暇關心飲食細事。

《齊民要術》實際引用《崔氏食經》三十七條，不過仔細考證前後引用《崔氏食經》的材料，當在百條以上。所以，《齊民要術》保存了《崔氏食經》豐富的材料，以這些材料與《魏書・崔浩傳》的〈食經敘〉結合起來，這部見於中國目錄書記載的古老食經原來面目，似乎可以復原了。

《隋書・經籍志・農家》，有《齊民要術》十卷，魏高陽太守賈思勰撰。賈思勰平生不詳，或謂他是北魏齊郡益都人。北魏的高陽和齊郡，都在現在的山東境內，所謂「齊民」，可作一般平民百姓解。《齊民要術》是一部記載當時山東一帶，包括黃河中下游，農業技術與人民生活情況的著作，而且是一部總結自漢以來《氾勝之書》，崔寔《四民月令》的農書。書前有賈思勰的自序，節錄了自上古以來諸家論農事稼穡的要言，特別是漢以來黃霸、任延、杜畿等地方官吏，教民耕作與改革農業技術的施政資料。所以，《齊民要術》可能是賈思勰為高陽太守時，教民務農桑，得免於飢寒的治民資料，而編纂成的一部書。

賈思勰《齊民要術》的自序，說明這部書的體例與篇目的編排，以及對材料采摭與取捨的態度。所謂「捨本逐末，日富歲貧」的商賈之事闕而不錄，而「徒有春花，而無秋實」的花草之流，無補人民的生計，也不在編輯之列。由此可以了解，《齊民要術》以實用為目的，基礎根植於中國的民本思想，也就是人民以務農為本。務農為本的目的，是為了解決人民食的問題。《齊民要術》的篇目次第，「起自耕農，終於醯醢」，就是這種思想具體的表現。

所謂「起自耕農，終於醯醢」，是取得民食的過程。《齊民要術》的目次編排就是這個過程的發展。前六卷是農作物及農業副產品的培育，包括糧食、菜蔬、瓜果、絲樹、桑麻的種植和栽培，家禽、家畜及池魚的飼養。後四卷則是食物的貯藏、加工與製作，包括第七卷六十三是食物的儲藏技術，六十四至六十七是麴與酒的培養和釀造，第八卷六十八、六十九是鹽的淨化，七十至七十三是豉、醋的製作，七十四至第九卷八十一是各種菜肴的烹飪方法，即取自《崔氏食經・食次》的食譜，第九卷八十二至八十七是主食的製作方法，八十八是菹、藏生菜法，八十九是湯餔的作法，九十至九十一是煮膠及筆墨的製作法，最後第十卷則是五穀、果蓏、菜茹非中國所有者，所謂非中國所有者，也就是非當時北魏統治地區所能生產者。《齊民要術》所列的卷目，反映了當時黃河中下游的中原地區，自給自足的農業社會經濟形態。這種社會經濟形態，正是《顏氏家訓》中所謂除了食鹽之外，一切無須外求，「閉門而生之具以足」。《齊民要術》正提供了這樣一個社會生活條件，而且內容非常豐富。除了飲食之外，還包括治陶、伐木、製造家具等手工藝的製作。在這種內容豐富的生活條件支持下，就出現了醬、菹、齏、鮓、羹、臛、蒸、缹、瀹、炒、脺、奧、炰、煎、拌、炸、醉、糟、蜜、燒、凍等等，多彩多姿的烹調技術。

《齊民要術》所提供的生活條件，不僅反映了當時農村社會自給自足的自然經濟形態，同時也表現了永嘉風暴後，黃河流域特殊的歷史環境。永嘉風暴後，黃河流域戎狄盜賊交侵，政治社會秩序徹底破壞，中原士民避走他鄉。有北托慕容氏政權的、有西走涼州的、有南渡江左的，但還有大批不能背井離鄉遠走他方的，於是就糾合宗親鄉黨，屯聚塢堡，據險而守，以逃避戎敵盜賊的侵擾。如蘇峻糾合千家，結堡本縣。田疇入徐無山，營深險敞平地，躬耕以養父母，數年來聚者五千餘家。郗鑒與千餘家，具備於魯國嶧山中等等。他們為了求生存，據險築堡自守，不僅躬耕自給，武裝自保，並為了維持塢堡內部的團結安定，形成一系列自我約束的規範，在動亂的黃河流域，成為一個個自給自足、自治自衛的社會單位。

這些在中原動亂地區的塢堡，為了解決生活與生存問題，誠如陳寅恪〈桃花源記旁證〉中所說：「必居山勢險峻之區人跡難通之地無疑，蓋非此不足以阻胡馬之陵軼，盜賊之寇抄也。凡聚眾據險者固欲久支歲月及給養能自足之故，必擇險阻又可以耕種及有山泉之地，其具備此二者之地，必為山頂平原，及溪澗水源之地，此又自然之理也。」中原地區人民據險築堡自守，必擇山險水源之地。但塢堡於險阻之處，受自然環境的影響，耕地有限，必須在有限的土地上，積極生產大量的穀物、菜蔬、桑麻，解決塢堡避難者的衣食問題，這些作物種植分佈在塢堡四周，由於地少人多，必須改革耕作的制度與技術，《齊民要術》對小面積土地的精耕深種、施肥、播種、選苗都有詳細說明，並且鼓勵人民「如去城郭近，務須多種瓜、菜、茄子等，且得供家」。所以，雖然賈思勰的《齊民要術》總結了漢以來北方農業技術的發展，但在某種程度上，卻反映了永嘉風暴後，黃河流域塢堡社會經濟的特色。賈思勰說他的《齊民要術》「起自耕農，終於醯醢」，完全自己生產與製作，一切無須外求，正是魏晉南北朝時期塢堡自然社會經濟形態的表現。

和《齊民要術》相比，《崔氏食經》表現了當時另一種歷史現象。《齊民要術》引用了許多《崔氏食經》的飲食資料，事實上當時有較《崔氏食經》更精緻豪華的菜肴材料。但豪門之食，甚於大官，不是一般普通百姓可以染指的。但《崔氏食經》的飲食菜肴，都是當時中原地區士民的日常飲食。這是《齊民要術》引用《崔氏食經》的原因。不過，從《齊民要術》引用的《崔氏食經》看來，《崔氏食經》對食物的製作，往往數量都很大，如「跳丸炙」用羊肉十斤、豬肉五斤，另外羊肉五斤作臛，「犬牒」用犬肉三十斤，「白餅」則用麵粉一石，又反映了當時黃河流域另一種生活形態。

永嘉風暴後，中原士民四下逃散，其中留在中原地區的，一部分築堡據險自守，另一部分則在動亂中流徙，從一個邊疆政權過渡到另一個邊疆政權，崔浩的外曾祖父盧堪就是這樣。范陽的盧堪、清河的崔悅、潁川的荀綽、北地的傅暢「並淪非所，雖俱顯於石氏，恆以為恥」。他們都是中原著名的世族，尤其范陽盧氏和清河崔氏，更是中原第一流的大族，而且范陽盧氏和清河崔氏世代聯姻，崔浩的母親就是盧堪的孫女，崔綽則是崔浩的祖父。

在動亂中患難相攜，同宗姻戚相濟，因而形成北方世族「重同姓」的同族共居現象。北方世族累世聚族而居，家族中財產共有，是一個非常重要的條件，有無與共是北方世家大族生活的一個特色，但累族共居，一家百餘口，除了有無與共外，就是同炊共灶，家族之中共同飲食，更是維繫北方世家大族累世同居的一個重要條件。所以中原世族同居共炊，與江南世族同居異炊、一門數灶的情形完全不同。

一族之中共同飲食，食口眾多，這是《崔氏食經》食品製作數量多的原因。家族中的飲食由家族中的婦女主持，所以，崔浩〈食經敘〉說：「諸母諸姑所修婦功，無不蘊習飲食。」所謂「婦功」，即《顏氏家訓》所謂：「婦主中饋，惟事酒食亦耳。」也就是婦女主持家族事務的衣食。在衣食之中，飲食尤為重要，崔浩《食經》一個重要的作用，就是為了家族中的婦女「朝夕奉舅姑」的需要，《崔氏食經》由崔浩的母親盧氏口述，崔浩筆錄整理，這部《食經》就是盧氏主持中饋的經驗累積。

中原世族流徙於動亂之中，危亡相攜，患難與共，形成與江南世族不同的累世同居社會形態。維繫家族累世同居持續，還有另外一個因素，則是世代相傳的家風。所謂家風，自魏晉門第社會相成後，門第之中上自父兄，下至子弟有兩個共同的願望，一則希望門第中人具有孝友的德行，在家族中和睦相處，一則希望家族成員能有經史文學的修養，前者為家風，後者為家學，二者合併而言，則為家教。尤其家族成員和睦相處，是維持魏晉門第社會不墜的一個重要因素。所以，魏晉南北朝時期的家誡、家訓之作非常盛行。這種家誡、家訓之作在家族經久之後，形成一種道德規範，最後變成家族成員奉行的禮法。這些家族成員奉行的禮法，是以儒家道德規範為基礎，結合了家族生活的實際情況形成的。

這些禮法在家族之中，對生者以家風約束與規範，對死者則以祭祀表示崇敬。祭祀家族共同的先人，不僅是慎終追遠，更可以維繫家族成員的向心力，這也是魏晉門第社會特別重視喪服、喪禮的原因。各個家族有不同的祭法，《隋書・經籍志》著錄世家大族的祭法、祭典一類著作甚多，和家誡、家訓一樣，在當時是非常盛行的。祭法、祭典除了記載祭祀的儀式，並詳細記載祭祀所用的供品，這些供品最普遍的是食物，多是死者生前嗜食之物，而且四時不同。盧堪有《雜祭法》六卷，其中若干供饗，同時也出現在崔浩的《食經》之中，所以，《崔氏食經》有些菜肴，是祭祀時的供饗。因此，這些菜肴製作過程中，出現與烹調無關的「奠時」或「半奠」的字眼，這些有「奠」字的菜肴都是祭品。

奠是祭祀用的供品，中國古代祭祀和宴饗是分不開的，祭祀後的許多食品在宴饗中食用。

所以，《崔氏食經》裡許多食品，是由祭祀時的奠供品轉變過來的，這也是盧堪祭法中，許多祭品又出現在《崔氏食經》裡的原因。這些食品的製作，不論選材、刀工都比一般食品精細，甚至上碟時也有一定的規定，這些食品正是崔浩在〈食經敘〉所說「四時祭祀之用」的。

所以，《齊民要術》反映了永嘉風暴後，黃河流域的社會經濟情況，《崔氏食經》則表現了這個時期，流徙在中原地區世家大族的家族結構與實際生活情況。透過這兩種著作，不僅對這個動盪時代的飲食風貌，而且對這個時期的社會經濟情況，得到某種程度的了解。

《齊民要術》卷十為「五穀、果蓏、菜茹非中國物產者」，所謂非中國物產者，也就是當時北魏統治區不能生產的作物與果蔬。共列一百四十七種，多出於江南，這些作物與果蔬，由於氣候和土壤的關係，不宜在北方種植。如《齊民要術》說：「中國土不宜薑，僅可存活，勢不滋息。種者，聊擬藥物小小耳。」其他如楊梅、筍都是江南物產，北方得之不易，以不同方法加工貯藏，可以長久食用。

不過，最使人感到興趣的是，《崔氏食經》卻有三種烹調蓴羹的方法。《齊民要術》且有種蓴法，對蓴菜的種植、生產的季節、採取與食用的方法，是古代文獻中記載最詳細的。蓴菜產於江浙湖泊，北方的地理環境是無法生產的。「蓴羹」自張翰以後，成為魏晉南北朝的「雅食」。當時吳郡張翰入洛，見秋風起，而有鱸蓴之思，於是命駕而歸，的確是非常瀟灑的，後來成了思鄉的代名詞，進入詩詞之中。西晉時，陸機到洛陽，王濟就指著羊酪問他：吳中何以比敵，陸機就答以「千里蓴羹，未下鹽豉」，可知蓴羹是江南的美味。

乳酪和蓴羹成為南北不同食品的象徵。南方和北方地理環境不同，生產的飲食資料也不相同，因而形成不同的飲食習慣。雖然不同的飲食習慣可以互相交流，但自南北對峙情勢逐漸形成，使飲食交流的機會減少，但卻沒有完全中斷。往往通過邊荒地區的間道走私，維繫南北飲食的交流，《齊民要術》與《崔氏食經》中的南方口味與南方的飲食資料，可能是通過這些管道獲得的。不過，這些南味或南方的飲食資料，在北方飲食生活中只是一種點綴，並不足以轉變北方的飲食習慣。在當時的中原地區，和當時的政治文化形態一樣，至少有兩種主要的飲食習慣並存，一種是拓跋氏統治者的飲食習慣，一種是中原地區原有的飲食習慣。

拓跋氏部族進入長城，和農業文化的漢民族接觸後，並且有計劃地從事農業生產，雖然農業生產的範圍擴大，但拓跋氏部族遊牧經濟的牧畜事業，並沒有因此衰退。他們的生活習慣，仍然是「食畜產衣其皮」。所謂「食畜產」，也就是烏孫公主歌中所說「以肉為食，酪為漿」，肉是羊肉，酪漿以羊乳製成。這種飲食習慣，甚至在孝文帝遷都洛陽，勵行華化之後，仍然沒有改變。

太和十七年，王肅由南方投奔北魏，最初吃不慣「羊肉與酪漿等物」，而「常飯鯽魚羹，渴飲茗汁」。經過數年後，在孝文帝舉行的宴會中，王肅卻「食羊肉酪粥甚多」，孝文帝怪之，問王肅：「羊肉何如魚羹？茗飲何如酪漿？」這個故事說明孝文帝遷都之後，勵行華化，包括禁胡服、斷北語、改姓氏，並且與中原世族通婚，泯滅華夷界限，似乎企圖放棄自己原有的文化傳統，完全融於漢文化之中。但孝文帝拓跋宏卻仍然維持草原的飲食習慣，同時也反映出他所推行的華化，政治目的超越了他個人的文化理想。

根據《魏書》，前後負責拓跋氏宮廷飲食的，有閹者成軌、趙黑等，他們分別是上谷或涼州人。上谷和涼州，都處於草原和農業文化的過渡地帶，這個地區的人生活在兩種文化之間，對草原文化的生活方式沒有隔閡的困難，能適應兩種不同文化的生活習慣。由於他們熟悉兩種不同的飲食習慣，所以可以主持拓跋氏宮廷的飲食。孝文帝遷都洛陽時，成軌即「從駕南征，專進御食」。另一個主持孝文帝御食的是侯剛，本出身微寒，「少以善於鼎俎，進飪出入」。侯剛祖上是代人，後改籍洛陽，侯氏是胡古引氏的改姓，則侯剛是拓跋氏部族的部民。他卻是孝文帝飲食的主要負責人，傳稱「高祖不豫，常居禁中，亟夜不懈」地侍候飲食，他烹調的當然是胡味，由此可知孝文帝對其原有飲食習慣是非常堅持的。

侯剛自太和中進御食，為典御「歷兩都，三帝，三太后」，主持宮中的御食前後近三十年。雖然拓跋氏統治者堅持自己的飲食傳統，但宮廷之中，應是百味雜陳的，也有中原，甚至是南方的飲食存在。這些中原或南方的飲食，由因罪沒入官的中原或南方婦女帶入宮廷，如張安姬、王遺女等曾擔任知御監、嘗食監等宮中負責飲食的女官。她們來自江左或中原地區，因罪沒入官後，負責宮中的飲食，使中原或江南的烹調技術，進入拓跋氏的宮廷之中。但這些中原或江南的飲食只是點綴，並不能影響或轉變拓跋氏宮廷原有的傳統飲食習慣。

農業和草原是兩種不同類型的文化，基本表現在衣食方面，所謂「人食畜肉，飲其汁，衣其皮」，表現了草原文化的特質；「力耕農桑，以求衣食」，則是農業文化的生活習慣。兩種不同文化接觸的過程，首先影響的是生活方式，最具體的是飲食習慣，因為飲食習慣是一種文化的特質。

所謂文化的特質，是一種附著文化類型枝椏上，最小卻是最強固的基本單位，而且不易被同化或融合的。即使強制兩種不同類型的文化互相模仿，但經過雜揉之後，仍然保持原來的狀態，而且是非常容易分辨的。這種情形最具體表現在飲食習慣方面。因為兩種不同文化接觸之初，最先模仿的是飲食習慣。不過，經過互相模仿與雜揉之後，吸收彼此的優點作某種程度的改變，但仍然保持原有的特質。這也是孝文帝遷都洛陽以後，雖然鼓勵他的部族放棄原有的文化傳統，融於漢文化之中，但自己卻堅持原有的飲食習慣，其原因在此。

這種情況也明顯表現在崔浩身上，清河崔氏是北方第一流的世家大族，崔浩則是自東漢以來，經西晉末年五胡亂華，留居北方未能南渡的世家大族的代表，也是北方學術領袖，曾注《易》、《詩》、《尚書》、《論語》等儒家經典，又撰《五行論》、《漢書音義》及《後晉書》等著作，更工書法。雖然他和父親崔玄伯都能獲得拓跋氏統治者的信任，並且在政治上發生很大的影響，但卻堅持中原文化的優越感，並以恢復世族政治為己任。

欲恢復魏晉以來的世族政治，首先就必須維繫自己的家族不墜。因此崔浩有《女儀》、《婚儀》、《祭儀》之作。〈食經敘〉說明他撰寫《食經》的目的，為了保存其家族中婦女「朝夕奉舅姑，四時祭祀」的飲食資料，這正是魏晉以來世家大族家風的實踐，也是他世族理想的維繫。當然，他撰寫《食經》還有另一個目的，那就是在胡漢雜揉的社會中，使代表農業文化特質的中原飲食傳統得以持續，這也是崔浩在日理萬機之餘撰《食經》的意義所在。也可能是後來崔浩「國史之獄」發生的潛在原因。

深宮怨

一

當啣草的燕子再回來的時候，寂寞了很久的雕樑，又傳出呢喃的絮語，這真是一個愁人的春天！記得昨夜，曾倚在窗前，點數著更漏，傾聽著簾外淅淅的雨，今晨又徘徊在舊日的蹊徑，那雙小小的紅繡鞋沾滿了花泥，春天來了，但春天卻不是她們的。

她們彷彿還記得，在黃色的宮牆外面，故鄉四月的田野，正是麥苗青青的時候，有扯著風箏的孩子們嬉笑地奔跑著，不過那卻是很遙遠的事了。她們也曾幻想過，不知那寫在紅葉上的哀怨，飄到那裡去了？不知那綴在征袍上的相思，穿在誰的身上？在我們的歷史裡，我們卻很少注意到這些命運悲慘的人們，只任她們頭上翠鳳金釵落下來，鏡裡的桃花面刻上條條的皺紋，她們的嘆息，伴著飛起的柳絮，飄颺在迷濛的空間和無窮的時間裡，也許你曾經聽見過，因為有很多詩人傳誦著。

二

在那些模糊不清的墓碑上，雖然記載著她們「蘭蕙熒熒，獨芳臨霜」的德性，但透過這些墓表，我們卻可以看到這些悲劇是怎樣產生的。在《漢魏南北朝墓誌集釋》裡，一共輯了十塊北魏宮人碑，她們是內司吳光、大監劉阿素、大監劉華仁、女尚書馮迎男、第一品張安姬、傅姆王遺女、女尚書王僧男、內司楊氏、大監孟元華、傅姆杜法真。這些渺小的人物，不過是歷史長流裡一粒沙塵，在過去中國重男輕女的社會裡，我們的歷史家，很少注意這些小兒女的瑣事。即使在今天，我們的歷史家，都在忙著整理偉大的文化遺產，誰有時間想到這些可憐的角色呢？但是在這些墓碑上，卻刻著一些歷史上所沒有記載的史實，雖然並不多，但也可以幫助我們對一個問題的了解。

每一個牧放的民族，當他們學會了農業社會的生活方式，便會放棄「遷徙為業」的生活而定居下來，這似乎是中國歷史上，農業和遊牧民族衝突最後的結論。但我們也不必自我陶醉，認為我們的文化是如何光輝偉大，使得四裔的夷狄都傾心向慕，這不過是農業和遊牧文化接觸過程中的一個階段而已，翻開上古兩河流域的歷史就會了解這些。拓跋魏也是遊牧民族，最後放棄遷徙而定居，那是不可避免的，當他們在平城建立了城廓，宮殿也隨著建築起來，雖然宮殿是那樣簡陋，但還是需要美人來點綴的。根據歷史記載，當時拓跋氏後宮的嬪妃婢使，也有一千多人，但這時，拓跋氏的後宮制度還並沒有建立起來，那些嬪妃婢使仍然和人民雜處在一起，她們自己「織綾錦販賣、酤酒、養豬羊、牧牛馬」。她們將自己生產的東西和人民「逐利」，因此我們可以推想，她們當時的生活是很自由，並沒有像以後那樣，鎖在深宮裡，凝視著藍天飄著的浮雲而怨嘆。

北魏六宮的服制，定在孝文帝遷都洛陽以後，在太和十七年（四九三年）他接受元老重臣元丕的意見，這是他改定六宮的服制的動機。《魏書》卷十三〈皇后傳〉也這樣說：「高祖改定內官，……置女職以典內事。」在制定後宮服制的時候，孝文帝曾經接納了不少人的意見，這些人都是熟悉中國過去後宮服制的，像閹官張宗之的妻子就是參預這件工作的其中一個。於是中國過去高大的宮殿又建築起來了，後宮女官的品級也劃定出來。從此，金絲雀被關在籠子裡，她啾啁的叫鳴，也同樣逗起別人的傷感。

三

雖然她們用眼淚和嘆息，計算著深宮裡漫長的歲月，如果我們再進一步，尋找她們入宮的原因，那麼將會發現，她們每一個人不但身世淒涼，而且有著一串說不完的悲慘的故事。

中國很早便有女子沒籍的法律，但是這種制度在北魏時代卻變得更嚴酷了，在當時凡犯大逆不道的都腰斬，並且株連到他們的同族，男的年紀十四歲以下處腐刑，女的沒入官家作奴婢。但是我們從那幾塊墓碑，研究她們入宮的原因，那麼將會發現在十塊墓碑中間，除去傅姆杜法真和內司吳光，沒有說明入宮原因，大監孟元華是奉召進宮外，其餘的都是待罪的羔羊，被牽進深宮裡去。更有隨著母親一塊配到宮裡去的，她們所犯的罪過，並不完全是大逆不道，像傅姆王遺女只不過因為她的丈夫和他的上司競功而已，這並算不了什麼大罪，可是她卻因此入宮。

她們原來都有一個溫暖的家庭，也許是父母的掌上明珠或丈夫的愛妻，只因為家裡一點微小的錯過，觸怒了宗王或官家，於是她的家庭破碎了，親人慘遭殺戮，她自己像一隻失群的孤雁，被帶到一個完全陌生的世界裡去。面對著那些雕樑玉砌，蟠龍飛鳳，她曾受創傷的心靈裡，充滿了恐懼和悲哀，同時更充滿了仇恨和憤怒。也許她所侍候的人，正是殺死她親人的仇人，她只有用笑容，來遮蔽內心的悲憤，她的童年、青春和生命，就這樣默默地消逝在陰暗的長廊裡，像一片落下的桐葉，飄搖在秋風裡，不知最後落在什麼地方。

雖然，我們現在不能完全了解北魏的「沒官」制度，但是我們可以從唐代的法律裡，尋找出這個制度的痕跡。因為唐代的許多律令，是淵源北魏而來的，在唐代刑部裡，有種都官郎中的官吏，他所掌管的就是「配沒籍冊」。那些因罪沒入官家的婦女，首先到他那裡，有伎藝的，依照她的才能，分配到公家各個單位去。在這些犯罪的婦人中，再選「工巧者」送到宮廷裡去。這些被沒入官家的婦女，命運非常悲慘，因為她們一經沒籍以後，一般人民所享受的權利和義務都被剝奪了，她們所用的身分證是紅色的，和一般人民所用的「黃籍」不同，而且她們的籍卷所用的軸是鉛做的。

在那些沒籍人們中間，這沒入官的奴婢是最下等的，因為她經過一次赦免以後變成番戶，再免為雜戶，三免才能成為普通的百姓。年紀在六十歲以上而有廢疾的，與年紀在七十歲以上，可以免為「良人」，加入所居地區的戶籍，才恢復自由的身分。

番戶和雜戶都有為國家服勞役的義務，番戶一年三番，雜戶兩年五番，每次當番的時間是一個月，年紀到了十六歲就開始「當番」了。可是那些沒入官家的奴婢，因為她們長期為官家服勞役，所以用不著再「當番」，這並不是她們受到不當番的優待，只是因為她們全部的時間由公家支配，她們沒有自由，沒有個人的意志，命運掌握在別人手裡。生命對她們來說，只是一片迷茫，她們是生活在霧裡，沒有希望，沒有理想，沒有目的，也沒有明天。

她們既然不能掌握自己的命運，只有聽任別人的支配。當然，她們也有機會跳出聳立在她們面前的宮牆，但那不是她們自己的力量，只因為皇帝的旨意或恩賜，她們被賜給王子皇孫做姬妾，被賜給邊遠的戍人或窮人，也有因為年老被遣送回家。她們也有幸運地成為皇后或太后，像文明皇后或保太后那樣，但那又能有幾個人呢？

她們像搖曳在窗前的紅燭，當蠟淚流盡的時候，就無聲地熄滅了。明天，在寂寞的原野裡，多了一座孤獨的荒塚。是的，她們只是寂寞地存在，又寂寞地死去，以後不會有人再記起她們。也許有一天，她的同伴偶然經過她的墓前，發現她的墓已經被野草湮沒了，於是在她墓前樹起一塊墓碑，那不僅是追弔她失去的伙伴，同時也為自己的命運而悲泣。在一陣春雨連綿的日子裡，青苔又悄悄地爬上她的墓碑，不久秋風又掃著落葉在她墓旁旋迴，但是我們卻很難說出，那闋悲愴的輓歌，到底是為誰而奏的？

附錄一：《魏書・皇后傳・序》

根據《魏書・皇后傳》的記載，北魏後宮女官共分五級，二十二類。但以那十塊女官的墓碑來核對，就有很多女官的名稱，在〈皇后傳〉沒有記載，因此用這些殘缺的墓碑也可以補《魏書・皇后傳》的缺軼。

「傅姆」，《魏書・皇后傳》沒有記載這個品秩，〈傅姆王遺女墓誌〉：「……又進嘗食監。……超昇傅姆焉。又賜品二。……贈一品。」由墓誌知道，傅姆和諸大監都是二品，但她的地位應該在諸大監之上，似乎是以年高德重的女官擔任這個職位，應該屬於位尊而事簡的一類。

「內司」，《魏書・皇后傳》說：「內司視尚書令、僕。」〈內司楊氏墓誌〉說：「……又轉文繡大監，化率一宮，課藝有方，上下慎厚，改授宮大內司。」又〈內司吳光墓誌〉說：「大魏熙平元年……皇內司終於天宮。」從楊氏升遷的程序，可以知道內司是後宮女官中，地位最尊崇的一種。

「大監」，《魏書・皇后傳》說：「作司、大監、女侍中三官視二品。」僅載明大監的品級，但是卻沒有詳細說明大監分掌的職責。但是從這些女官的墓誌，可以知道雖然統稱大監，但是她們的職務卻不同，如劉阿素是宮內大監，劉華仁是典稾大監，張安姬、楊氏是文繡大監，王遺女是御食大監，雖然她們都稱為大監，但所負責的職務卻不同。

「作司」，前面曾說，作司與大監同是二品，但從〈張安姬墓誌〉看來，張氏由文繡大監轉宮作司，雖然同是二品，但作司的地位，應該在大監之上，或者隸屬於內司的。

「女尚書」，〈女尚書王僧男墓誌〉說：「……超昇女尚書，秩班品三，能記釋嬪嬙，接進有序，……故賜品二。」又〈女尚書馮迎男墓誌〉說：「十五蒙授宮內御作女尚書。幹涉王務，貞廉兩存。」《魏書・皇后傳》說，女尚書視三品，但沒有記載女尚書掌管的業務，然而墓碑卻告訴了我們，同時女尚書也可以賜二品，所以〈皇后傳〉所載的「作司、大監、女侍中視二品」，或者有錯誤或缺漏的地方。

「監」，《魏書・皇后傳》說，監和女尚書同樣屬於三品，也都沒有詳細記載她們的職司，但是墓碑卻詳細地記載著，如〈傅姆王遺女墓誌〉：「……宰調酸甜，滋味允中，又進嘗食監。」〈第一品張安姬墓誌〉：「年廿蒙除御食監。」〈內司楊氏墓誌〉：「……遷細謁小監。」〈大監劉阿素墓誌〉說：「同伙人典御監秦阿女等。」依照以上的記載，我們可以推論，這裡所謂的「監」，應該隸屬於各大監。如細謁屬於細謁大監，嘗食監、御食監隸屬於御食大監。

「官女」，羅振玉〈雪堂金石文字跋尾〉說：「官女殆即女尚書之類。」這種說法可能有誤，因為《魏書・皇后傳》說：「監，女尚書，美人，女史、女賢人、書史、書女、小書女五官，視三品。」傳上所謂「五官」，其實卻列了「八官」。〈內司楊氏墓誌〉說：「……文昭太皇太后選才人充官女。」才人在《魏書・皇后傳》說是四品，因此楊氏由才人升官女，官女應該是官三品，羅振玉氏說官女就是女尚書那是不對的。因為依照馮迎男、王僧男的墓誌，她們都是五六歲的時候入宮，而且都由宮學生而升充女尚書，所以女尚書是由宮廷訓練出來的。

「宮學生」、「學生」，〈女尚書馮迎男墓誌〉：「年十一蒙簡為宮學生」，又〈女尚書王僧男墓誌〉：「……簡充學生，惠性敏悟，日誦千言，聽受訓詁，一聞持曉。」宮學生和學生兩職，《魏書・皇后傳》沒有記載，趙萬里《漢魏南北朝墓誌集釋》卷二說：「〈皇后傳〉『內官書史、書女、小書女視三品』，宮學生殆即小書女歟？」宮學生或即書女的說法，並不完全正確，〈皇后傳・序〉有「中才人、供人、中使女生、才人、恭使宮人視四品」。同時在〈馮迎男墓誌〉說，她為宮學生時，「手不釋卷」，而說王僧男為學生的時候，不但「日誦千言」，並且還「聽受訓詁」。由此可知，當時掖宮裡專設授少女的班次，教授她們詩書、訓詁、禮儀、以及其他宮中的雜事，以備日後宮廷所用的。並且可能還有補習性質的班次，像文成文明皇后，因為坐家事誅，而沒入宮廷，入宮以後，也漸漸學會讀書了，這些教導學生的，或者由諸監負責，在內司楊氏擔任文繡大監的時候，「化率一宮，課藝有方」。因此可以說宮學生、學生、女生都是一個意義，不同的名稱而已。關於宮裡設有教授學生的班次，這是史書上所沒有記載的。

「知御膳」、「御細」也是〈皇后傳〉沒有記載的。〈傅姆王遺女墓誌〉說：「顯祖文明太皇太后擢知御膳。至高祖幽皇后，……轉當御細。」雖然《魏書・皇后傳》沒有記載，但是從她所掌管的職司可以知道，知御膳或者屬於御食監的，御細可能屬於御食監的，但是二者的品秩不知。可能都屬於四品，因為王氏後來由御細轉任嘗食監，嘗食監為諸監之一，因為嘗食監是三品，所以御細與知御膳可能都是四品。

附錄二：北魏後宮女職表

姓名	籍貫	職司	入宮原因	家世	享年
劉阿素	齊州太原	宮內大監卒賜官一品	家遭不造幼履宮廷	前使持節齊州刺史劉無諱之孫前太原太守劉頒之女	六十七歲正光元年（五〇四年）卒
劉華仁	定州中山	典稾大監贈一品	家門傾覆幼履宮廷	故太原太守劉銀之孫深澤北平縣令劉竇之女	六十二歲正光二年卒
馮迎男	西河介邑	十一蒙簡為宮學生十五授宮內御作女尚書	鄉曲之難家沒繫官時五歲隨母配宮	父顯為州別駕	六十五歲正光二年卒
張安姬	兗州東平	年廿蒙除御食監後復除文繡大監復除宮作司卒贈第一品	年十三因遭罹難家戮沒宮	故兗州刺史張基之孫濟南刺史張憘之女	六十五歲正光二年卒
王遺女	渤海陽信	顯祖文明太皇太后時擢知御膳高祖幽皇后見其出處擢轉御細達世宗知	因夫與刺史競功亢衡互相陵壓以斯難躓遂入宮	夫幽州深澤令	八十三歲正光二年卒

		其善宰調酸甜滋味允中進嘗食監至高太后超昇傅姆又賜品二卒贈品一			
王僧男	安定煙陽	充宮學生後超昇女尚書秩班品三又賜品二卒追贈品一	因父雄俠罔法由斯尤戾與母配宮時年六歲	安定太守觥之孫上洛太守郙之女	六十八歲正光二年卒
楊　氏	恒農華陰	文昭太皇太后選才人充宮女遷細謁小監轉文繡大監改授宮大內司賜爵縣君	因祖隨宦爰旅清河後以歷城歸降遂入宮年在方笄	漢太尉彪之裔北濟州刺史屈之孫平原太守景之女	七十歲正光二年卒
吳　光	渤海	內司		祖吳雙魏初任中書侍郎雍州別駕父安生安遠將軍渤海郡太守	熙平元年（五一六年）卒
杜法真	黃如	傅姆宮大監	年有五十奉身紫掖		六十六歲正光五年卒
孟元華	清河	歷五帝後蒙除細謁大監	少播令譽太武帝聞之即召內侍	高祖孟君宋車騎將軍江州刺史宗祖宋征虜將軍交州刺史祖宋黃門侍郎父太常卿除齊州刺史	七十歲正光四年卒

嵇康過年

鵝毛似的飛絮已歇，嵇康兀坐在窗前，透過窗櫺的空隙，有似箭的寒風射進來。但他卻也從那空隙裡，窺視著庭院外那片遼闊的竹林。每當七月薰風吹拂時，這裡是一片碧綠的海。在起伏的波濤下，有書聲琴韻，有爭得面紅耳赤的談辯，有醉後的囈語，偶爾也會揚起高亢激昂的呼嘯，還雜加著鍛鐵的叮噹聲……現在卻被厚厚的瑞雪覆蓋了。一陣朔風呼嘯而過，彈碎枝葉上的雪，悄悄地寂寂地跌在鬱白的雪地上，在這蒼涼單調的白色裡，除了簷下幾聲麻雀的啾啁，留下的只是亙古的沉寂。

低沉的彤雲像飄揚在塞上的旗幟，被風翻捲著，竟掀起了今年最後的黃昏。夕陽的餘暉映紅了白色的竹林，「怎麼，一年又這樣過去了！」嵇康輕輕地嘆喟著。然後他站起身，把掛在牆上許久沒有彈的琴取下來，拂了拂附在琴上的飄塵，擱在几上，踞坐著撥弄起來。「彈什麼好呢？」他想，還是彈一闋〈廣陵散〉吧。於是他用熟練的撥刺拂滾指法，撫動著商絃和宮絃，兩根琴絃同時發出宏渾低沉的共鳴。突然他的手指在琴絃上凝住了，接著他又深深地嘆了口氣。他想如果有阮仲容的琵琶，阮嗣宗的琴相和，再加上劉伯倫醉後唱的那段不合節拍的「投劍」，就熱鬧多了，現在他們又在那裡？剛浮在他削瘦枯槁臉上那絲笑意，像窗外那抹夕陽，頃刻間又被風吹散了。「人生真是聚散無常。」他低低地說。

他又站了起來，披上一件褐衣，下了炕穿上屐，走到廳堂裡來，廳堂裡寂寂，但卻收拾得乾乾淨淨，連他們嵇氏祖先的神主牌都擦亮了。看著那供在堂廳正中的神主牌，他不覺笑了起來，想想他的祖先一年難得洗幾次臉，只有這個時候，家裡人才想起它。大概很少人再會想到，只有他們的祖先原來住在會稽的時候，姓的是奚，後來遷離了會稽，為了不忘本，才創了這個嵇字為姓。其實姓什麼都是一樣，都不過是個符號罷了，有和無之間，本來就沒有什麼嚴格的界限的。

他信步走到廚下，廚房裡正鬧哄哄地在忙過年。太太指揮著家人大小穿梭著團團轉，灶裡吐著熊熊的火舌，灶上的蒸籠一層層堆得很高，四周冒著團團白白的蒸氣。擴散的蒸氣裡滲著菜餚的香味，嵇康不覺嚥了口唾沫。

「快把小紹和大妞帶走，別在這裡纏人礙事」。他太太忙著在案上揉麵，望著慢慢踱進來的嵇康說。

嵇康轉過頭去，看見他的兒子嵇紹和大女兒正蹲在屋角的小案前，把桃枝和蘆葦紮成小把，身旁散著許多桃枝和乾枯的蘆草。嵇康看著他姊弟倆聚精會神地紮捆著，臉上堆著過年的歡欣，他想，過年該是孩子們的事。是的，過年是孩子們的事，對於他似乎已經很遙遠了。不過，還記得小時候過年，也和哥哥嵇喜蹲在小几邊，將桃枝和蘆草紮捆起來，然後在每扇門窗口掛一支，那是可以避百邪的。他哥哥嵇喜總是一遍又一遍地敘述那同一個故事……

「弟弟，你知道嗎？」嵇喜一面把桃枝和蘆草掛在門上，一面對跟在後面的嵇康說：「過年的時候，雞一鳴大家都得起來！」

「咱們那次過年夜裡睡過？」嵇康說。

「我們不睡，是為了等雞啼。人家說在桃都山裡，有棵大桃樹，很大，很大，從根到枝有三千多里。樹頂上蹲著一隻金雞，太陽一冒紅，牠就啼個不停。樹下有兩個神，一個叫鬱，一個叫壘。手裡拿著蘆葦擰成的繩子，專在那裡等待過路的惡鬼。惡鬼來了，就把它用蘆索捆起來殺掉。你知道嗎？」

「我怎麼不知道，你還不是聽那個老蒼頭說的。」嵇康不耐煩地說。

「是呀！那天他還說，要為我們用桃木雕兩個人，一個叫鬱，一個叫壘。頭上再插上雄雞毛，站在大門兩旁，那才好玩呢。」嵇喜說。

「爹說他下鄉收租去了，現在都還沒回來，那有工夫為我們雕。」

「等明年一定讓他為我們雕兩個，現在只有掛這些了。掛這些也是一樣，一樣可以避邪的。」

「總沒有兩個桃木人好玩。」

想著想著，嵇康抖落了一身的蕭索，也感染了年的歡樂。於是，他說：

「大妞，快到外面給我屋裡炕添點火。兒子，把那支木棒拿來，到我屋裡去，我蘸著葦炭，給你們畫個大老虎，貼在門上，可以避各種厲鬼。」

「你還會畫虎。」他太太笑著說。「我看畫虎不成反類犬吧。」

「不管像什麼，只要我心裡認為它是虎就成了，走，兒子。」嵇康說著就往外走。

「你爹三個，等會別忘了喝桃湯，那倒是真的可以避各種邪氣，抵制百鬼的。」

「知道了。」

「還有，還有……」她沒說完，嵇康已經走遠了。

嵇康把虎畫好，叫兒子把那隻瘦得像病貓似的虎，貼在堂屋的大門上，然後走到灶下，捉了隻公雞，提著菜刀，站在堂屋門前，「兒子，大妞，站遠點，我要磔雞了」。他對站在身後的一對兒女說。話還沒有說完，一刀就把雞頭剁下來，隨即將掙扎的雞向上一舉，雞血濺在門上那張虎畫上，然後將雞向階下一拋，雞還在顫動著，最後兩條腿一挺，靜靜地躺在雪地上，殷紅的血點點滴滴灑在雪地上凝固了。然後又對他的孩子說：

「明天初一是雞日，初二是狗日，初三是羊日，初四是豬日，初五是牛日，初六是馬日。這一天就不能殺這些牲畜，還得把灰和著粟豆撒在屋裡，招牠們進屋過年。初七就是人日，這一天照理是不能處決囚犯的。」

「爹，那雞好可憐。」大妞望著雞說。

「別說了，快把雞提給你媽，」嵇康說：「別忘了向你媽要些芝麻、赤豆、乾薑撒到井裡，過了年喝井水，可以防百病。」

嵇康回到屋裡，嵇紹拿了一串錢跑進來，喘著說：

「爹，媽說把這串錢繫在床腳上，許個好願。」

「有什麼願好許？」嵇康一面說著，一面把錢繫到床腳上。「真是婦人之見。」他說到「婦人之見」時，不覺笑了起來。今年夏天劉伯倫到竹林來，說他去年過年時，怕暴飲壞了身子，他太太逼他戒酒。劉伯倫就說戒酒可以，必須備些酒菜在神前起誓，從此以後再也不喝酒了。於是他太太高高興興準備了酒菜，劉伯倫便跪在神前起誓說：

「天生劉伶，以酒為名，一飲一斛，五斗解酲，婦兒之言，慎不可聽。」

起罷誓，就把酒肉喝光吃光。嵇康想著想著忍不住大笑起來，站在身邊的嵇紹呆呆地看他，等他笑罷才說：

「媽說，要您準備降神，祭祖呢。」

嵇康換了件衣裳走出屋裡，看堂屋裡香燭已經點燃，家裡大小都在等著他。他就率領著家小向神和祖先叩首。然後又和他太太坐下，接受家人大小的拜叩。行過禮，就開始吃年夜飯了。嵇康先酌了椒花酒，端起來聞了一下說：

「今年的椒花酒泡得不錯。」

「椒花是去年過年時採的，柏子是今年七月收的，泡了這麼久，那能不香。」他太太說。「柏子的味道的確香，麝就是吃柏實長大的，所以才生麝香。泡得不多，留些給劉伯倫喝。」

「還有好幾石呢，夠那個以房屋為衣褲的劉伶，醉好多天的。你先喝點嘗嘗。」

「今天不行，今天是過年，照規矩得小紹先喝，他年紀最小，先喝一杯，賀他得歲，然後你們一個一個依次喝。我最後喝，因為我年紀最老，我喝是悲我又失去一歲的光陰。」嵇康把酒杯擱下，望著嵇紹皺著眉頭喝下第一杯椒花酒，然後吐舌頭吹氣說：「好辣！」

吃罷年夜飯，嵇康的太太，吩咐下人把吃剩的菜餚，都倒在大門外的大路上去。這樣就算除舊迎新了。

嵇紹拉著已有七分醉意的父親嚷著：

「爹，開始庭燎吧！」

「不！」嵇康醉眼惺忪地望著他兒子說：「我得先問問你，為啥要庭燎？」

「爹不是說過，」嵇紹急促地說：「東方朔的《神異經》裡所講的，西方深山裡有一種叫山臊的惡鬼，雖然只有尺把長，如果人被它侵擾了，就會生忽冷忽熱的病。只是它最怕爆竹的響聲，爆竹一響就把它嚇跑了。除了山臊還有其他的鬼，所以，還得把枯草堆起來，在庭院燃燒，等熊熊的火光燎起，所有的鬼都嚇跑了。」

「對，對。」嵇康扶著嵇紹的肩膀，踉蹌地朝外走。

庭院的燎火已經點燃了，紅色的火舌在北風煽動下，向四處奔竄延展，映得四周的雪地似酒後的酡紅一片。嵇康凝視著躍動的火燭，一股原始的衝動突然在他心裡燎原燃起，他想高聲嘯叫，就像那次他入山採藥，在汲郡英北山懸岩百仞的鬱鬱叢林裡，遇見在那裡隱居的孫登，嵇康就留下來和他一塊生活，兩個人共同生活了沉默的三年後，嵇康要走了，忍不住開口對孫登說：

「我要走了，難道您一句臨別贈言都沒有？」

「你知道火燒起來會發光嗎？」倚靠著山岩箕坐的孫登睜開了微閉的眼睛，注視嵇康好一會，才沒頭沒尾的說：「火不用還是照樣亮，人的才情也是一樣。不過，火的光靠柴薪保持，人的才情就在於有識無識了。你呀，你是才多識寡！」接著孫登就由箕而蹲，高聲嘯叫起來，那嘯聲綿綿不絕從他丹田吐出來，越過叢林，擴散到整個山谷，山谷裡激盪他嘯叫的迴聲；那迴聲感染了嵇康，嵇康也隨著嘯叫起來。那嘯聲突然解開了嵇康心裡的死結，剎那間超越了名利和物情，抓住了永恆的生命。於是嘯聲戛然而止，連一聲「後會」也沒說，離開沉默生活了三年的巖穴，揚長而去。

幾聲爆裂的薪柴和枯竹聲，撕碎了他的沉思。他抬起頭來，看到濃濁的烟霧瀰漫了整個庭院。烟霧外是竹林朦朦的影子，他彷彿看到堆著滿臉笑容的山濤向他走來。想到山濤，他心裡多少有點歉意，今年夏天，山濤興沖沖來到竹林，告訴大家他又要遷升了，並且說要推薦嵇康出任他遺下的選曹郎。嵇康正和阮籍在那株樹下打鐵，聽到山濤的話，心裡很不高興，就停下工作，扭轉頭來對山濤說：

「官家的事，我是幹不了的。」

「怎麼幹不了，我看你倒滿適合的。」山濤笑著說。

嵇康彎下身子，在旁邊小池子裡掬了一把水向臉上一抹，抹去了滿臉的汗珠，走過來，找了老樹的椏枝坐下，對山濤說：

「當然，我幹不了。第一，我歡喜睡懶覺，有晚起的習慣。我睡著了任誰也喊不醒，我沒法定時上班。第二，我歡喜抱著我那把破琴，四處走動吟唱，又歡喜去雜草叢生的河邊釣魚。當了官，走到那裡都有個隨從跟在後面，破壞了我的情趣，我沒法忍受。第三，當官得穿朝服，穿上朝服麻煩就多了，得正襟危坐，不能搖不能晃，坐久了屁股就發麻。再說我身上向來蝨子多，裹上朝服，我就失去擠蝨子的樂趣，還得向上官作揖禮拜，我受不了。第四，我向來不歡喜提筆寫字，當了官閒事多，就得提筆批閱堆得滿案的公文，再說人家來了八行書，就得覆，如果不酬答，就會被指責犯教傷義。勉強自己做官，做了一會就煩了。」

「還有沒有？」山濤仰著臉問。

「還多得很，第五，我不喜歡弔喪，但大家卻偏偏注意這種俗套，當了官就免不了這種俗套，如果不去，就被人怨恨或惡意中傷。雖然我也常常自責，但生性如此，改不了，沒辦法。第六，我向來不歡喜俗人，既然當了官，就免不了和那些俗人共事，滿座的賓客，聒耳不休的談話，眼前又是低俗歌舞，這也是我無法忍受的。第七，當了官，雞毛蒜皮的事都管，我遇到這些事就不耐煩……」

「這些都是你個人的瑣事，都是小事。」山濤說。

「瑣瑣小事，還有大事呢，我常常歡喜批評湯武，菲薄孔周，這是禮教萬萬難容的。我的脾氣又特別剛直，疾惡如仇，歡喜輕率直言，遇到事一觸就爆，這是別人無法忍受的。」

「這些都好商量的，只要你答應幹，什麼事都可以解決的。」

「我看，你還是饒饒我吧，我希望做一介草民，居於陋巷之中，濁酒一杯，彈琴一曲，能和親舊敘敘家常，和朋友說說平生，就心滿意足了。」嵇康順手端起身邊几上的一杯酒，一飲而盡。「山公，不要再逼我，再逼我，就算你沒有我這個朋友。」

「真有那麼嚴重嗎？」

嵇康點點頭沒有回答，又回去和等在那裡的阮籍叮噹叮噹地捶起鐵來。後來山濤走了，不久又來信催他，嵇康寫了封信，把在竹林裡說的話，更具體重說了一遍，就和山濤絕交了。

嵇康對自己這樣任性而失去了一個老朋友，心裡想起來就有點不舒服。他想，現在山濤大概正跪在殿前的階上，賀皇帝的萬歲正旦吧？

「你媽呢？」嵇康向站在他身旁的女兒說。

「媽為我們準備明天一大早吃的生雞蛋、膠牙糖、五辛菜去了。」

「過年就是吃，想盡了方法吃，我看總有人會把肚子吃壞的。」嵇康自言自語地說。一陣北風迎面撲來，吹醒了他幾分酒意，他想他該去彈彈琴，那闋〈廣陵散〉，要很長的時間才能彈完，雖然知音都在關山外，他還是要彈給他們聽的。

何處是桃源？

由於羅龍治那篇既能冷眼旁觀，又充滿熱誠的〈談報紙的批評風氣〉，其中提到陳寅恪先生的〈桃花源記旁證〉，而引起遠在美國勞貞一師的興趣，寫了一篇〈桃花源記偶記〉。雖然他是寅恪先生的學生，並不完全贊同他老師的意見，並且說對於前輩的理論，似乎不必像兩漢博士授經那樣墨守，絲毫沒有變動的。讀了這幾句話，使我深深感動，因而更能體會「吾愛吾師，吾更愛真理」的精義，同時也確信這句話，是促使學術向前發展與邁進的動力。

無可否認的，陳寅恪先生是當今魏晉南北朝史研究的拓荒者，他所作的努力與成果，不僅為這個斷代樹立了不朽的里程碑；同時，也成為後學遵循的典範。勞先生既是他的學生，同時卻又是此時此地魏晉南北朝史的播種者，多年前這個斷代研究，是一片荒涼，而今稍見萌芽，都是勞先生耕耘的功勞。目前在此從事這個斷代研究或教學的，多出自勞先生門下，所以他是可以說這句話的。

寅恪先生那種內著西裝打領帶，外罩中國長衫的論文寫作方法，恰和另一位廣東新會陳援庵先生所用「抽絲剝繭」的歸納法是不同的。因為寅恪先生所用的是「柳暗花明」的演繹法，兩段不相關的材料，經他穿引，一段無足輕重的史實，經他解說，立即顯示出材料背後所隱藏的歷史意義。

〈桃花源記旁證〉，就是這種才情溢揚的典型作品。他透過大家都熟悉的〈桃花源記〉，從另一個角度討論魏晉南北朝社會的特殊景象——「塢堡」問題。這篇論文發表在《清華學報》第十一卷一期，最後的結論是這樣的：

（甲）真實之桃花源在北方的弘農，或上洛，而不在南方之武陵。

（乙）真實之桃花源居人先世所避之秦乃苻秦，而非嬴秦。

（丙）〈桃花源記〉紀實部分，乃依據義熙十三年春夏間，劉裕率師入關時，戴延之等所聞見之材料而作成。

（丁）〈桃花源記〉寓意部分，乃牽連混合劉驎之入衡山採藥故事，並點綴以「不知有漢，無論魏晉」等語而作成。

（戊）淵明〈擬古〉詩之第二首，可與〈桃花源記〉互相印證發明。

所以，讀寅恪先生的這篇文章，使我們對〈桃花源記〉有了新的認識和了解。我常常歡喜說，寅恪先生寫這篇文章，用的是武俠小說上「隔山打牛」的手法。當然，以他的功力應該是百無一失的，但偶爾也會稍有偏差，這就是使得勞先生有「歡喜把它向南搬一下」，心裡「才舒服」的想法。因為勞先生曾在豫西崤函之間旅行過，那裡除了黃土峽谷外，既沒有桃花，也沒有竹子，似乎無法表現〈桃花源記〉脫俗出塵的境界。

關於這個問題，學陳先生神似的唐長孺也有同感。在他的〈讀〈桃花源記旁證〉質疑〉裡，就認為寅恪先生的觀察力雖然非常敏銳，但似乎還缺乏足夠的證據。因為寅恪先生所謂的「檀山塢」、「皇天塢」，只能說這些地方曾建築過軍事的防禦，卻不能就說是入山避秦者所築的。更不能因為「桃林」地名的偶合，而確定桃花源真正的所在。因為〈桃花源記〉畢竟是一篇寓意的文章，武陵是否真有其地還成問題。如果最初作者是根據事實的記載，而非出於虛構，那麼就不一定要向北移。如果完全出於虛構，那麼東西南北任何一個地方都可以，似乎沒有考證的必要。他認為桃花源的故事，原來就是南方的一種傳說，這種傳說流行於晉宋間的荊湘地區。

雖然，胡適認為〈桃花源記〉，是中國第一篇成功的短篇小說。但卻不能說這篇小說是創作，因為陶淵明寫〈桃花源記〉是有所本的。寅恪先生也承認南陽劉子驥入山採藥的故事，構成了〈桃花源記〉的寓言部分。劉驎之入衡山採藥事，不僅見於陶淵明的《搜神後記》，鄧粲的《晉中興書》和《晉書》卷九十四〈隱逸・劉驎之傳〉，也都採用了這個故事。另一方面《搜神後記》也錄了陶淵明的〈桃花源記〉，不過這篇〈桃花源記〉，和《陶淵明集》裡的那篇略有不同。寅恪先生認為《搜神後記》裡的那篇，是「陶公草創未定之本」；文集裡所載的，則是「其增修寫定之本」，兩篇都是陶淵明的手筆。那麼，就是說陶淵明寫〈桃花源記〉，是經過修改才定稿的。既然經過修改，必定有所根據（日人大矢根文次郎所著《陶淵明研究》頁七五二，有二者差異比較表），但是寅恪先生卻沒有進一步說明，陶淵明的原始根據是什麼？

案劉敬叔的《異苑》卷一，記載了這樣一段故事：

> 元嘉初，武陵蠻人射鹿，逐入石穴，才容人。蠻人入穴，見其旁有梯，因上梯，豁然開朗，桑果蔚然，行人翱翔，亦不以怪。此蠻於路砍樹為記，其後茫然，無復彷彿。

劉敬叔的事蹟不見他書記載，胡震亨《祕冊彙函》本的《異苑》，後面附了一個小傳，據唐文考證，認為劉敬叔與陶淵明同時而略晚，也許他可能看過陶淵明的著作。不過，從上面所引的那段文章看來，他卻沒有受到陶淵明〈桃花源記〉的影響。因為他的記載似乎沒有經過渲染，比陶淵明的〈桃花源記〉更樸實，更接近故事的原始核心。所不同的是陶淵明故事的主角是武陵漁人，劉敬叔的是武陵射獵的蠻人而已。

劉敬叔所記載的故事，又見於《太平御覽》卷五十四地部第十九所引，稱為〈武陵記〉，內容和《異苑》相同。後來杜光庭寫《神仙感遇傳》，在後面錄了一段庾仲沖的《雍荊記》，所記載的也和《異苑》一樣。庾仲沖的事蹟也不見於其他的記載，據姚振宗、章宗源的《隋書經籍志考證》，認為就是庾仲雍，著有《湘中記》和《荊州記》，酈道元的《水經注》曾引用過他的著作，應是梁以前的人。雖然，無法證明庾仲雍所記載的是錄自《異苑》，還是另有所本，卻可以證明這個故事，比陶淵明的〈桃花源記〉更流行。

這個故事後來又流入四川，和當地所流傳的「小成都」故事結合在一起，就成為《太平寰宇記》卷七十三所引的《周地圖記》的故事內容。《周地圖記》，《隋書・經籍志》著錄一〇九卷，但無作者撰名，故事內容是這樣的：

> 宋元嘉九年，有樵人於山左見群鹿，引弓將射之，有一麚所趨險絕。進入石穴，行數十步，則豁然平博，邑屋連接，阡陌週通，問是何所？有人答曰：小成都。後更往尋之，不知所在。

這個故事的結構、形式和內容，與劉敬叔所記載的完全相似，只是把這個異境稱為「小成都」，後來的《神仙感遇傳》，因為「成都」之名，而將這個異境形容為「城市櫛比，閭井繁盛」的鬧市了。

但不論這個傳說如何變化，流傳的地區如何不同，它的基本結構還是相似的：那就是在一次偶然的機緣下，突然發現了一個人間的仙境，那裡沒有戰亂和災難，人民的生活和平而安祥，然後再去尋找就「迷不復得路」了。這樣類似的故事當時很多，陶淵明的《搜神後記》中，除了〈桃花源記〉，劉驎之入山採藥故事外，還有會稽剡縣民袁相、滎陽何某、長沙醴陵的二樵夫分別發現異境的故事。因為在干戈相繼，饑饉連年，千里無烟，白骨堆積若丘隴的亂世中，這個人間的仙境，是大家所共同嚮往的地方。所以，不論這個傳說出自同源，或匯自異流，甚至有沒有這個人間仙境存在都無關重要，但卻表現了當時大家「厭亂」和「苟全」的共同心理。

不過，這個傳說經過陶淵明的藝術提鍊和加工以後，就昇華為千古不朽的文學作品了。所以，〈桃花源記〉雖然還保持原有的結構，卻灌注了陶淵明個人的生活經驗與人生的理想，因此，勞先生說這是陶淵明的自記，在某種條件下是可以成立的。

雖然，大矢根文次郎在他的《陶淵明研究》中，討論到桃花源著作的時間，認為寫在永初二年（四二一年）的九月至十二月間，因為劉裕弑王而篡位，使陶淵明對現實社會極端的絕望，而寫出他個人的理想國——「桃花源」，那時陶淵明的年紀是五十七歲。當然這也只是一個假設，並不是定論（此說似據洪邁《容齋隨筆》卷十〈桃源行〉條所謂「無論魏晉，乃寓意劉裕，記之於秦，借以為喻耳」演繹而成）。不過依勞先生所說，以桃花源的名物，如桑、竹、蠶、桃、雞、犬、阡陌，都可以在〈歸園田居〉詩中找到，認為這是陶淵明以自己的生活經驗作材料而寫成的。那麼，就等於說〈桃花源記〉受了〈歸園田居〉的影響，如果這個假設成立，則可以說〈桃花源記〉的寫作時間，應該在〈歸園田居〉同時或以後不久。

據逯欽立的〈陶淵明年譜藁〉（《史語所集刊》第二十本上）認為〈歸園田居〉與〈歸去來兮辭〉，同時寫於義熙三年（四〇七年），那時陶淵明三十一歲。（大矢氏則較逯譜長十一歲，認為〈歸園田居〉是寫在義熙二年，時陶淵明四十二歲。關於陶淵明的年紀與卒年，不是本文討論的範圍。逯欽立的〈年譜〉，寫在朱自清〈陶淵明年譜中之問題〉以後，當然，朱著並非最後總結性的定論，而對自宋以來，王質、吳仁傑、張縯、陶澍、丁晏、楊希閔、古直、傅東華等八家有關陶淵明的年譜的著作，作了綜合的分析與批評。逯欽立所著的〈年譜〉，就是以此為基礎，又作了進一步的討論。）陶淵明因為「不願為五斗米，折腰向鄉里小民」，而辭去只幹了八十餘日的彭澤令，又回到自己荒蕪已久的舊田園，重度「開荒南畝際，守拙歸田園」的生活，從此以後他真正的歸隱，耕種、飲酒、詠詩，再也沒有復出。於是在他詩裡充滿了田園的情趣，這種生活的轉變，使他的詩創作進入了另一個新境界。如果沒有這種轉變，恐怕鍾嶸連個中品也不會給他。因此，這種詩意盎然的田園情趣，很自然的就融於他的〈桃花源記〉之中了。

如果這個假設可以成立，那麼，桃花源就可以從寅恪先生所謂的弘農上洛間，向南移一下了。

因為在這以前，陶淵明二十八歲的時候，曾一度開始躬耕南畝，就想過一種「寢跡衡門下，邈與世相絕」的生活，但這次躬耕的結果，「不足以自給，幼稚盈室，缾無儲粟」。為現實生活所迫，就不得不「投策命晨裝，暫與田園疏」，才身投江湖而誤落「塵網」之中。擔任過劉裕討桓玄時的鎮軍參軍，到過曲阿，留下了一首〈始作鎮軍參軍經曲阿〉。亂事平定後又曾奉使還，寫過一首〈庚子歲五月中從都還阻風於規林〉，而有「自古歎行役，我今始知之」的感慨。

由他所寫的詩，知道他曾經到過曲阿。曲阿，東晉時屬晉陵郡，現在的江蘇丹陽縣。劉裕的軍事根據地京口，即現在的江蘇鎮江，也在晉陵郡。陶淵明既為劉裕的鎮軍參軍，這一帶必定是他經常駐紮與往來的地方。晉陵郡與東晉所立僑州郡的徐州接界，徐州僑郡的設立，是由於永嘉風暴後，北方諸州及淮北的難民，相率渡江或過淮。所以，《元和郡縣志》就說：「晉氏南遷，又於淮南立徐州。」後來又分淮北為北徐州，而淮南只稱徐州。

不過，淮河南北，自三國曹孫對立，到兩晉南北朝對峙期間，都是征戰之地。在三國時代就有一個雙方「不居各數百里」的地區，任其荒蕪，不允許人民居於其間，後來兩晉南北朝仍然保持這種「舊制」，互相不允許人民渡淮進入這個地區。

所謂「不居各數百里」，與《漢書‧匈奴傳》所說匈奴與東胡間，「莫居千里」的「甌脫」是相似的。因為一個遊牧民族，和另一個國家或民族之間的交界處，必定留下一段相當距離的「邊荒」地帶。這個地帶的寬狹，不僅代表一個國家或民族的光榮，同時可以作為緩衝而減少彼此間的衝突，這個地區稱為「甌脫」。甌脫是那個時代的匈奴語，換句現代話來說，就是非武裝的緩衝地帶。

魏晉南北朝的甌脫地帶，就在「不居各數百里」的淮泗間，這個地區南方稱之「非畜牧之地，非耕桑之野」的「斥候之郊」，是沒有人居住的。所以《宋書‧地理志》就說：「淮南為戰爭之地，其間不居者各數百里。」北方的邊疆民族政權，對於這個地區即使攻下了，也不作實際的占領。所以北魏一次攻下淮南的鍾離城時，只將城池掘好，然後「立界而還」，並沒有實際占領這個城池。關於這種「甌脫」的觀念，很具體的表現在一位北魏邊境的地方官，寫給南方邊吏的一封信中：

當今上國通和，惟邊境庶民，要約不明，自古列國，封疆有畔，各自禁斷，如是可以保之長久，垂至永世。故上表臺閣，馳書明曉，自今以後，魏宋兩境，宜人跡不過，非聘使行人，不得南北。邊疆之民，烟火相望，雞狗之聲相聞，而老死不相往來，不亦喜乎。

由此可以了解，這個地區是既經雙方約定，不許人民擅自進入，只任其荒蕪。以致後來出現了「城池崩毀，荒舊散伏，邊疆諸戍，不聞雞犬」的景象。但這種荒蕪只是人為的，並不是說這個地區，完全不適於人民居住或耕種，北魏攻下這個地區後，就曾有一位將領建議在這裡屯田，但沒有實現，可以證明當時這個地區是適合耕種的。並且事實上，在這個地區裡，仍然居住著一批人，由於這個地區雙方的政治力量都不能達到，因而稱為「邊荒」。所以居住在這個地區的人，史書稱之為「荒人」。這些「荒人」在政治上是無所屬的。他們既不屬於江南，也不聽命於北方，因此，他們有時可能「起義」抗拒北方，但有時卻又「作亂」反叛南方。所以我們可以說這些「荒人」是徘徊於南北之間，在夾縫中求生存的人們。雖然目前無法尋更多的材料，對於他們在荒邊裡的生活，作進一步的了解。但在那個烽火漫天的時代裡，這裡是受不到戰爭的困擾與摧殘的，除了偶爾有南北雙方的使節，或渡淮走私的商人經過外，他們的生活是和外界完全隔絕的。這裡充滿了安靜和安祥，所以陶淵明〈桃花源記〉所描繪的，「有良田、美池、桑竹之屬。阡陌交通，雞犬相聞。其中往來種作，男女衣著悉如外人。黃髮垂髫，並怡然自樂」的景象，是可能出現的。同時，由於他們在政治上無所屬，在這個地區外任何政治的波動，或王朝陰謀的篡奪，對這個地區的人都不會有什麼影響。因此，他們當然是可以「不知有漢，無論魏晉」的。這裡沒有政府組織，甚至無詩書曆志，人民過著真正葛天無懷氏式的生活。這種社會，正是身處亂世的陶淵明所謂的典章制度，治世不足，擾民有餘，人生真正的樂趣，也只在於閒話桑麻，消憂樽前尋找，所嚮往的王介甫〈桃源行〉中「雖有父子無君臣」的理想社會。

如果說〈桃花源記〉裡，寄託了陶淵明人生的理想，那麼，這種人生理想，應該從陶淵明的思想尋求。關於陶淵明的思想，寅恪先生在他另一篇〈陶淵明之思想與清談之關係〉中，認為「淵明之思想為承魏、晉清談演變之結果，及依據其家世信仰道教之自然說而創改之新自然說」。由於主張自然，所以非薄名教。但所謂非薄名教，僅限於不與當時政治勢力合作，並不像阮籍、劉伶那樣佯狂任誕。因為新自然說，和過去舊自然說積極詆毀名教是不相同的。

而且新自然說也不像舊自然說那樣，僅養此有形之生命，或別學神仙，新自然說是「惟求融合精神於運化之中，即與大自然為一體」。

這種「惟求融合精神於運化之中，即與大自然為一體」的思想，同樣也反映在陶淵明的文學作品之中。而且當時也正處於《文心雕龍・明詩篇》所謂的「老莊告退，而山水方滋」的文藝思潮轉變的時代。因此，陶淵明的作品已不像阮籍、郭璞那樣，對神仙高士的眷戀。因為魏晉時代由於兩漢大一統的崩潰，儒家思想自東漢以來，流於形式與僵化，使得在儒家道德規範下約束的個人，獲得一個自由解放的機會。因而促使這個時代的史學、文學和藝術，都有擺脫經學而獨立的傾向。尤其在文學園地裡，因為老莊思想的影響，瀰漫著個人浪漫主義的色彩。所以這個時代的文學作品，雜揉了佛道的思想和方士的迷信，採用了古代神仙傳說和許多神秘的材料，創造了一個美麗而虛幻的仙境，追求一個超然而不可捉摸的神秘世界。所以出現了象徵時代苦悶的遊仙詩，像曹植〈升天行〉的「乘風忽登舉，彷彿見眾仙」以及阮籍「非子為我御，逍遙遊荒裔，顧謝西王母，吾將從此逝」的〈詠懷〉，都是這一類的作品。

但這種美麗而虛幻仙境的作品，隨著魏晉玄學渡江而只留下餘波盪漾，詠唱自然的山水詩由此誕生。王羲之的〈蘭亭詩〉，和陶淵明田園情趣的詩都是代表。雖然他們的作品也脫塵離俗，但所追求的卻不是縹緲虛無的神仙世界，所表現的是一個合乎人情的境界。因此，他們的作品裡不僅有美麗的畫意，也充滿濃醇的詩情；有自由的人生，表現了自然的純真。〈桃花源記〉所表現的正是這種境界，而且這種境界和陶淵明描寫自己生活的：「野外罕人事，窮巷寡車輪。白日掩荊扉，對酒絕塵想。時復曲墟中，披草共來往。相見無雜言，但道桑麻長。」以及「曖曖遠人村，依依墟里烟，狗吠深巷中，雞鳴桑樹顛」的境界是相應的。所以陶淵明所追求的理想世界，已不是一個虛無的神仙世界，而是一個在現實社會外的烏托邦，但這個烏托邦卻是在人間可以找到的。

所以，如果說〈桃花源記〉，和他的〈歸園田居〉與〈歸去來兮辭〉，寫在相近的時候，那麼，在這一年前，他曾在晉陵郡居住過。既然寅恪先生的〈桃花源記旁證〉，可以假設陶淵明曾讀過戴延之的《述征記》，間接從那裡得到材料，而寫成〈桃花源記〉。因此，我們更可以說，陶淵明在晉陵的時候，必然會遇到一些從北方逃難渡江的人，甚至在邊荒裡生活過的人，向他描繪那裡的生活情形。於是，他便將他個人的生活經驗，人生的理想，以及邊荒地區荒人生活，驅入那個流傳已久的武陵漁人的故事中，而形成了我們現在所讀的〈桃花源記〉，並非是不可能的。

因為寅恪先生寫的〈旁證〉，而引起他的學生包括勞先生在內的疑難，因此，我才敢大膽地作這樣的推想。不論這個假設是否能成立，至少可以使勞先生「心裡舒服些」，因為這樣一來，桃花源不僅可以南移，同時也可以有「桃花」和「竹子」可看了。

不過，寅恪先生透過桃花源解說塢堡，的確是有創見性的。塢堡雖然是一個自給自足的社會結構，但魏晉時代塢堡的出現，是為了自保自衛，只能視為一夥人暫避暴風雨的場所。所以某些塢堡的堡主有時為了現實的需要，不得不與征服者妥協，出糧餉或遣派壯丁參加戰爭，而且還接受征服者委派為地方官吏。因此，在某種程度上，魏晉時代的塢堡，似乎代替了漢帝國崩潰後的地方基層組織。不論久暫，仍然無法完全擺脫政治干擾。所以不能像在政治上無所屬的邊荒人民，他們過著更接近桃花源裡的生活情景。所以，我們可以說，〈桃花源記〉雖然寄託了陶淵明的人生理想，融合了陶淵明個人的生活經驗，但故事的核心畢竟是一個寓言，似乎沒有將它固定在某一點上的必要。

把桃花源固定在某一點上，倒不是寅恪先生的首創。因為這個故事自唐以後，就眾說紛紜。王維的〈桃源行〉就說：「初因避地去人間，更聞成仙遂不還。峽裡誰知有人事，世中遙望空雲山……春來遍是桃花水，不辨仙源何處尋。」劉禹錫的〈桃源行〉也說：「俗人毛骨驚仙子，爭來致詞何至此，……仙家一出尋無蹤，至今水流山重重。」都是把桃花源想像成神仙世界的。但這種觀念卻被韓愈斥為「神仙有無何渺茫，桃源之說誠荒唐」，於是便有了桃花源真實存在的說法。最初，唐康駢的《談劇錄》，就肯定說桃花源在鼎州的桃花觀（陶澍

《集解》卷六引），所以在宋朝王安石的〈桃源行〉就說：「避時不獨商山翁，亦有桃源種桃者。來此種桃經幾春，採花食實枝為薪。兒孫生長與世隔，雖有父子無君臣。」但蘇軾卻比王安石更進一步，在他的〈和桃花源詩序〉中說：「世傳桃源事多過其實，考淵明所記，止言先世避秦亂來此，則漁人所見，似是其子孫，非秦人不死者也。又云『殺雞作食』，豈有仙而殺者乎？舊說南陽有菊水，水甘而芳，民居三十餘家，飲其水皆壽，或至百二三十歲。蜀青城山老人村有見五世孫者，道極險遠……桃源蓋此比也歟？」於是桃花源從仙境降為人間，既在人間當然應該有真的所在。所以到明代吳寬的〈送武陵詩引〉說，古桃花源即在武陵境內，清余良棟所修的《桃源縣志》，就有古桃源洞又稱為秦人洞，又有漁郎問津的桃花溪，距縣城三十里的說法。其他如宋朝高駢認為鎮江茅山的華巖洞就是桃花源，與清人張師繹說桃花源在洞庭的西邊等等。最後而有寅恪先生的弘農之說，而把桃花源移到北方去了。

但如果〈桃花源記〉是一個寓言，那麼，更不應該為了某種政治的目的而曲以解說，像唐長孺那樣說，那裡住著一群逃避苛稅和政治壓迫的武陵蠻人。譚家健承繼寅恪先生的「塢堡」說，卻認為〈桃花源記〉反映魏晉時代沒落地主貴族腐朽的「階級意識」，同時也表現了「勞動人民」對現實的不滿，以及禮法約束的痛苦，而對未來自給自足社會的嚮往。這種論調，和因繆鉞寫了一篇陶淵明「不為五斗米折腰」的文章，所發生的論戰，而引起史學家引經據典考證魏晉升斗的容量，核算陶淵明當彭澤令時的俸祿，是否就是「五斗米」，同樣破壞了陶淵明的詩意境界。

因此，我們似乎不必斤斤計較桃花源究竟在那裡，但卻應該保留陶淵明所創造的那份詩情畫意，使任何一個時代，處於亂世，而無山林可供逃隱的人們，擁有一個悵望青山，仰觀白雲，暫時遐思的權利！

陶淵明喝的酒

前年春天到京都，大雪已落罷，只剩下幾朵殘留的雪花，偶爾飄在灰黯的天空裡。這麼多年沒有接近雪了，就是一片雪花跌落在身上也捨不得抖掉，看著那轉瞬即融的雪珠，童年的歡欣也隨著冉冉升起。但對著那河堤旁乾枯的垂柳；老樹椏上蹲著的昏鴉；寂寞長巷裡，把頭縮在衣領裡頂著寒風匆匆走過的異國人……，又使我有回到北國故鄉的惆悵。

把自己投向一個陌生的異國，所學的竟是自己祖國的歷史，而且又是一段動亂時代的歷史，其心情的沉重是可以想見的。所以有一次訪問北洛山下石原丈山的詩仙堂歸來，想著那個小屋的牆壁上，擁擠著包括陶淵明、白居易在內的二十六位中國詩人的畫像，他們竟寂寞飄泊了幾百年。飲罷瓶中的殘酒，不覺悲從中來，而寫下：

來此非為千年之會

只想問
　江州司馬的青衫
　今遺何處
累我千里來奔
滿眼天涯淚，竟無處可彈

你們當有淚
亦當有淚似我
一如我似池萍飄泊

我寫下這首似詩非詩，似同情他們的飄泊，又感嘆自己的淪落的東西，是寫實的，至少在心境上是寫實的。因為我的確過了大半年飄泊與世相絕的日子，有時拉起臉一個星期不和人說一句話。雖然，我也曾擠在匆忙的人群裡，看著他們臉上陌生的歡笑，我仍然是寂寞的；雖然，我也曾和友人在鴨川旁，看著對岸的千窗燈，飲酒到深夜，然後相擁狂歌而歸，我仍然是孤獨的。因為揪不斷那縷纏著我的離亂情緒。於是謝絕友人們導遊的好意，自己拿著京都之旅的「案內」，開始我獨自的京都漫遊。我曾在月夜獨步疏水，我又在晨曦裡訪問黑谷；我曾在黃昏徘徊化野，我又在梅雨裡到嵐山。咀嚼著那份天地與我獨往來的悲涼，我已經能體會陶淵明「結廬在人境，而無車馬喧」的自我放逐的詩意境界。

一天黃昏，我的指導教授平岡武夫先生請我喝酒。走在白川道上，踩著一地枯黃的銀杏葉到「十二段家」去。「十二段家」是個很別緻的名字，平岡先生告訴我這是一個戲的名字，敘說「忠臣藏」的故事。這個戲分成十二段，從黎明開演，到上燈時分才結束。他兒時還看過，現在已經不演了。這個店就取這個風雅的名字，這裡的涮牛肉是非常有名的。

挑開酒帘，脫了鞋走上玄關，堆滿笑容的老闆娘正躬腰相迎。我環顧四周，店裡陳設一如其名很樸雅。在登樓轉角矮几上擱著一個花瓶，瓶裡插一叢含苞的花，細小的白色蓓蕾，密密地依托在長長的枯枝上。我端詳了很久，站在背後的平岡先生說這是棠棣花。棠棣之花過去只在書上讀過，覺得那該是很遙遠的事了，沒想到現在卻在異國真正看到，平添了幾許思古幽情，也增多我又一份飄零之感。

我們登樓，踞坐在榻榻米上，几上已置妥老闆娘備好的下酒菜餚。那是一隻描藍花帶蓋的大磁盆，平岡先生揭開來，四色菜置在四個空曠的角落裡。現在我只記得有四條烤黃的寸長來的小鯽魚，襯托在綠色的生菜上，另一角落是四塊長方形凝結的青毛豆，像四塊小小的水晶圖章，枕在四條細長而漬過的紫色嫩薑芽上，這盆菜雖然空洞，色彩卻是很鮮明調和的。

不過，吸引我興趣的，還是擺在平岡先生身旁的兩大樽月桂冠的酒。我往常喝的月桂冠都是清澈似水，這種酒卻濃似牛乳。平岡先生說這是陶淵明喝的酒，不過還沒有用他的頭巾濾過。我來得正是時候，這種酒只有在春天這個季節才上市。喝這種酒用的酒盅也和往常不同，是一種方形的粗玻璃皿，容量也比較大些，正合陶淵明所喝一合的量，十合就是斗酒之量了。酒斟在杯子裡，淡綠的杯沿襯著白色流動的液體，在燈光下閃閃發光，也許這就是古時常說的瓊漿玉液吧。我端起來淺嚐了一口，雖然甜得有點膩，還是很容易上口的。

在平岡先生嗬嗬的笑聲裡，我不知飲下多少合，我只記得穿過許多五彩繽紛燈光的街道，才回到自己的宿處。我醉了，是我到異國後春醪初嚐就醉了，我不知道蹌踉的歸途中是否曾引吭高歌。不過，我卻覺得我做了這麼多年魏晉南北朝史的學徒，也讀過些陶淵明的詩文，從沒有像這次和靖節先生那麼接近過。因為我不僅飄泊在異國，也飄泊在亂世。而不論什麼時代的亂世，那種飄泊的感受總是相同的。

第二天，宿酒乍醒，再讀青木正兒編的《中華飲酒詩選》，裡面錄了些陶淵明有關酒的詩，從「一觴雖獨進，杯盡壺自傾」的酒詩情趣裡，尋找到陶淵明另一個寧靜的世界。這種寧靜是塵世的寧靜，和魏晉文士詩裡棲隱超脫的仙境寧靜完全不同。他的酒趣和魏晉「名士不須奇才，但得無事常痛飲，讀〈離騷〉」也不一樣。他已擺脫魏晉名士的飲酒狂放和向道慕仙的苦悶象徵，再回到真實的人間。雖然他對自己所生存的「自真風告逝，大偽斯興」時代不滿，但卻不企圖擺脫。在他詩裡的「人事固以拙，聊得長相從」，正表現了這種心情。只是他在無法與現實社會調和後，而採取了一種「白日掩荊扉，對酒絕塵想」的自我放逐和隔離。在他自我放逐和隔離的生活中，他一方面欣賞「採菊東籬下，悠然見南山」忘言的自然情趣，開荒南畝與村老把酒話桑麻的田園生活；另一方面他又讀《山海經》和歷史上心儀的人物，這是兩種不同的境界。在這兩種境界無法平衡時，那種「人生無根蒂，飄如陌上塵」的平淡中滲著悲涼意境，便出現在他的詩裡，透露了他內心深藏的孤獨。不過，這兩種不同的境界卻透過「一夫常獨醉」的酒，最後終於融合在一起。他所創造的桃花源，就是這麼一個融合的世界。

也許我們從這個角度，而且也生活在亂世，可能會對陶淵明的詩意有另一種心領神會。

附記：五十八年十二月十八、十九日，我在〈中副〉寫過一篇〈何處是桃源？〉結尾這樣寫著：「我們似乎不必斤斤計較桃花源究竟在那裡，但卻應該保留陶淵明所創造的那份詩情畫意，使任何一個時代，處於亂世，而無山林可供逃隱的人們，擁有一個悵望青山，仰觀白雲，暫時遐思的權利！」這篇文章只是對陳寅恪先生的〈桃花源記旁證〉，提出另一個看法，算是歷史考證文章，並沒有探索陶淵明的詩意。在京都繫留這段日子後，才體會到陶詩裡的自我放逐與自我隔離的境界。當然這還是以離亂為前提的。

——辛亥歲末寒夜苦雨中

第三輯

城裡城外

一　城的觀念

雖然，孟姜女的淚水，把那個不恤民力的暴君面目，刻劃得格外猙獰，但長城卻不是他一個人的力量所能造成的。這條蜿蜒在秋海棠葉西北部的巨大脈絡，是農業文化繁榮的象徵，是我們祖先智慧的結晶。即使沒有那個偶然闖進歷史的獨夫，這座人類文明的奇觀，就是站在月球上，也可以看到痕跡的建築物，仍然會被堆砌起來，巍峨地矗立在中國的邊疆上。

一個以農業為基礎的民族，築城是他們文化發展必經的階段。因為，他們的人民最初在狹小的土地上耕種，然後在這塊狹小的土地上，獲得他們生活的必需品。因此，他們需要固定的土地及安定的生活。於是「安土重遷」成為他們祖先所留下來不變的觀念。這種牢不可破的觀念，後來又支配著他們社會結構的建築、行為模式的鑄造、以及文化特質的持續。

不過，我們的祖先並非一開始就這麼幸運，而被分配在這塊適合於農業生產的土地上，這是經過不斷的戰爭、流血和勝利，最後終於放棄飄泊的遊徙生涯，才在這塊土地上定居下來。至於那些不幸的失敗者，只好漸漸地向邊遠地區退卻，他們或遁入西北的大草原，然後又像燈蛾似的撲回他們失去的樂園，最後卻消逝在農業文化浩瀚的歷史海洋之中。有些則退入西南山區，固執地保存著他們祖先文化的遺產，這是現在仍然存在的情景。但在群山環繞之中，他們的生活卻停滯在他們自己的桃花源裡。這些都是和我們有某些血緣關係的兄弟民族，不過這些分了家的手足，因為生存在不同的地理環境之中，過著不同的生活，而形成不同類型的文化。

自我們的祖先在這塊土地上定居下來，他們的子孫也生活在這塊土地上。於是在這塊土地上，漸漸聚集了許多人，由許多人口集成一個家族，由許多家族匯聚而成村落，然後由許多村落發展成城市。於是他們開始建築城池，用城池保護他們辛勤所獲的生活必需品，和他們所創造的文化，因為農業文化只有在固定的土地上發展，它的根基才會愈深固，枝葉也才會愈茂盛。所以，築城是農業文化發展過程中必經的階段。

不過，這種城池原始的形式，早已孕育在他們最初耕地的田堤，及圍繞他們家園的藩籬之中，因為這些田堤與藩籬，不僅標明他們生活資料的所有權，同時也維持了他們生活的安寧。但這些田堤與藩籬的存在，並不表示他們與外界完全隔絕。田堤間有溝渠相通，藩籬間有門戶往來，就在溝渠流水的潺潺中，門前的賈客歡笑中，凝結成儒家的意識形態。這種意識形態是以二人之間關係的「仁」字為基點，以家族為經，以倫理為緯，編織成由修身開始，經過齊家，最後治國、平天下，自內向外輻射的網。這是農業社會的道德規範，也是政治設施所依據的準則。

同樣的，城池是田堤與藩籬的擴大，一個城池與另一個城池之間，城門就是互相連繫的發射點，由於這些向心的連繫點存在，許多城池漸漸凝固在一起，最後許多不同城池的牆連起來，就形成了我們歷史上的長城。雖然寫《韃靼千年史》的巴克 (Parker) 說，中國歷史上的長城是一條血線，所謂千百年來，魂縈邊界者奚止百萬。因此他認為長城是一條國防的疆界。當然，無可否認長城建造的現實意義，是為了防止胡人南下牧馬。但如果從另一個角度觀察，長城不僅是一條國防的界限，也是地理與種族的分水嶺，同時也是一條文化的疆界。

正像李濟之先生所說，居住在長城內的，是導源於黃帝的「我群」(We Group)，是一種長於種植、善於築城的民族。這個民族是以農業為基礎的生活模式，以家族為中心的道德規範，維繫著他們社會的安寧與文化的繁榮。這種車同軌、行同倫、書同文的現象，在秦始皇併吞六國以後，格外顯著。所以長城在這個時候出現並不是偶然的。因為長城的出現，是農業文化發展至成熟階段的象徵，也是國家統一的標幟。

至於居住在長城外的「你群」(You Group)，則是一種遊牧、穿皮毛、吃肉酪、住穹廬的民族。這些居住草原的遊牧民族，他們以牧放遷徙為業，牧放牛羊是他們的經濟資料，遷徙是他們的經濟活動。他們以經濟支持活動，以活動發展經濟。但不論他們經濟力量充沛或衰落，同樣都會向附近的農業民族進行掠劫。所以，附近的農業民族須建立城池，保衛他們人民生命財產的安全，這是長城建築的現實意義，因為城池是防禦胡人牧馬最好的工事。

但長城的建築雖然保衛了中國文化，另一方面也限制了中國農業文化對城外的發展。由於農業文化必須在固定的土地上發展，使他們只注意城裡的家務事，至於城外的事務則漠不關心，所以只要居住在城外的人，不貿然進城擾亂他們生活的秩序，大家就可和平共存相安無事。雖然，在漢武帝時代，曾一度超越長城，在草原地區邊緣，建立許多農業生活方式的屯墾區。但這些屯墾區防禦意味比較濃厚，因為農業社會對於他們城外沒有領土的野心。他們希望那些城外的民族，透過這許多孤立的草原與農業過渡地帶的屯墾區，獲得某些經濟的滿足，可以不致騷擾城內的安靜。同時希望那些遊牧民族，在這些屯墾區中，對中國文化有某些程度的了解，而產生一種向心的仰慕。當然，城內的農業民族和城外的遊牧民族，偶而也會經過城門，有些直接的和平接觸，那就是所謂的「和親」政策，與四裔的「朝貢」制度。但和親和朝貢都不過是消極的破財消災而已，因此，使他們相信和城外交接是沒有好處的，最後終於形成關起城門的「閉關自守」政策。當然城門不是永遠關閉，偶然也會啟開，選擇吸收一些他們自己認為新奇與需要的事物。所以那些騎著白象的僧侶，可以穿越沙漠到城裡來，同樣地那些冠有「胡」字的樂器，今天我們已把它們視為自己的國樂。

有時因為城內的動盪不安，政治和社會秩序失調，那麼居住在城外遊牧民族的鐵騎，就會像一陣旋風，突破長城防線進入中國，在中原地區建立他們的統治政權。但是由於這些遠來的征服者，既無統治農業社會的經驗，又沒有支持一個政治體系的文化基礎，所以經過最初暫時的高壓手段以後，就不得不尋求某種程度的讓步與妥協，與農業社會的人民合作，然後再經過對這兩種不同類型的文化，因接觸所引起的衝突，不斷的修正與調整。最後，他們終於也開始修補長城，並且擔任守護長城的任務，防止另一批遊牧民族侵入長城。到了這個時候，他們已漸漸放棄他們自己的文化傳統，成為農業社會忠貞的一員。所以，在中國歷史上，雖然有不同的邊疆民族，越過長城進入中原，可是，卻都被同化在漢文化的海洋之中。因此，在這種情形下，「用夏變夷」成為我們對待進入長城的夷狄的態度；所謂夷狄「入中國則中國之」的觀念，則成為城外的非我族類進入長城後必然的結論。

在「閉關自守」政策與夷狄「入中國則中國之」兩種觀念交互影響下，於是我們產生了文化的優越感，認為我們是世界上最優秀的文化，而且認為我們所需要的一切，城內皆可供應無缺，無需他求。只要守得住長城邊界，就可以關起門來過太平日子，不願再站在城樓上，遠眺城外的世界。因此，他們保守，自大，不願改革，不願創造，同時也不願接受新的刺激和挑戰。因為在他們的心目中，凡對祖先遺留下的基業，所作的任何改變，都被視為敗家的浪子。

這種堅持自己文化優越，拒絕外來事物的觀念，隨著中國歷史長流的奔騰，已深植人心，與日俱增，無以名之，姑稱為「長城的心理」。所以我們不僅有一條歷史上的長城，另外還有一道無形的長城，橫在人們的心裡。這座無形的長城，在十九世紀和西方文明接觸之初，曾發生巨大的排斥作用，最後終於在西方的浪濤撞擊下崩潰。

雖然，十九世紀進入中國的西方人，和那些早期越過長城進入中國的遊牧民族，同樣被我們視為「夷狄」，但這些西方來的夷狄，卻不是騎馬，而是坐船來自海上，長城已失去以往的防禦作用。另一方面閉關自守的政策，與夷狄入中國則中國之的觀念，已不能適應那些叩關的堅甲利兵。所以，在十九世紀裡，我們的知識分子面對著一陣陣迎面撲來的浪濤，除了驚惶失措外，已經意識到這是中國歷史上曠古所未有的一大變局，可是卻不知道如何應付這一大變局。於是只有在洶湧的浪濤中沉浮，東飄西流。因此，他們恐懼，他們憤怒，同時由於他們心裡長城概念的影響，更仇視西方的文明，但卻又不能不承認西方文明的結晶，包括堅甲利兵，工業產品，政治體制各方面的優點。他們一方面仇視西方文明如毒蛇猛獸，可是一方面又不能不飲鴆止渴。所以中國近代的悲劇，就是在這樣進退維谷，欲拒還迎的狀況下產生的。

過去，我們祖先為保衛他們所創造的文化而築城，但他們所築的城在十九世紀以後，已失去它原有的意義，寂寞的躺在那裡，成為歷史的陳跡。在這座大城環抱中的許多小城，為了適應現代化的發展，已被拆除。所以，我們可以這樣說，我們的上古史是築城的歷史，中古史是衛城的歷史，但我們的近代史卻是拆城的歷史。從築城到拆城之間，我們已跋涉過一段最艱困的歷程，如今回顧，仍然有太多的悲嘆。

經過一百多年不斷的失敗、困苦、掙扎之後，現在我們已經可以面對現實，處理面臨的許多問題。但是現在還有某些人，仍然愚蠢地堅持長城的觀念，竟妄想以人民的「血肉」，去築他們「新的長城」，的確是非常可笑、可悲、又可憐的。

二　蜜月

雖然那個充滿優越感，把亞洲和非洲人視為「白人的擔子」的吉卜林 (Rudyard Kipling) 曾經武斷地說，東方是東方，西方是西方，永遠不會聚首。但在他之前，明萬曆九年（一五八一年），一個名叫利瑪竇 (Ricci Matteo) 的耶穌會 (The Society of Jesus) 傳教士，在廣東埋首苦讀中國經典近二十年後，於是，脫下袈裟換上儒裳，開始他的北京漫遊，那時，東方和西方就曾有過最親切的一瞥，並留下款款深情。

過去，東方和西方也曾穿越蜿蜒的絲路，在長城外沙漠邊緣的綠洲上偶然相遇，不過僅是彼此互相陌生的注視，他們的了解，像響在沙漠裡駝鈴似的悠遠與飄忽。所以，雖然那個埃及艷后和古羅馬的貴族們，對東方的絲織品有著狂熱的喜愛，但他們的詩人卻詠讚那是樹上所長出的美麗羊毛。雖然，我們史書曾記載過一個大秦，但大秦卻在遙遠未可知的天涯。當然，唐代長安的那塊大秦景教碑，的確是東方和西方接觸不可磨滅的記錄，但這塊里程碑卻沒有縮短雙方的距離。後來蒙古的鐵騎踐破歐洲中古的騎士夢，一部《馬可孛羅遊記》，又激起西方探險家不斷向神秘東方的探索。在好望角發現不久，麥哲倫就跟踵東來，想航行地球一周，但結果自己卻壯志未酬，而死在菲律賓。

明朝正德十年（一五一七年），一個名叫安德洛德 (Fernão Peres d' Andrade) 的葡萄牙人，所率領的八艘商船終於在廣州靠岸，四十年後，他們又在澳門建立固定的通商基地，於是，近代東方和西方接觸的序幕也隨著展開。不過，這些西方人所帶到中國的，只是東南亞和中東的土產，卻不是西方文明的結晶。

所以，近代東方和西方文化交流的蜜月，只有透過那些遠來僧人的媒介才開始，他們背負著沉重的十字架艱難跋涉而來，然後在中國的古城裡駐腳，他們一隻手虔誠地擁抱著《聖經》宣揚上帝的福音；但另一隻手卻無心插柳地播佈了西方文明的種子。

不過，即使那位出身羅馬學院 (The Roman College)，對數學天文都有研究的利瑪竇，初到澳門的時候，也像所有的初來者一樣，對中國並沒有深刻的了解。所以他只脫了聖袍換上袈裟，想做一個方外的僧侶。可是等他到肇慶以後，才發現對這個古老的國家缺乏真正的認識，於是他開始學習中國經文，研讀儒家經典，正像他後來自己所說：「淹留肇慶、韶州二府十五年，約知中國古先聖人之學，凡於經籍亦略誦記，粗得其旨。」然後，北上京城貢「方物」。不過，中國雖然對外來的宗教的容忍性很大，但一個高鼻深目的洋鬼子，想在一個與他自己文化基礎完全不同的國度裡，推銷另一種古所未聞的意識形態，而且又沒有條約所給予的保障，的確不是易事。

因此，他必須尋找一個自己可以立足的地方，最後他終於尋到上帝之教，和孔孟之道相合之處。也就是徐光啟為他上給皇帝的奏摺中所說的：「彼國（意大利）教人，皆務修身，以事天主，聞中國聖賢之教，皆以修身事天，理相合符，是以辛苦艱難來相印證。」於是利瑪竇終於將中國人崇德懷遠的習慣，和基督教的教義連接在一起，就利用這個微妙的相通之處，一面讓中國人祭祀祖先，一面膜拜上帝。雖然，對宗教的容忍而言，這的確是一個非常大的退讓和妥協，但這種退讓和妥協，卻使得那顆宗教的種子，得以在這塊陌生的土地上萌芽。

在中國社會裡，一種新的意識形態傳入，必須獲得上層知識分子的默認首肯以後，才能紮根生長。因此，利瑪竇要想獲得他們的默認，仍然需要經過艱苦的奮鬥。不過，適巧當時一批比較清醒的知識分子，對宋明以來理學的空疏論調，已經感到懷疑與不耐，他們都有吸收新知的衝動。這種衝動正是利瑪竇可乘的空隙，於是他首先利用有形的西方精巧的機械製造品，激發中國知識分子好奇的求知欲，然後再向他們解說這些機械的原理，證明有幾種學術研究，歐洲的確要比中國精密。直等到中國知識分子進一步詢問，他們歐洲是否也有我們同樣的聖人之教，夫子之道時，利瑪竇才巧妙地向他們宣揚上帝的教義。所以《明史》卷三百二十六〈意大里亞傳〉說：「其國人東來者，大都聰明特達之士，意專行教，不求利祿，其所著書，多華人所未道，故一時好異者咸尚之，而士大夫如徐光啟李之藻輩，首好其說，且為潤色其文詞，故其教驟興。」除了徐光啟外，李之藻、周子愚同樣受他的影響。

這位遠來的僧人，經過不斷的努力和奮鬥，終於在中國的古城裡定居下來，而且獲得中國知識分子的尊敬，最後也死在那裡。但他辛勤的奠基工作，成為日後東西文化交流橋樑的基礎，他的後來者，都踏著這位先驅者的腳跡，在不觸動中國傳統的尊嚴下，默默地擔負起文化交流的螞蟻和蜜蜂的工作。像湯若望 (Schall von Bell Johann Adam)、南懷仁 (Verbiest Ferdinand)、張誠 (Gerbillon Jean-François) 都是代表性的人物。從萬曆九年到清乾隆三十年代（一五八一——一七六五）前後，把西方科學知識介紹到中國，而且可以查考的，大約有四十四人，明朝末年來到中國的十九人，其中意大利人有八人。清朝初年來的二十五人，法國人最多計七人，此外還有葡萄牙、日耳曼、西班牙、比利時等國人，他們都是貢獻了畢生的精力，有十九個人死在中國，其中有十三個死在北京，死在澳門的還沒包括在內。所以他們孜孜不倦的工作和努力，使得這兩種過去互相不了解的文化，得到一個暫時握手言歡的機會。

他們努力促進東西文化的交流，西方的科學技術與理論，透過他們的翻譯被介紹到中國來。在內容方面，最重要的當然是天文學，因為中國自成體系的曆法，流行了三千多年，雖然其間也曾因零星外國天文學的輸入，作了某些程度的修正，但流傳到當時已經有許多的偏差，需要經過一次徹底的改革。就在這個時候，他們將西方的天文學的科學知識輸入，纂成了《崇禎曆書》一百卷。當然，像所有傳入的新知一樣，都會引起一批保守知識分子的反對，發生所謂的新舊之爭，餘波盪漾到清康熙年間還沒有停止。不過他們介紹天文學的知識，卻採取了保留的態度，那個因倡言地動之說，被教會視為異端的哥白尼 (Copernicus Nicolaus) 的理論，並沒有被介紹進來，而採用第谷 (Tycho Brahe)、刻白爾 (Kepler Johannes) 的行星運行軌道為橢圓的定律，代替哥白尼的地動之說。除了理論之外，技術方面的天文圖表，與觀象儀器更是精密絕倫，使中國學者嘆為觀止。

在數學方面，平面幾何基本理論、圓周率的計算、對數、比例、平面三角、弧三角的定律都具體的輸入，不過代數只介紹到二次方程式為止。物理學方面則有比重、重心、槓桿、滑車、輪軸、斜面等理論的介紹，光學則將屈折、凹凸鏡對物體所產生的現象都加以解說。

地輿學知識的傳入，使局限在城內中國人的視野，也隨著擴展，知道地球是圓的，地球上還有五大洲。在地輿的測繪方面，更有輝煌的成就，從康熙四十七年（一七〇八年）開始，命傳教士分別勘測全國山川地形，到康熙五十八年才完成，然後由白晉 (Bouvet Joachim) 繪成總圖，同時又另繪分省圖，康熙定名《皇輿全覽圖》，這的確是中國空前的鉅製，今天我們的地圖，都是根據《皇輿全覽圖》而來的。

其他如礦冶、火器（造炮）、語言、藝術、哲學各方面的知識都具體的傳入。他們將邏輯譯為「落日加」(Logica)，稱為「言辨是非之法」；物理譯為「費西加」(Physica)，稱為「察性理之道」；形而上學譯為「默達費西加」(Metaphysica)，稱為「察性理以上之學」；數學譯為「瑪得瑪第加」(Mathematica)，稱為「究物之形與度數」，這些學問都屬於「斐錄所費亞」(Philosophia) 哲學的範疇。

他們所撰譯的西方學術著作，現在可考的，大約有九十種，其中天文學三十種、數學八種、物理學五種、地輿學八種、冶金術二種、藝術四種、語言三種，其他十種，不可考的七種。由於這些新知的輸入，對沉寂已久的中國學術界而言，的確是新的挑戰；對於一向注重心性修養的中國知識分子而言，也是一種新的刺激。在這挑戰和刺激交互激盪下，對中國學術和思想各方面，都發生深遠的影響。

由於宋明以來理學的影響，一種純主觀而又缺乏科學精神的空氣，瀰漫著當時整個的學術界，突然面對著完全由歸納方法研究的天文學，與絕對客觀演繹法的數學的入侵，除了震驚失措外，已經考慮到我們自己的學術界需要一次調整了。因為西學的輸入，激發我們學者研究的興趣，使得我國學術界的內容增加，明朝治西學的有徐光啟、李之藻、周子愚、李天經、方以智等，他們對於西學的研究都有相當的貢獻。後來天文和數學研究風氣漸盛，在清朝初年的王錫闡、梅定九就曾深入西方的天文數學，企圖以此融貫中國傳統的科學知識，另外開闢一條新的途徑。此外，這些傳入的科學方法，不僅使我們的科學知識萌芽，同時也影響到當時的漢學研究。雖然當時西方的天文數算之學的輸入，在表面上曾受到我國漢學家的鄙視，可是他們對於這些新奇的西學，卻有著濃厚的興趣。乾嘉以來的漢學家，十九都精通天數之學，因此，他們利用天文與數學的歸納和演繹方法，整理中國固有經史。如果說清朝乾嘉學派的考據之學，是一種科學方法，那麼這種科學方法顯然是受西學的影響。

不過，我們也有一句成語，所謂「來而不往非禮也」。同樣地，我們對西方也曾回贈了豐富的禮物。自從十七世紀耶穌教的傳教士克舍耳 (Anauosius Kircher) 的一本拉丁文的中國圖籍，科斯泰神父 (Ignatius da Costa) 所譯的《大學》，應托太神父 (Prosperus Intorcetta) 所譯的《中庸》，分別在一六六二年、一六七三年出版以後，於是歐洲掀起一陣中國熱的狂濤。

歐洲十七、十八世紀間，所流行的「羅科科」(Rococo) 運動，這種藝術形式雖然是對以往嚴肅規律的解放，但這種解放卻是受中國磁器和絲綢光彩，所給予人生樂觀情緒的鼓動。瓦韜 (Watteau) 風景畫中，那些山色隱現在淡淡的雲煙之中，就是從中國山水畫中所吸取的靈感。不過羅科科的活動，並不僅限於繪畫之中，同樣也反映在他們日常生活喜好的藝術情趣之中。中國糊牆的花紙，在這時傳到歐洲，於是立即成為家戶必用的室內裝飾。同時因為中國漆器在歐洲的盛行，漆器副產品的轎子也在十七世紀初傳入歐洲。這種雕作精美而且又用人抬著走的交通工具，最足以表現權威的矜重，很快就獲得歐洲那些假髮上撲粉的貴族們的賞識，這種轎子後來演變成歐洲的箱形馬車。在建築方面，中國式的屋頂、窗櫺、狹長的走廊、亭榭和小橋流水，也受到歐洲人的讚美。他們最初開始模仿，對後來歐洲浪漫主義運動期間，中國亭園在歐洲風行，留下了一個伏筆。十八世紀後期，德國卡塞爾公爵 (Landgrave of Kassel)，在威廉湖 (Wilhelmshöhe) 濱，所建的中國亭園，就題了木蘭村 (Mulang) 的中國名字，村旁的小溪叫做吳江 (Wu-kiang)，並且還雇了黑種女子來代替中國式的居民，這是中國亭園在歐洲最典型的象徵。

但是，羅科科藝術的光彩，在歐洲沒有閃耀很久。十八世紀以後，這種充滿詩的韻律和情緒的藝術運動，就被另一種冷靜思考與科學精神的「啟蒙運動」所代替，雖然這是兩種極端不同的運動，但都同樣受中國思想的鼓舞。因為，中國的絲綢和磁器，感染了羅科科運動，但中國絲綢和磁器的後面，卻隱藏著一個老子的靈魂，老子直覺地尋求自然形態無窮變化的精神，間接的影響了這種運動。另一方面，孔子唯理精神，要求一定的觀點，必須用一定規律與形式實踐的精神，對於十八世紀歐洲啟蒙運動，也發生了啟示的作用。

這時孔子的著作已譯成歐洲文字，使得歐洲思想家讀之震驚。因為他們沒有想到，他們現在所追求的理想和目標，在兩千年前東方的孔子，已有了具體的實踐方案。因此中國儒家的思想，使他們仰慕、傾倒、爭相模仿。這種傾向，具體地表現在當時德法兩個大思想家，萊布尼茲 (Leibniz) 和伏爾泰 (Voltaire) 的思想之中。

伏爾泰，這位法國大革命前夕的偉大思想家，他的中國知識，最初從他肄業的耶穌會學院中獲得，但後來他卻利用這知識作為武器，攻擊耶穌會。在他所著的《風俗論》(*Essaisursur Les Mocurs*)，和所編譯的《趙氏孤兒》(*Orphelin de la Chine*)，都是對中國儒家道德理想讚頌的作品。他認為當時西方，面對著孔子不尚奇跡、不崇玄想的思想，不僅感到自慚形穢，更應該積極向東方學習，他甚至主張歐洲應該全盤中化。雖然他的論調有時趨於偏激，但卻十分可愛。

至於萊布尼茲，他雖然認為西方的天數之學超越中國，但中國實用的政治哲學和對道德的實踐，實非西方可望其項背，所以這兩種文化應互相截長補短，攜手並進。他的《單極論》(*Doctrine of Monands*)，和他另一部《新中國》(*Novissim Sinica*) 中，都表現了這種思想。他為了實踐自己的理想，曾在柏林組織了一個科學會，從實際培養蠶桑著手，努力從事東西文化交流的工作。他的思想直接影響到後來的法郎克 (A. H. Franck) 和吳爾夫 (Christian Wolff)，成為他最有力的同志。另外，在法國，那位路易十五情婦蓬巴度夫人 (Pompadour) 的私人醫

生揆內 (Quesnay)，所創的重農學派的經濟思想，就是受了中國儒家思想的感動，後來被他們的弟子尊稱為歐洲的孔子。

中國思想對西方的影響，在啟蒙運動之後仍然餘波盪漾，並且影響到浪漫主義的狂飆人物歌德。雖然這位偉大的德國天才詩人，早年對中國藝術的繁複，曾感到十分不耐，但到了晚年，對中國儒家敦厚溫恕之道，充滿了喜悅和敬意，因為中國的「道」，對他所渴望的人類的安全與道德的平衡，指示出一條明確的道路。

因此，中國和西方近代文化的接觸，並非盡是苦果，也曾有一個含苞欲放的春天。但這棵欣欣向榮的小樹，卻被早起的秋風吹得花果飄零。只因為一個不必要的誤會，彼此堅持愚蠢的固執，驚破兩種文化交流的蜜月，空餘一段甜蜜的回憶，於是他們又退回兩個互相不了解的陰暗角落中去。

三　坐炮彈回來的

利瑪竇與耶穌會的傳教士容忍中國人一面祭祀祖先，一面崇敬上帝的傳教政策，推行了一百多年以後，已引起教會裡一部分人士的疑慮，他們都在竊竊私議這種傳教的方法，是否有效。

在討論利瑪竇的傳教方法時，方濟會 (Franciscans) 和道明會 (Dominicans) 的傳教士始終站在反對的立場。他們之所以反對，是因為他們也曾派傳教士到中國傳教，而他們派來的傳教士，都不通中國語文，所以處處受到歧視，使他們的傳教工作無法展開。相反地，耶穌會的傳教士卻與中國人相處得水乳交融，這的確不是他們所能忍受的。當他們滿腹怨氣無處發洩時，只有向羅馬教皇傾訴，他們報告說，耶穌會教士在中國不僅容忍異端，並且還助中國人修訂曆書，迷戀星象，根本把支配星象的上帝置之不顧。教皇獲得這個消息後，立即下令查辦。並派紅衣主教魯囊 (Tournon) 東來，覲見康熙皇帝，詢問中國所謂的「天」與「上帝」，是否與基督教所言的「天主」所代表的意義相同。對魯囊所提出的問題，對一個朕即代表天的中國君主而言，是不能容忍的。所以魯囊所提出的問題，不僅沒有獲得圓滿的答覆，並且還使康熙十分震怒，於是下令除利瑪竇的耶穌會傳教士外，其他教派一概不許在中國傳教，並且把他們驅逐到澳門去，包括魯囊在內。同樣地，羅馬教廷得到魯囊的報告後，也下令給在中國的耶穌會傳教士，以後在中國的傳教只許崇拜天主，不許祀天與祭祖，否則予以「破門」的處分，這就是所謂的「中國事件」(Laffiare Chinos)，時間是在康熙四十三年（一七〇四年）。他的繼承者雍正即位後，又立即禁止天主教，他接納了閩浙總督滿寶的奏請，下令把所有在華的西洋人，除了供職欽天監的以外，一律驅逐往澳門，不准在內地傳教。自此以後西學除了欽天監之外，已沒有機會輸入，同時這座皇家天文臺的欽天監，所需要的西方知識，僅限於天文方面。而且這些被留在欽天監的西方傳教士，都變成皇家所供養的金絲雀，他們活動的範圍限於宮廷之間，已沒有機會和其他中國知識分子接觸，因此也不能對中國的學術界發生影響。中西文化交流的蜜月，因為一個不必要的誤會而告終結。這個誤會所形成的後果，不僅使耶穌會在中國傳教的工作受到挫折，同時也使傳教士傳教的副產品——西方文化的輸入中斷，這的確是非常不幸的事。

既然最初西方的教士，不遺餘力向中國輸入西方的知識，並且中國知識分子對於這些新奇的事物，充滿濃厚的興趣，盡量地吸收。經過雙方一百多年不斷的努力，論理說應該建立一個穩固的基礎。那麼，即使在西學輸入中斷後，我們仍然可以利用這個基礎繼續發展，但是我們的科學卻沒有因此而起飛，這是一個值得我們探討的問題。

如果我們將當時所輸入的西學，和西方學術界作一個比較，那麼將會發現有些西方傳教士所輸入的，並非西方思想的全貌，而且故意作了某些程度的保留，像當時西學影響與貢獻最大的是天文學，可是他們對於哥白尼的學說卻隻字未提。哥白尼的地動之說，使西方天文學擺脫過去占星學的舊窠臼，而成為一種獨立的科學。他們所以如此，一方面因為這種革命的學說，是對天主的神聖所作的挑戰；另一方面，又因為中國的統治者對於這種新奇的學說，並不感到十分興趣。所以湯若望在欽天監工作時，他為榮親王選擇安葬的日期，不僅沒有利用西方的星象學，反而以中國經典〈洪範〉作為擇日的根據，因為他們必須討好中國的統治者，不敢對中國的傳統稍有觸動。

雖然，這些西方來的傳教士，個個都是博學之士，卻不是對某種學術有特殊造詣的專家。他們所輸入的西學僅是些原理原則，但對這些原理原則，卻沒有進一步的闡釋與推論，所以《四庫提要》批評這些西學說：「歐羅巴人自秘其學，立說復多深隱不可解。」因此，中國知識分子不能利用他們輸入的理論基礎，作更上一層樓的探討。另一方面，當時輸入西學的耶穌會士，和接受西學的中國朝廷，雙方的目的都不在於「學」。因為傳教士他們所輸入的西學，只是作為傳教的手段，而中國朝廷當時最迫切需要的，只是用來改革曆法的西方天文知識，至於其他的科學知識，也不過抱著偶然欣賞的態度而已。所以當時中國朝野上下，只知西方精於「天文之學」，而不知有其他，這種現象和後來清朝同光年間，清廷和當時的知識分子，只知西方有「堅甲利兵」，對其他茫然無知的情形相似。但「天文之學」及「堅甲利兵」，都是西方科學發展的結果，也可以說是西方知識的「術」，而不是「學」。所以我們雖然和西方文化交流，而且又努力向西方學習，但卻不追求構成這些「天文之學」與「堅甲利兵」西方科學結晶的原動力。我們所獲得的，只是西方之學所產生的末術而已，不法其上僅法其下，可能是我們科學不能發達的原因，也是中國近代歷史悲劇形成的原因。當然，今天我們對西方科學知識的吸收，已作了許多的改變，君不見每年暑假有許多楚材晉用的中國科學家，匆匆飛回國來，作蜻蜓點水式的逗留，傳播最新的科學知識，但他們卻等不及再看著故國的中秋明月，又匆匆地北雁南飛。這種傳播科學知識的方法，我們除了用錦上添花來形容外，再找不到恰當的字眼，可惜現在我們科學園地裡，只有剛出的嫩黃苗芽，卻沒有花。

更重要的，當中國關閉城門，拒絕接受西方禮物的一百多年，這段期間，從十八世紀的中葉到十九世紀的中葉，西方世界開始一連串革命性的轉變，這些轉變包括著農業、工業、運輸各方面，不僅使中國感到驚訝，就是歐洲人自己也無法辨認前後的面貌。不過，對於這個西方文化的新貌，中國後來看的，卻不是美麗與可親的一面，而是猙獰和醜惡的一面。

十八世紀的西方文化，突然像脫韁之馬向前超越奔騰，結果形成十九世紀歐洲人的自豪、自大、自滿。所謂歐洲的十九世紀的一百年，可以從一八一五年維也納會議所形成的均勢算起，到一九一四年第一次歐戰爆發，又打破過去的均勢為止。這一個世紀的歐洲歷史，充滿自信與希望，以堅定的步伐一步步向前邁進。

這種自信與希望，當然是歐洲工業革命的結果。所謂工業革命，簡單地說，就是以機械代替過去的人工，用新的方法製造商品。新的生產方法使商品在質和量都不斷的改進與增加，運輸商品的交通工具也隨著改良，彼此間的距離也因此縮短。在機械發明與商業成品不斷增加互相競爭下，過去歐洲舊式的手工業沒落了，新的工業國家代而興起。這許多新的工業國家所生產的工業成品，除了可以自給自足外，並且還有過剩現象。因此，必需向外推銷，以維持國內經濟的平衡。同時更需要其他地區的工業資源，製造工業成品。所以，他們用新的交通工具開拓海外的市場，用武力維持海外的經濟利益，於是，新軍備的競爭與殖民地的瓜分，構成十九世紀帝國主義新的內容。

帝國主義對落後地區與弱小民族的侵略，雖然罪不容赦，但對他們自己的國家，卻激起了愛國熱濤，十九世紀歐洲民族意識的覺醒，以及民族國家普遍的建立，掀起歐洲另一個歷史的高潮。因工業革命而促成的歐洲帝國主義，對於這個歷史的高潮，也發生某些推波助瀾的作用。在十九世紀歐洲湧起的民族浪濤下，德意志和意大利相繼統一。就在這種強烈的民族意識鼓舞下，他們的國民將國家和民族的光榮，和他們個人的榮辱繫在一起。因此，保衛自己的國家，發揚他們民族的光榮，在他們自己看來，不僅是一種責任，更是神聖的使命。在這種民族情緒下，他們尋找一個向外開拓市場，掠奪工業資源最好的藉口。他們自認為是上帝最優秀的選民，白種人的歐洲，是世界的中心，也是人類的希望。所以這些高貴的白種人，堅信他們有責任也有義務，去拯救那些野蠻與墮落的靈魂，於是黑色的非洲和沉睡的亞洲，都成為他們拯救的對象。

歐洲的工業革命，是人類對自然所作的挑戰，這種挑戰的結果，就是對自然界的資源，作無限的應用。民族浪濤的高漲，則是對人類內心潛在意志和力量的發揮，在內與外兩種力量支持下，於是就產生近代西方的進步觀念。所謂進步觀念，也就是不斷創造與新生，以一種堅決無比的意志，追求無限的欲望與夢想。這種進步的觀念表現在實際行動方面的，就是對於權力的掌握與控制；對於自然界與其他民族的征服與搾取，就是這種權力最具體的表現。所以在工業革命與民族運動交互的影響下，形成十九世紀歐洲歷史發展的動力，不僅改變了歐洲的歷史面貌，同時也重新繪製了世界歷史的地圖。

在上述兩種精神鼓舞下，歐洲人開始派遣他的子民再到東方來，勇敢地擔負起所謂「白人的擔子」。但不幸他們所派遣的，不是上帝最優秀的選民，而是一群迷信權力、唯利是圖的浪子。他們都有著各自的目的和夢想：商人希望在落後地區投資與搾取，增加個人的財富；軍人希望占領所謂的國防據點，以國家的光榮提高自己的權力和地位；傳教士懷著宗教的優越感，希望去點醒那些非基督教的異端。於是這批浪子，就成為近代西方帝國主義向東方蠶食鯨吞的動力。

這批浪子組成一支堅強隊伍，傳教士就是這支隊伍的尖兵，但在傳教士的後面，卻飄展著他們的國旗。國旗的後面是商人，商人的後面，又緊隨著堅甲利兵的軍人。這支隊伍在十九世紀西方物質文明裝備下，在他們全國人民為後盾的支持下，像一陣海洋突起的海嘯，捲土重來。所以，十九世紀的東方和西方又聚首了，但這次的聚首卻非常不幸與不快。雖然我們以故人別來無恙的心情接納他們，但我們的西方友人，這次東來不僅換了另一種面貌，而且是坐著炮彈來的。

四　道與器

還沒等得及我們啟開籬門，這批西方來的浪子，已經闖進我們的庭院。這次的闖入者，不像前次穿著儒裳，他們穿著自己的衣服，使我們現在才認清本來高鼻深目的面孔。而且也沒像上次一樣，給我們帶來可貴的西方禮物，但袖口裡卻夾帶著污穢的鴉片。雖然經我們一再拒絕，仍然強行向我們推銷，最後竟不惜反目相向。道光二十二年（一八四二年），因鴉片戰爭而簽訂的江寧條約，就是在這批浪子炮口瞄準下，強迫我們簽訂的。

從這個三千年一大變局的不平等條約以後，中國歷史開始前所未有的巨變，因為這個不平等條約，不僅使中國的領土和主權受到損壞，更重要的是使堂堂天朝的尊嚴掃地，這是作為中國社會中流砥柱的知識分子，所不能忍受的。

雖然明朝晚年，中國知識分子曾一度對他們生存的時代漠不關心，但最後的煤山之恨，卻留給他們難填的悔憾。顧亭林、黃梨洲、王船山，他們或奔起呼號，或泣血著作，雖然是出乎故國之思的一片丹誠，但從某個角度看來，卻代表那個時代所有知識分子的懺悔，同時他們也想用他們內心的悲憤，去喚醒其他知識分子沉睡已久的良知。但他們的努力，最後卻被「清風不識字，何必亂翻書」的高壓政策扼殺，使中國知識分子又脫離自己的時代，向故紙堆裡尋找自己的天地。但這種知識分子潛在的良知，終於被十九世紀這個突起的風暴擊醒了。

不過，在這個風暴掀起之前，我們的知識分子，已有「山雨欲來風滿樓」的預感，由於大清王朝本身的式微，和那批西方浪子的日漸張狂，使他們感覺到，他們是生活在一個大亂將至的衰世之中。因此，他們知道現在是他們該站起來，力挽狂瀾的時候了。林則徐、龔自珍、魏源，就是勇敢迎向暴風雨飛翔的海燕。

在這三位平時交往密切的好友之中，龔自珍（一七九二——一八四一）死在鴉片戰爭結束的前一年，雖然他沒有看到這場改變中國歷史的戰爭的終結，但卻體會到戰爭迸發的種種原因。他已預感大亂終將來了，所以在他的著作之中，已經把當時的政治，社會與經濟各方面，都作了廣泛的批評，並且提出變法的主張。他是當時著名的今文學派的學者，他的思想承受顧亭林「通經致用」的思想而來，所以不像其他乾嘉派的學者，只注重餖飣的考證，他卻重視現實社會的政治問題。在表面上看，他與近代這一變局似乎沒有什麼直接的關聯，但他的變法思想，後來卻啟發了康梁。正像梁啟超所說：「晚清思想之解放，自珍確與有功焉；……光緒間，所謂新學家者，大率人人皆經過崇拜龔氏之一時期……初讀《定庵文集》，若受電然。」在禁烟運動方面，他堅決地支持林則徐，他曾要求與林則徐同往廣東，但林則徐自己也不知此行的結果如何，未允其請。他的願望卻寫在一篇送林則徐出京的序文中，建議林則徐到廣州後，除了貫徹禁烟外，並多覓能士巧匠，隨時修整與改進軍器，準備抵抗西方來的「堅甲利兵」。

當然，那位身不滿五尺，但目光炯炯的林大人，應該是第一個站在城樓上，睜開眼睛看西方的中國知識分子。林則徐（一七八五——一八五〇）是中國知識分子「疾惡如仇」與「擇善固執」的典型象徵。他對鴉片流毒中國深惡痛絕，所以在湖廣總督任上，嚴厲推行的禁烟運動，就獲得非常的成效。後來他奉令查辦海口事件，離開北京前往廣州的時候，曾堅決的表示：「若鴉片一日未絕，本大臣一日不回，誓與此事相終始，斷無中止之理。」所以一八三九年的六月三日，終於在虎門銷毀二百三十七萬六千二百五十四斤鴉片。六月三日的火光，的確點燃中國近代史上最悲壯的一頁，不僅洗刷了中國自雍正七年（一七二九年）就下令禁食鴉片，但卻拖延一百零九年未絕的恥辱、血淚和墮落，同時也向世界昭示中國優良文化傳統下，所培養出的知識分子純潔的良知與正義的責任感，是不容輕視的。

不過，林則徐畢竟是一個在中國傳統教育裡薰陶的知識分子，像當時其他的中國知識分子一樣，在閉關自守的環境裡成長，對於遠來的夷人，有著固執的偏見，傲慢與自大。他初到廣州之時，抱著天朝聲威必定可以「懾服夷人」的態度。這種天朝聲威的觀念，可以從他寫給英國維多利亞女皇第一封照會裡看出：

汝海外夷人，敢於侵犯天朝，實屬罪不容誅，今姑予警告，如能悔罪輸誠，尚可曲宥，否則大兵將至，汝區區三島，立成灰燼矣！

從這封照會可以看出，他對當時西方是茫然無知的。因此他認為和西方斷絕貿易往來，對中國有百利而無一害。因為中國的茶葉、大黃是夷人一日不可缺的，但西方外來之物，卻非中國所必需，只不過供玩賞而已。所以一旦「閉市」以後，對中國無妨，但夷人的「生計從此休矣」。他對西方的軍事常識也同樣缺乏，他認為英咭唎的炮船，只能在遠洋乘風破浪，進入內河，一遇淺水就難轉動。而且洋兵們的制服「纏束緊密，屈俾不便」，上岸衝刺無能為力。同時洋船兩旁炮眼都裝的是假炮，不過「虛張聲勢，粉飾觀瞻」罷了。

由於天朝聲威的作祟，閉關自守思想的限制，使他初到廣州之時，一連串的行事，未免失之鹵莽。他剛到的時候，即下令洋商將所有已進口的鴉片繳出，並要他們簽具以後如再攜帶鴉片進口，「貨盡沒官，人即正法」的聯保甘結，圍商館限制洋商行動自由，後來因林維喜事件，又把英國人家小都驅之海上飄泊等等。當然，從當時中國的立場看來，林則徐是代表皇帝，而且又攜有「便宜行事」官印的欽差大臣，他是有權這樣做的。但據西方的法制觀點，沒有經過一定的法律程序，新的罪名是不能成立的。而且法律上的行為責任，只限於當事人，不能加諸當事人以外的關係人。同時未經審判即剝奪人身自由，並危及人的生命，這不僅是非法，同時也是一種野蠻的行為。這是因東西文化基礎不同，而產生不同法律觀念的差異。彼此相持不下，為後來鴉片戰爭的爆發，留下了一個伏筆。

不過，等他到廣州後不久，和西方不斷接觸，這些觀念都漸漸改變，他不僅下令沿海的文武員弁，必須諳稔夷情，時常探訪虛實，後來才能定控制之方。而他本人也開始主動地去了解西方，天天派人刺探「西事」，翻譯西書，購買大批西方報紙，所以他致維多利亞女皇第二封照會，措辭方面已經大有轉變：

向聞貴國王存心仁厚，自不欲以己所不欲而施之於人。並聞來粵之船，皆經頒給條約，有不許攜帶禁品等物。是貴國王之政令本屬嚴明，只因商船眾多，前此未加察，今移文照會，明知天朝禁令之嚴，必定使之不敢再犯。

雖然這封照會沒有將天朝的觀念完全摒除，但語氣上已非常婉轉，並將英國政府與商人加以區別，以便保留以後交涉的餘地。所以澳門出版的西文報紙就說：「林則徐留心外國事務，觀其知會英王第二封書，足見其學識長進之效驗。」後來又利用他所蒐集的西方資料，編纂成一部《四洲志》，敘述各國歷史、疆域、政治情況，以後汪文泰的《紅毛英咭唎考略》，楊炳南的《海錄》，徐繼畬的《瀛寰志略》都直接間接受到這部書的影響。更重要的，他的朋友魏源便利用《四洲志》的資料，撰寫成更詳備的《海國圖志》。

魏源（一七九四——一八五七）比龔自珍多活了十五年，這幾年正是鴉片戰後，中國社會受西方浪濤的浸蝕，發生了巨大的轉變，許多問題不斷地出現，許多問題等待解決。而且他所面臨的問題，要比龔自珍更複雜；他的視野也因此更廣闊。他的那部偉大的著作：《海國圖志》，是第一部中國人撰著而研究西方的書，這部書在道光二十四年（一八四四年），江寧條約簽訂後二年出版，顯然是受鴉片戰爭失敗的刺激而作。所以他寫這部書的動機，很明顯地表現在他的序言裡：「是書何以作？曰為以夷改夷而作，為以夷款夷而作，為師夷之長技以制夷而作。」「師夷之長技以制夷」，後來成為中國現代化的準則，不僅所推行的自強運動直接受其影響，同時這部書對日本的明治維新也發生了先導作用。

在西方浪濤向我們猛撲過來的時候，我們的知識分子立即站起來，勇敢地接受這個挑戰，龔自珍、林則徐、魏源都是這個時期的典型代表。

不過，自江寧條約以後，在一八六〇年英法聯軍之役，至一八九五年中日馬關條約為止，來自海上的西方浪濤不斷向中國猛撲，並且在中國內地氾濫。由於鴉片戰爭的失敗，已經使中國知識分子了解夷人的長技，決非中國人所能抗拒的。英法聯軍之役，更使北京蒙塵，圓明園化為灰燼，同時，中國過去的藩屬朝鮮、越南、暹羅、不丹、尼泊爾、錫金等，相繼脫離中國，成為外國的殖民地。中國在不平等條約束縛下已無法轉動，使中國知識分子感到奇恥大辱，意識到真正面臨著一個危急存亡之秋了。所以他們必須挺身而起，力挽狂瀾，就不得不師夷之長技，除了這個飲鴆止渴辦法之外，似乎已無他途可循了。

因為太平天國事件，由曾國藩所率領的一批知識分子平定，同時由於這次的事變，證明清朝政府已無法控制突發的狀況，於是清朝政府的權力中心，漸漸由滿人轉移到漢人手中。這批知識分子獲得政治的實際權力以後，就開始挽救國家於危亡之中了。他們所作的努力，中國近代史上稱為「洋務運動」，或「自強運動」，自強運動實際的執行者是李鴻章。

李鴻章在太平天國之役中，在江浙一帶和洪、楊周旋時，曾獲得外國軍隊的支援，西方火炮兵輪所發生的威力，給他留下深刻的印象。因此，他相信如果將來中國也有堅甲利兵，就可對夷人起而抗之了。所以他所創辦洋務的範圍，就以富國強兵為基礎，一切以軍事為第一，所以造船、製械、築軍港、設電報局等的目的，是為了學習西方的「堅甲利兵」。即使在經濟上的種種設施，如招商局、織布局、礦務局等等，其目的為了「裕餉」，也是為了軍事。又如派遣留學生出國，也是學習水師陸軍與製械造船技藝。所以後來梁啟超批評他：「知有軍事而不知有民政，知有洋務而不知有國務。」但學習西方的「堅甲利兵」，是受西方挫敗刺激直覺的反應，雖然是治標的辦法，但也是當時最迫切需要的。至於內政國務，李鴻章也像其他的中國知識分子一樣，認為中國的文物制度，非西方能望其項背，是不必向外學習的。

中國文物制度超越西方的論調，這是近代西方文明浪濤擊潰中國知識分子「心理長城」後，所餘下的最後一道脆弱的防線，他們誓死堅守。但也正因為這道最後的防線，使他們無法面對現實，檢討自己的失敗，主動地放棄文化的自尊與優越，像日本明治維新前後那樣，不計一切地腳踏實地的向西方學習。所以這道脆弱的防線，卻成為中國現代化牢不可破的障礙。

不過，「師夷之長技以制夷」的政策，曾引起一批衛道之士堅決的反對。因為，他們認為雖然中國也曾屈服夷狄於一時，但在中國「用夏變夷」的文化精神感召下，這些進入長城的夷狄，終於入中國則中國之，從沒有「用夷變夏」的事件發生。現在竟轉過來以夷狄為師，是可忍孰不可忍！因此，另一批比較開明的知識分子，為了緩和那批衛道之士憤怒的情緒，他們最後尋找到既不損失中國的尊嚴，又可以「師夷之長技」兩全其美的方法，這就是「道」「器」之變的「西學源於中學說」。

所謂「西學源於中學說」，就是西方的自然科學以及政治制度等等，都淵源於中國的古代。因此，學習西方，並非「用夷變夏」，不過恢復中國固有文化而已。於是在這個大前提下，便產生了道與器的理論。他們認為中國人傳統的道德標準與倫理觀念，稱之為「道」；西方的科學技藝與政治制度，則稱之為「器」。形而上為道，形而下為器；道是本，器是末。道是永恆的，器則隨時代而變化。因此，師夷之長技，不僅無損於中國之道，而且又可富國強兵以制夷，並且可以保衛中國萬古不變之道。

這種道器的理論，最初由馮桂芬所開創，後來經陳熾、鄭觀應一脈相承，最後凝結成張之洞的「中學為體，西學為用」。馮桂芬就認為所謂「師夷之長技」，不過是「以中國倫常名教為原本，輔以西方諸國富國強兵之術」而已。但王韜就更具體解釋道與器，他說：「器則取之西國，道則備之當躬，蓋萬古不變者，孔子之道也，儒道也，亦人道也。」後來薛福成對於這個問題，作了更進一步的推演，他認為西方的船堅炮利，雖為中國之亂，但中國社會的綱常名教，卻是西方望塵莫及的。所以他說：「取西人之器數之學，以衛吾堯舜禹湯文武周孔之道。」不過這種道器之論，中學與西學的關係，到了鄭觀應與陳熾發展得更完備。鄭觀應解釋道與器，他認為「物由器生，器由道出，道之為本，器之為末；道開其始，器成其終」。至於中學與西學的關係，陳熾認為「形而上者為道，修道謂之教。自黃帝孔子以來，至今未曾廢也」。他又說：「泰西所長者為政，中國所長者為教，道與器別，體與用殊，互相觀摩，互相補救。」這種「道與器別，體與用殊」的觀念，後來就形成張之洞的「中學為體，西學為用」。

既然「器由道出」，那麼西方所有的學說都出於中國，我們的知識分子獲得暫時心理的滿足。他們更根據這個理論為基礎，從中國古代的典籍中，尋找西學的淵源。正如湯震所說：「天學、物學、化學、氣學、光學、電學、重學、礦學、兵學、法學、水學、聲學、醫學、製造、文學等等，皆見我中國載籍。」於是，他們發現天文曆算及地輿等學，出於《周髀》，或《春秋元命苞》等書。數學出於《孫子算經》，幾何乃「周公高商之遺」。化學出於〈洪範〉、《墨子》、《淮南子》。電學出於《關尹子》、《淮南子》。至於自鳴鐘，中國早有刻漏。火車「木唐一行水激銅輪自轉之法，加以水蒸汽運，名曰汽車」。至於火炮，是蒙古人傳入歐洲的，當然是中國所創。

至於西方的政治、法律、政黨，議會的制度與理論，都可在中國的典籍中尋獲。即使基督教的教義，也導源於墨子的兼愛。摩西的名字，是墨翟一聲之轉。《聖經》裡的〈出埃及記〉，暗指避秦之意。就是他們所謂的「天主」，即出於《史記》：「太公作八神將，一曰天主。」所以天主之名出於中國，後來流入匈奴，又輾轉到西域，最後被耶穌假託傳教。這種道與器的論調，所引申出的西學源於中學說，是中國知識分子反對外來思想，最後妥協的方法。在佛教思想最初傳入的時候，也曾掀起一陣波動，但自從老子化胡的傳說，被知識分子勉強接受後，這陣波動才逐漸平息。因為凡是自城外傳進來的事物，必須在城內也找到同樣的形象，才能獲得他們的首肯默認。這是長城心理所造成的後果，因為只有這樣，才能挽回他們失去的面子，只有這樣，才能使他們心理上，獲得暫時的安慰與滿足。師夷之長技以制夷，是為了當時的需要提出，這種論調不僅支配著自強運動，同時也間接影響到現在，因為我們的知識分子為了維持中國文化的尊嚴，而提出道器之論，這種道器之論更產生了「中學為體，西學為用」。回顧數十年來所謂「中西文化論戰」，所持的西方物質文明，東方精神文明論點，清本正源，不過是器與道的另一個解釋。而論戰的戰場，就擺在「中學為體，西學為用」的陣式裡。

無可否認的，在近代中國轉變過程中，我們的知識分子，的確表現了他們力挽狂瀾的勇氣，同時也對他們所生存的時代與社會，盡了他們應盡的責任。但不幸無法突破心理長城的防線，毅然地放下沉重的包袱，而面對現實迎接西方的挑戰。卻轉過頭來從中國的典籍裡，尋找「師夷之長技」的理論根據。雖然夷之長技也產生於道，可是卻生於西方之道。而這個西方之道又自有其淵源，關於這個問題他們卻不深究了。

掀開中國現代化的那層面紗，仍然隱約可以看到長城模糊的影子。因此，在近代西方文明浪濤撞擊下，我們的知識分子並沒有完全醒覺，只睜開朦朧的睡眼向城外恍然眺望，雖然他們對城外一切突變感到震驚，但卻不凝神細察，探索究竟，又退回到城裡來，仍踱他們的四方步。所以在中國現代化的過程中，我們沒有前瞻，只有回顧。但回顧卻又不是自我檢討，只是沉湎在我們祖先過去的光輝裡。這是我們知識分子無法突破的繭，也是他們無法解開的結，中國近代悲劇即由此而產生。

當然，在我們知識分子中，也有突破那個繭的先知，　國父孫中山先生就是那先知，他雖然生在長城內，但卻能跨出城外漫步。他雖然也師夷之長技，但卻不迷失；他雖然也回顧我們光輝的過去，但卻不沉湎。所以他終於能超越兩種不同的文化，設計出那幅中國未來的藍圖。他終身所作的努力，是想在被西方浪濤沖垮的長城舊基礎上，建築一座全新的、壯麗的中國現代化的宮殿。

勒馬長城

對於長城，我有歷史的嚮往。尤其過去幾年，我一再展開殘卷，馳騁在祖國西北邊疆，曾勒馬凝視，想撥開封塵已久的塞上歷史風沙。更懷想當年，戰馬悲嘶，兵車環列，雕翎似雨，旌旗半傾；白髮將軍拔劍向空長嘆，裹創將士倒戟坐地哀號。也遙想如今，殘陽依舊，寒月似銀，萬頃黃沙，幾點殘壘，失群孤雁鎩翼跌落衰草，天涯行客跋涉向更遠一縷孤烟的亘古寂靜……在那份失去的詩意激盪裡，尋覓那條用我們祖先的血，塗染成的歷史的線，到底是用多少歷史的點累積連綴的。

一　出現在洪水裡的城

過去，我們過分突出長城的消極意義，把長城的性格固定在「防胡」的框限內，於是長城被蒙上一層悲愁淒苦的面紗。想到長城就會聯想到「飲馬長城窟」一系列的詩篇，於是「我聞秦築萬里城，疊屍疊土愁平雲」，「白骨如霜浸水窟，骨上猶帶秦時血」，把長城的影子抹得更陰暗了。

無可否認的，這座綿延在中國西北與東北邊疆上的牆，的確是防止胡人南下牧馬的最好障礙。不過，如果我們掀開那層陰暗的面紗，將會發現長城出現在中國歷史上，表現了更積極的意義。那深厚的城腳就奠基在漢民族農業文化的基礎上，是農業文化繁榮的象徵，是漢民族向西北拓殖最遠的極限。因為導源於黃帝的漢民族，是一個穿絲、種植、居室、築城的民族。築城不僅是農業民族的特有技巧，也是農業文化發展必經的階段。長城就是從最初許多小城漸漸累積，慢慢連綴而成的。最後再經過我們祖先用耕種土地的手，一塊磚，一担土辛勞堆砌而成。因此，從最初第一座城出現於中國歷史，到最後發展成萬里長城，也可以說是中國上古歷史演變發展的過程。為此，我把中國上古史稱為「築城」的歷史。

根據典籍的記載，中國在西元前二千三百年左右，已經開始築城，最早築城的人是鯀。《吳越春秋》說：「鯀築城以衛君，造郭以居人」。《淮南子》也說：「鯀作九仞之城」。鯀是禹的父親，因治水失敗而被殺。他治水失敗是由於築堤防水，結果洪水沖毀了堤防，仍然到處氾濫。雖然堤和城的功用不同，但築構的方法卻是一樣。當然，現在已無法考證，鯀是從築堤失敗的經驗發現了築城的方法，還是從築城的過程中得到靈感，用築城的方法來築堤治水。但中國在那個時候開始築城，是非常可能的。

因為，當時中國社會的發展，正從部落聯盟步入國家雛形的階段，由幾個大部落的酋長，互推部落聯盟的共主，這也是儒家理想的政治形態——禪讓時期。但是自禹以後，漸漸由部落聯盟進入了國家時期，互推共主變成了傳嫡長，於是從公天下轉變成家天下。當部落聯盟過渡到國家階段，一個象徵權力集中的固定政治中心是必須的，所以城在這個時期出現是非常可能的。而且一開始就有城廓之分，城是內城，也是政治中心；廓是外城，是人民居住與工商業活動的區域。

同時，當時正處於彩陶與黑陶文化層時期，代表這種轉變期的半坡文化層中，已經發現有聚落的存在。而且在村居的外面有夯土牆的遺跡，這種在現在中國北方用木板填土堆砌的牆，某種程度已具有城的形式。所以從文獻記載、社會發展、地下發掘等方面考察，在這個時代出現城是非常可能的。因此，這個時期可以稱為城的萌芽期。

從那個時期開始，到商代前期，城居生活並不穩定。因為商代前期曾有九次的遷都，直到盤庚遷到現在的河南安陽，定都於殷以後，才漸漸穩定下來。雖然在前期的安陽發掘中，沒有發現京城四周有城的痕跡，但卻發現殷的衛星城市的四周已有城的建構，而且在甲骨文中已經尋到形式的字，據王國維的考證是「墉」字，也就是城的最初意義，所以那時已有城的規模了。

二　高原的子民

中國城邑的體系是周公建立的。周人以一個黃河上游西方民族的高原子民，征服了下游東方民族的商以後，又回到自己的根據地，而把幾個弟弟留在東方監視商的遺民。但他們卻聯合了商的遺民反叛。於是，周公再東征，很快把亂事平定了。周公在平定了這次亂事後，作了一系列統治的措施，首先分封同姓與姻戚，在東方建立大小等級不同的王國，這就是後來稱為以血緣紐帶關係維繫的封建制度。另一方面經營東都雒邑，很快地完成了成周都城的建構。關於成周的規模，中國文獻上有確切的記載，內城九里，外廓是內城的三倍。同時以成周為基準，訂定了城邑體系。大國的城不能超過雒邑的三分之一，也就是三里之城，九里之廓。小國的城是大國的三分之一。於是，在黃河流域掀起了一片築城的熱濤，翻開《左傳》，就可以發現裡面有許多關於築城的記錄，對於事前的準備、設計、用材、人力以及補給等問題都有詳細的記載。

就在城邑制度建立的同時，一種新的土地政策也隨著實施。這種土地政策，就是儒家理想的「井田制度」。所謂「井田制度」，就是九百畝土地平均分配八家耕種，每家百畝，餘下的百畝土地是公田，由八家共同耕種，農田的水利灌溉體系由公家設施。這不僅是一種土地制度，同時也是一種城的防衛體系。因為中國古代決戰用兵車，兵車非常適合中原地區大平原作戰，所以當時決定一個國家的強弱，都以兵車多寡為計，因此就有千乘之國、萬乘之國的區別。古代的兵車、田車、乘車有一定的制度，車轂的長度都是三尺二寸五分，而井田溝渠的縱深也是一定的，都是四尺，恰可陷阻兵車的行進。所以，顧炎武說：「春秋之世，田有封洫，故隨地可以設關。而阡陌之間，一縱一橫，亦非戎車之利。」對井田作為城的防衛體系，是一個很好的說明。

周公時代，農業文化發展向前躍進了一大步，不僅制定了以血緣紐帶維繫的政治體系，同時也建立了農業文化發展必經的城邑制度。另一方面，在意識形態領域，也以農業社會家族為基礎，從二人之間關係為基點的「仁」字開始，形成修齊治平的倫理與道德規範，鞏固了農業社會的基礎。

三 人跨上了馬背

司馬光選擇了周威烈王二十三年，西元前四〇三年，韓、趙、魏三家分晉，得到周天子的承認，作為《資治通鑑》的開始。他認為這是天子自壞維持國家綱紀的體制，自此以後，「君臣之禮既壞矣，則天下以智力相雄長。」於是中國歷史的發展，由春秋轉入了戰國。這樣的分劃，象徵著以血緣關係維繫的封建政治體系已經徹底破壞，另一個新的時代正在開始。

就在這一年的稍早，根據《竹書紀年》與《史記》表傳的記載，自現在陰平縣黃河邊，橫斷山東至海岸的齊長城開始築構。這座齊長城大約從西元前四〇四年開始修築，經過四十三年，到西元前三五一年完成。然後，齊中山長城、魏國的西長城與南長城、韓國的長城、趙國的南長城、燕國的南長城、楚國的方城，都依次完成。在西元前四世紀以後，邊疆的秦長城，趙國與燕國的北長城才相繼出現。這些長城的出現說明了一個事實——長城最初出現在中原地區而非邊疆。因此長城在中國境內出現，最初的目的並不是為了防胡。而是由於國與國兼併之後，敵對的形勢益見明顯，必須有一個明確的疆界，用以標明自己國家的統轄的區域，另一方面，各國長城的築構，也為了適應由車戰轉變為騎戰的新戰爭形式。

所謂「騎」，《說文》解釋為「跨馬」，也就是把人放在馬背上控制馬的行進。段注《說文》引《禮記正義》：「古人不騎馬，故經典無言騎者，今言騎，當是周末時禮。」所謂「周末時禮」，正說明在這個轉變時期前後，騎馬技術由草原傳到中國邊疆的國家。最明顯的就是趙武靈王放棄了傳統的戰爭形式，改用了騎戰，這是大家熟悉的胡服騎射的故事。這種戰爭的形式迅速地傳到中原地區，促使了戰爭形式的改變。單人騎馬衝刺，機動性遠超過兵車。原來的防衛體系的井田溝渠，雖然可以阻塞兵車的進行，但四尺深廣的溝渠，卻無法阻止單騎的飛躍，《史記．張儀列傳》說：「秦馬之良，戎兵之眾，探前趹後蹄閒三尋騰者。」一尋等於七尺，四尺深廣的溝渠，已無法防止戰馬的躍騰，就不得不另外設法築構更有效的防衛體系了。

由於封建政治體系的基礎動搖，周天子失去了原有的權威，已經無法控制諸王國互相攻伐兼併的情勢。隨著諸王國對外的擴張，原來的都城已無法適應當時的需要，也隨著不斷的擴充，於是周公最初制定的城邑體制也被打破了，在中國境內不斷出現新的政治權力中心。另一方面，由於騎戰普遍的進行，鐵器的應用也漸漸流行，因為控制馬的行進需要馬銜，而馬銜不是質地較軟的青銅可以應付的，於是另用質地較堅硬的鐵來製造。騎戰是近距離的戰爭，攻擊的武器是劍，防禦的設備是盾和鎧甲。為了更有效的攻擊和防禦，劍和鎧甲都用鐵製，因此需要大量的鐵。鐵的開採與鍛鍊的技術也隨著改進，生產大量的鐵，除了戰爭的需要外，剩餘的鐵應用到生產工具方面去，於是我們的歷史便從青銅轉入了鐵器時代。由於生產工具與生產技術的轉變，促使了工商業的發展，國與國之間的貿易往來增多，而出現了許多新興的工商業城市。這些新興的工商業城市規模，遠超過周公最初定下的城邑體制。舊的城邑制度的框限被打破以後，新興的大城市就出現了。在這些新興大城市形成的同時，象徵國與國之間疆界的長城，也隨著在中國的土地上建立起來，農業社會的子民，築城的技術愈來愈熟練。農業文化的發展，也由繁榮邁向成熟的階段。

最能表現這個轉變時代特色的，就是社會的流動性增大。由原來春秋時代的封閉社會，轉變為戰國時代的開放社會，在春秋前期由公子直接參與政治，但到春秋後期以後他們直接參與政治活動的情形愈來愈少，代之而興起的是卿大夫集團，這些卿大夫集團後來演變成官位相繼的赫赫大族。進入戰國以後，公子與卿士的家族漸漸衰退，出現了以個體為單位的庶士新興力量。

這些由於封建制度解體游離出來的個體，很快地在原有的君子與小人之間，也就是貴族與平民之間，形成了一個新的社會階層，這個新的社會階層稱之為「士」。就在這個時候，知識自貴族手裡散落到民間，而孔子掌握了這個機會，經過系統的整理以後，形成新的學術思想體系與新的價值觀念，然後以這種新的學術思想體系，教育這批新興的庶士階層，賦予他們新的文化意識。這些來自不同地區的庶士，由不同的地理環境，不同的文化背景，形成了不同的思想形態，他們僕僕風塵於各王國間，推銷他們的政治理想與抱負，於是形成了中國思想奔放的黃金時代，更加速了那個變動社會的轉變。

由於國與國的兼併，由於工商業城市興起後，彼此貿易的往來，由於新興的庶士奔走於各國，使彼此的距離縮短，區域性的差異減少，漸漸凝聚成共同的意識，向著行同倫、書同文、車同軌的方向發展。於是活動在黃河流域的人民，也有了共同一致的稱呼，肯定他們是「華夏民族」的一員。農業文化經過兩千年的發展，漸漸消除了區域的差異，結合成一個牢不可破的整體，不僅繁榮而且到達了成熟階段。這個深厚的文化基礎，即使沒有偶然闖進歷史的秦始皇，也可以支持一個大帝國的建立。就在這個同時，代表農業文化成熟象徵的萬里長城也在中國西北邊疆樹立起來了。

四　十二個金人

「六王畢，四海一」以後，一個新型的秦帝國在中國歷史的地平線上出現了。秦帝國收天下兵器，在咸陽鑄塑了十二個巨大的金人，從現實的意義觀察，是為了防止六國餘眾的叛變，實際上卻有更大的歷史意義。十二個金人的出現，象徵著帝國規模的塑成，包括了地域性的發展徹底被剷除，權力向中央集中。中央集權是以後中國歷史上每個朝代所共同一致努力的目標。依據這個目標制定成鞏固皇室、權力集中的典章制度。在中央集權的體制下，人民必須有共同一致的價值標準與生活規範，不論這些價值標準是以儒家意識形態提煉的，或滲雜了其他的思想；同時秦帝國也劃定了漢民族以後活動的範圍。因此，秦帝國不僅是中國歷史所出現的第一個帝國，同時也為以後中國歷史的帝國塑製了一定的版型。

就在這個統一帝國建立後不久，漢民族農業文化永恆象徵的萬里長城，便在中國西北邊疆連綴與築造起來。根據《史記》〈秦始皇本紀〉、〈蒙恬列傳〉、〈匈奴列傳〉的資料綜合分析，秦始皇二十六年（西元前二二一年）併吞了六國以後，建立了一個東至海與朝鮮，西到臨洮羌中，南至北向戶，北據河為塞、並陰山、至遼東的大帝國。統一帝國建立了六年以後，三十二年（西元前二一五年）命令蒙恬率領三十萬大軍出征匈奴，攻占了河南地。第二年又北斥匈奴，開始沿河築長城，同時蒙恬又率領軍隊渡河占領了高闕、陽山、北假中，築構亭障，並且將占領的地區，分別設立了三十四個縣，徙謫實邊，這一年是始皇三十三年（西元前二一四年），也是萬里長城開始建築的一年。始皇三十五年（西元前二一二年），開闢從京城咸陽，經過九原，「塹山堙谷」，至雲陽的馳道。三十六年，遷徙北河、榆中三萬家農業人口到邊疆去。

從這些材料可以了解，秦帝國建立以後，同時也需要一個穩固的邊界。這個邊界在東方和南方不會發生問題，南方和東方都界海，但西北卻沒有自然的疆界，於是用農業社會特有的技巧，建築了綿延萬里的高牆。在建立一個明確的邊界之前，必須有一個穩定的邊疆。因此在秦帝國建立後的六年，便積極拓展西北的邊疆。首先出動強大的軍事力量，由蒙恬率領攻占了原來胡人的牧地河南地。秦漢時代黃河的主幹是五加河，也就是烏加河，在今後套之北，是黃河的故道。河南地的收復是指五加河以南的地區，也就是後套地區，這個地區是可農可牧的精華地區。農業社會占據這個地區以後，草原的騎馬民族就不能在漠南立足，而退走漠北。所以在蒙恬率領三十萬大軍「北逐戎狄」之後，就在這裡築城，後套的長城雖然不算長，但是由陝西的北部，經鄂爾多斯，使邊疆線向北推進了相當遠的距離。

秦漢時代所以注意後套地區，是因為當時的首都在關中。關中距離河套只有八百公里，如果草原民族控制這個地區，隨時可以威脅國家的根本。而且歷來草原民族的根據地大部分都是在杭愛山東麓一帶。從這個地區到河套，也只有八百公里，雖然中間亘有沙漠，但地勢平坦，草原民族很容易飛騎越過。因此，建都在關中的王朝，如果要有一個穩定的邊疆，首先必須控制這個地區。

不過，秦帝國最初開拓這個地區，是有計劃的，首先是軍事占領。但秦帝國占領這個地區，並非為了消極的防衛，因為當時活動在這個地區的草原民族，還不足以威脅秦帝國的生存。因此，秦帝國不僅占領這個地區，並且積極消除這個地區的草原文化氣息，然後將這個地區轉變成農業社會人民可以生活的環境。所以在蒙恬控制這個地區以後，首先將這個地區稱為「新秦」。所謂「新秦」，就是秦國新獲得的土地。這也證明這塊廣漠原先並非農業民族所有。然後應用農業民族特有的築城技巧，沿河建築了長城。緊接著將這個地區分成三十四縣的行政區。郡縣制度是秦帝國創立的新地方制度，但這個制度最初的實施，竟不在農業文化氣息濃厚的中原地區，卻在新占領的遙遠而荒漠的邊疆地區做有計劃的實驗，這是非常有趣味的事。同時從首都開闢直達邊疆的馳道，直接控制與掌握這個地區，另外更大量移徙中原地區的農業人口，到這個新占領地區從事農業生產。這一連串的設施說明了一個事實，就是要以農業文化深厚的潛力，滌盡那個地區草原文化的痕跡。在這個地區中，那道蜿蜒漫長的高牆，像農業民族最初築的城一樣，代表了一種所有權的標誌，標示出這個地區的所有權，不再屬於草原民族，禁止他們再在這地區牧馬。然後，以這個城為基點，連綴了戰國時代原來各國的邊疆的長城，形成橫臥在中國邊疆上的萬里長城。

因此，長城在農業文化成熟後，以這個文化基礎支持的大帝國建立後不久，緊接著就出現在中國歷史地圖上，不是偶然的。它是農業文化繁榮的象徵，也是農業民族特有的築城技巧極端發展的表現，農業民族從建築一個小小的城池開始，現在終於建築了一座人類歷史上空前絕後的大城。所以，最初築長城不單純是為了消極的防禦，因為當時草原民族的力量，還不足以和農業民族抗衡。關於這個問題，司馬遷了解得最深刻。在他所著的《史記》，討論到長城的築構時，特別強調秦帝國建築長城不是被動的防禦，而是農業民族向西北積極的拓殖。都是在「逐胡」、「斥胡」以後，而建立長城以「拒胡」的。也就是將胡人逐出這個地區以後，立即建築長城拒絕胡人再進入這個地區放牧，而將這個地區劃入農業社會範圍之內。

因此，最初長城的建立並不是消極的防衛，而是農業民族向西北拓展最大的極限。超越這個疆界就進入了草原與沙丘地帶，不適合農業耕種與生產。所以長城所表現的意義是多方面的，不僅是一條國防線，同時也是地理的分水嶺，更是分劃草原與農業文化的疆界。最初長城的築構沒有受任何外力的影響，而是農業文化自我發展、自我凝聚，經過長久時間累積而成的。然後，長城和中國的歷史、文化融合在一起，成為中國民族永恆的象徵。

五　何處是涼州

長城不僅拒絕草原民族的飛馬躍入，同時也限制農業民族的人民遁出，如果沒有得到特許而私自出關，就等於叛國。當統一農業大帝國成立後不久，草原文化也躍進了一個新階段。一個馬壯弩強的草原帝國，在冒頓單于領導之下建立，隔著長城與新成立的漢帝國對峙起來。平城之圍是成熟的農業文化與草原文化空前主力的遭遇，不幸農業民族失敗了，而且敗得很慘。於是，農業民族把邊疆後撤到長城。長城不僅是一條文化的分劃線，同時也變成了一條主要的國防線。中國的歷史也隨著進入了「衛城」的時代。

以後千餘年的歷史，至少在近代中國以前，中國的歷史都是農業與草原民族以長城為基線，互相衝突與調和的歷史。在農業與草原民族以長城為基線，所發生的衝突與調和的過程中，歷史現象是這樣的：長城變成農業民族抵抗草原民族最後的防線。當雙方的力量可以平衡時，農業民族往往以「和親」政策維持長城邊界的安寧。所謂「和親」，並不是單純的姻戚關係的維繫，並同時包括了「開關市」，透過了貿易關係，使草原民族獲得某種程度的經濟滿足，緩和草原民族的戰馬對長城防線的震撼。

如果農業民族的力量凌駕草原民族時，農業民族武力往往會跨躍長城，在農業和草原民族文化的過渡地帶，建立許多防衛的據點，維持長城邊界的安靜。一旦農業民族的力量退縮的時候，草原民族很快就會進駐這個地區。這些孤懸在長城以外的小社會，對草原民族文化的轉變，發生了很大的作用。因為這個地區處於草原與農業文化的過渡地帶，形成了一種半農業半草原，也就是半農半牧的文化形態。草原民族進駐這個地區後，漸漸放棄了一部分草原的形態，採用某種程度的農業，等待機會向長城內部滲進。

如果由於農業民族的力量退縮，或長城內部自身的動亂，停留在過渡地區的草原民族，便乘機翻過長城而進入中國，在長城之內建立或久或暫的政權。於是，他們原來進駐的過渡地區，又被草原上新的遊牧民族遞補，又在等待機會進入長城。當進入長城的草原民族，有朝一日也開始修築長城，更進一步代替農業民族執干戈以衛長城，阻止另一批草原民族滲入的時候，他們已經開始漢化。漢化的強弱程度，和他們所居住的過渡地區的時間長短成反比。

當長城的防線在草原民族的壓力下，被迫消逝的時候，就會形成中國歷史上離亂的時代，農業民族在草原民族的壓迫下，不斷向南開拓，中國的歷史發展也隨著漸漸由上古的黃河而中世的長江，最後向近代的珠江流域轉移。

在中國近代以前，長城的邊界由於草原民族的滲透與征服，曾經兩度被迫消逝。一次在魏晉，一次在兩宋。每次長城邊界被迫消逝的時候，都促成了中國文化的蛻變與革新。所謂文化的蛻變與革新，也就是農業文化經過長久發展以後，產生了許多無法解決的問題，需要經過一次重新的調整和重組。然後在舊的文化枝椏上，又重新吐出新的綠葉，帶來一樹的清涼，中國的文化又展露了新機。但每次的文化的蛻變與革新，都在動亂痛苦中掙扎好幾百年。然後在這個經過調整與重組的文化基礎上，就會出現一個實踐前代文化理想的新帝國。因此，隋唐實踐了魏晉、明清實踐了兩宋蛻變與革新後的文化理想。

但在文化的蛻變與革新中，在舉世滔滔的動亂裡，如果有一個地區能維持適當的安定，讓傳統文化在那裡持續，又不排斥外來文化，經過一段商量舊學、涵孕新知的醞釀後，這個地區雖然很小，但在文化蛻變中卻能發生決定性的影響。永嘉風暴以後，四海沸騰，河西走廊的涼州一隅卻留下一片乾淨土，許多關中的知識分子投奔到那裡，在那裡講經論道，使傳統文化在動亂裡仍能薪火相遞；另一方面，印度文化也跋涉沙漠在這裡駐腳，漸漸地形成了一支河西文化。這個文化基礎支持了北方幾個王朝的建國，後來的隋唐帝國又繼承了這個文化傳統，迸出燦爛的火花。

在近代中國以後，新的夷狄乘船攜炮來自東南海上，橫臥在西北邊境上的長城，已失去了原有的歷史作用，變成了歷史的陳跡。但來自海上的西方浪濤，不僅造成了中國近代的動亂，更形成了現代中國的悲劇。於是中國歷史的發展，隨著動亂與悲劇的演變，進入了「拆城」的階段。所謂「拆城」，不僅長城失去了原有的作用，在長城環抱裡的千百個小城，為了適應現代化的需要也被拆除。而中國文化在動亂裡，也進入了第三次蛻變與革新時期。沉浮在中國第三次蛻變的波濤裡，我不斷地想：「涼州在那裡？涼州在那裡！」

獨留青塚向黃昏

那披著貂皮斗篷，懷抱著琵琶，騎著白馬垂泣的女人，漸漸地遠去了。長城留在她的後面，城樓上漢家的旗幟，飄展在朔風裡，一隻失群的孤雁，正投向黃昏的晚霞，遙遠的地方，傳來幾聲斷續的胡笳聲響。

塞上的夜，總是來得太早，一彎寒月照在無垠的雪地上，雪地上印著的蹄跡伸向遙遠，遙遠的地方又是一片迷濛，她在那裡？她在那裡？……

直到今天，我們對昭君和蕃的事，還存著許多疑問，因為那事實的核心，縈繞著一層朦朧的霧，我們在霧裡看花，那是朵空谷裡的幽蘭吧？沒有尋芳者的蹤跡，孤獨寂寞地開放著，那是一朵被移植到沙漠去的玫瑰吧？沒有水分的滋潤，因此枯萎而凋謝。如果撥開縈繞著的那層霧，我們將會發現，那是一株搖曳在西風裡的勁菊，一朵綻放在雪地裡的臘梅。

一　「明妃西嫁無來日」

王昭君的本身，只是一個微不足道的小人物，若從文學的觀點來看，她的確是值得同情的悲劇角色；若從歷史的角度去分析，她卻是一個值得我們欽佩的人物。但歷史的事實，往往因為文學的渲染，而失去原來的面目，昭君和蕃便是一個很好的例子。

《漢書・元帝紀》說：「竟寧元年（西元前三三年）春正月，匈奴虖韓邪單于來朝。……賜單于待詔掖庭王檣為閼氏。」這是王昭君的名字出現在歷史記載的開始。她的名字也和她的故事一樣，有著許多不同的記載。譬如《漢書・匈奴傳》稱她為「王牆字昭君」，但應劭的注卻說：「王氏女，名檣，字昭君」。不過范曄的《後漢書・南匈奴傳》的記載，和《漢書・匈奴傳》的記載恰巧相反，傳說：「昭君字嬙。」等到《文選・恨賦》注引應劭的注時，把「檣」改成「牆」了，可是敘述昭君事蹟的《西京雜記》、《通典・樂典》、《唐書・樂志》都稱昭君是王嬙，錢大昕的《廿二史考異》認為《說文》上並沒有「嬙」字，《漢書・匈奴傳》作「王牆」，《左傳》有「妃嬙嬪御」，唐石經本作「牆」。〈匈奴傳〉的「牆」是對的，而〈元帝紀〉所說的「檣」，可能是轉抄致誤的。所以「牆」或「嬙」是嬪妃的稱謂，並不一定是昭君的名字。至於「昭君」，也有幾種不同的稱呼，王昭君到了晉朝以後，改作「明君」，石崇在〈王明君辭序〉裡說：「王明君者，……以觸文帝諱，故改之。」由於王明君的關係又變為明妃，梁江淹的〈恨賦〉：「若夫明妃去時，仰天嘆息……」。到了唐代，明妃和昭君時常在詩人的創作裡出現；至於由敦煌發現的〈王昭君變文〉裡，卻又把「昭君」稱「昭軍」。

從王昭君名字的轉變，便可以想像昭君故事轉變的複雜情形，現在我們敘述王昭君的事蹟，大多根據《西京雜記》，這個故事是這樣的：

> 元帝後宮既多，不得常見，乃使畫工圖形，按圖召幸之。諸宮人皆賂畫工，多者十萬，少者亦不減五萬，獨王嬙不肯，遂不得見。匈奴入朝，求美人為閼氏，於是上按圖，以昭君行。及去召見，貌為後宮第一。善應對，舉止閒雅，帝悔之，而名籍已定，帝重信於外國，故不復更人。

但是《後漢書・南匈奴傳》卻說：

> ……時呼韓邪來朝，帝勑以宮女五人賜之。昭君入宮數歲，不得見御，積悲怨，乃請

掖庭令求行。

《世說新語・賢媛篇》是附和《西京雜記》的，〈賢媛篇〉的記載是：「漢元帝宮人既多，乃令畫工圖之，……王明君姿容甚麗，志不苟求，工遂毀為其狀。」這是說昭君的不能見御，是因為畫匠在中間搞鬼，但是《琴操・怨曠思惟歌》卻是從《後漢書》的，《琴操》說：「帝乃問後宮，欲一女賜單于，誰能行者起，於是昭君喟然越席而前曰：『妾幸得備在後宮，粗醜卑陋，不合陛下之心，誠願得行……。』」到了這裡，昭君下嫁匈奴有兩種說法了。第一種說法是，因為畫工把妃的圖形畫醜了，因此得不到漢王的召幸，冷落在後宮裡，因此被元帝賜給單于。第二種說法是，因為選進宮來幾年，沒有被召幸過，因此哀怨，而自動請求下嫁匈奴的。不過這兩種說法，後者比較合理些。

根據《漢書・外戚傳》，元帝時，後宮女官分成十四等，最高的是昭儀，她的地位和當時丞相相同，爵則比諸王侯。上人家、中人家子是最下的，顏師古的《漢書》注說：「人家子，擇良家子入宮未職號，但稱人家子。」人家子的俸薪是斗食的，所謂斗食，是說一年的歲俸不滿百石，每日平均是一斗二升，昭君當時的職位便是人家子。入宮幾年，都沒見御，同時後宮的娥眉不肯讓人，即便見幸於漢王，但是要獲專寵也不是易事。在她以前也有這個例子，如戚夫人雖得寵於漢高祖，可是後來終於被呂后所害，而且死得很慘。以及到後來，以班婕妤那樣的材貌，也因為趙飛燕的專寵而被冷落。所以昭君留在後宮，做一名籍籍無名的宮女，埋葬自己的青春，還不如下嫁到單于庭裡，做一個匈奴的閼氏還來得好些。

《漢書・西域傳》有烏孫公主歸漢的一段記載，烏孫公主下嫁烏孫以後，因為年老思鄉，想終老以後，將遺骨葬在故鄉的土地上，因此上書請歸土。在甘露三年（帝紀作二年冬）烏孫公主和她的三位孫男女，終於回到京城，那時她的年紀已經七十歲了，皇帝賜給她田宅和奴婢，奉養很厚，朝見的儀式比照公主。後二年即是黃龍元年，這位年老的烏孫公主，終於如願以償，死在故國的土地上，並且隨她歸來的三個孫男女，為她固守廬墓。黃龍元年即西元前四九年，距昭君下嫁匈奴的竟寧元年（西元前三三年），前後僅有十六年。所以昭君在幼年的時候，應當聽見過烏孫公主的軼事，入宮後可能知道得更詳細，因為羨慕烏孫公主下嫁時，車馬侍御的眾多，歸國後錦衣豐食，受到國人的尊敬，昭君既然不能爭寵於後宮，不如揚名於塞外。因為受烏孫公主的影響，因而請求下嫁匈奴，並不是不可能的事。

現在我們對昭君下嫁匈奴的罪過，都歸咎在毛延壽的身上，因為毛延壽毀了昭君的圖像，因此改變了昭君的命運。《西京雜記》說：「毛延壽為人形，醜美老少，必得其真。」這個記載並不確實，現在我們看武梁祠的石刻，和漢代出土的雕塑，可以推斷當時藝術，還沒有達到傳真的境界，難道皇帝會按照毛延壽所畫的圖像，召幸他所喜愛的美人嗎？這簡直是不可能的事。關於毛延壽毀圖的事，正史傳記並沒有記傳，《西京雜記》不過是筆記小說，不足為憑的。

因此我們可以推論，昭君下嫁匈奴，並不是因毛延壽毀圖所誤，也不是元帝硬性強遣而下嫁，是因為積怨而請行，所以是出於自動的。雖然這樣說，沒有「上馬辭君嫁胡虜，玉顏對人啼不語」來得纏綿悱惻，但是卻比較更接近事實一些。

二 「青塚空埋胡地魂」

當然，將一位美麗的「漢家子」，嫁到「塞外無春色，邊城多風霜」的匈奴去，而讓她的青春消蝕在浩瀚的沙漠裡，最後「死留青塚使人嗟」，會引起人們無限的感慨與惋惜。而且匈奴的習慣，父親死了以後，兒子可以承繼庶母，《後漢書．南匈奴傳》說：「及呼韓邪死，其前閼氏子代立，欲妻之，昭君上書求歸，成帝勅令從胡俗，遂復為後單于閼氏焉。」當然，以農業社會的道德標準和倫理觀念來衡量，「父子見陵辱，對之慚且驚」，無異是一種禽獸行為。這不但有辱民族的尊嚴，更是內心充滿感情的詩人們，所無法忍受的。昭君出塞的故事，所以被詩人誦唱，而且今天還流傳著，是因為這個故事的背後，有著詩人們自己的眼淚，同時也蘊藏著豐富的民族感情。

關於這一點，可以從昭君之死的傳說中看出來，綜合關於昭君之死的傳說，可分為三類，一是抑鬱而死的；二是仰藥自殺的；三是沉江盡節的。這三種不同的說法，正烘托了昭君之死演變的過程和它的時代背景。

顧朝陽〈王昭君詩〉所謂「妾死非關命，只緣怨斷腸。」就已強調了：昭君的死，是積鬱而死的。而石季倫的〈王明君詞〉、以及後來《樂府詩集》裡和〈明君詞〉的那些作品，乃至宋以後的蘇軾、王安石、歐陽修等，都堅持了這樣的說法。但說得最詳細的，還算〈王昭君變文〉：「昭軍既登高嶺，愁思便生，遂指天嘆帝鄉而日處若為：『……假使邊庭突厥寵，終歸不及漢王憐。……』昭軍一度登山，千迴下淚，……積恨如山，愁盈若海。……因此得病，漸加羸瘦。單于雖是蕃人，不那夫妻義重。頻多借問，明妃遂作遺言，略敘平生，留將死處若為陳說：『……妾死若留故地葬，臨時請報漢王知。』……明妃漸困。（單于）千般求術，……怜至三更，大命方盡。單于脫卻天子之服，還著庶人之裳，披髮臨喪，魁渠並至。……慟悲切調，……表奏龍庭，……一依蕃法，……單于親降，部落皆來。……墓高數尺號青塚。」〈王昭君變文〉大概是唐中葉，流傳在民間的作品，像現在的大鼓書一樣，這表示當時人對王昭君淒涼的身世，和她在沙漠裡的寂寞歲月，所寄以的無限同情。這種說法很自然的為大多數詩人們採用了，同時還添了和元帝的戀情，使故事變得更委婉動人，更富有羅曼蒂克的色彩了。

代表另一種說法的是《琴操・怨曠思惟歌》：「昭君有子曰世違，單于死，子世違繼立，凡為胡者，父死妻母。昭君問世違曰：『汝為漢也？為胡也？』世違曰：『欲為胡耳！』昭君乃吞藥自殺，單于舉葬之，胡中多白草，而此塚獨青。」這當然表現另一部分人對於昭君和蕃的看法。在他們的心目中，王昭君無異於農業文化與草原文化衝突下的犧牲者。而這也是兩種不同文化勉強結合後的必然結局。因此，他們是透過昭君的死，在無情地批評漢代的和親政策，他們認為，把農業文化移植到沙漠去，那是不可能的事，就像沙子和水泥沒有水不能凝固一樣，昭君則像凝固沙子和水泥的水。

馬致遠的《漢宮秋》則以「沉黑江明妃青塚恨，破幽夢孤雁漢宮秋」為題目正名。《曲海總目提要》記載說：「單于呼韓邪請公主和婚，時元帝以後宮寂寞，毛延壽請良家女入宮，圖形以進，按圖召見，延壽大索賄賂，王嫱獨無，延壽毀其狀，嫱不得幸，後於宮中彈琵琶，帝聞召見，遂獲大寵，知延壽納賄，將殺之，延壽逃歸單于，圖嫱以獻，單于呼韓邪來朝請居光祿塞下，求公主和婚，按圖索嫱，帝不許，朝臣皆請從之，嫱亦願以身報國，遂從之，出塞至黑水，嬙投水死。」後來無名氏的《和戎記》，清代尤侗的《吊琵琶》，都和《漢宮秋》相似，他們也都認為她是投江死的，同時是死在出塞不遠的中國土地上。在此，王昭君的造型，更增添了一份為民族盡大節的浩氣。這和作者置身於異族統治下的現實背景，是更緊密的相呼應著了。馬致遠也罷，尤侗也罷，他們把個人的悲忿融入王昭君的淚眼裡，他們甚至不願意讓王昭君嫁到匈奴去，硬要她死在中國自己的土地上，這正像他們內心不甘被異族統治一樣。不過不論我們如何說，那深植在人們心裡王昭君的故事，是無法連根拔去的。因為王昭君的故事，已經和民族的感情合而為一了。後來別人為她築的青塚，不過是供憑弔發幽情而已。

三　「何須薄命妾，辛苦遠和親」

不論後世對於漢朝的和親政策如何批評，但不能否認漢朝的和親政策，有著崇高的理想和長久的計劃，而且對後來也有很大的影響。

要了解漢朝的和親政策，必須先了解漢、匈衝突的癥結所在。在今天我們討論漢、匈衝突，可以從草原與農業文化的差異來分析，也許較能得到一個清晰的認識。環境決定沙漠和草原居民的遊牧習慣，牧場和水源的分佈，又決定他們飄泊的範圍，這是他們「逐水草而遷徙」的原因。所以牛羊是他們的經濟泉源，放牧是他們的經濟活動，但牛羊的疾病、水草的缺乏、水源的乾涸，便會使他們陷於飢餓，而迫使他們向外掠奪。不過他們掠奪的目的，只是為了維持生活。同樣地，由於他們勢力過度的膨脹，草原物資不足維持全體人民的生活，也是迫使他們向外擴展的原因。但是安土重遷的農業文化，靠著他們狹小的土地耕種和收穫，足夠維持自己的生活，所以他們需要和平、安定與秩序。因此建築城池，來保衛他們所創造的文化，同時城牆隔絕一切不合他們文化標準的事物。同樣地，整個農業社會也需要一個界限，來固定他們文化發展的範圍。對外的拓展，遠不如發展原來的文化區域來得重要，因為農業社會的文化根源愈深，它的枝葉也愈茂盛，這就是長城對中國文化的意義。長城的建築是農業社會發展到最後的結果，也是農業社會阻止邊疆民族入侵的方法之一，所以一個新的帝國統一以後，都不惜任何代價，來保衛長城的安全。

當漢高祖統一中國的時候，長城外的匈奴也形成了一個草原大帝國，這時農業文化和草原文化的力量都已成熟，相會在長城下。雙方都動員了所有的兵馬，而且都是御駕親征，可是這次漢朝卻失敗了。漢高祖被困在白登七天，並且和匈奴訂了城下之盟，才從白登狼狽地逃出來。

平城之圍後，高祖接受了劉敬的建議，採取妥協的和親政策，維持邊疆暫時的安寧。劉敬因為到匈奴辦過很多次交涉，因此了解實際情況，他所提出的和親政策，同時也切合實際需要。一方面給與草原民族經濟的滿足，另一方面使漢公主下嫁匈奴，希望將農業文化的種子，播佈到草原裡去，期待著這些種子在那裡開花結果。這在最初僅是一個理想，因為播下的種子，不是在短時間內可以收穫的，同時匈奴當時所迫切需要的，也不是一位儀態萬端千嬌百媚的漢公主，而是他們生活的必需品。

任何一個和農業社會接近的草原民族，將農業社會的物質生活，和他們自己的落後情形相比，都會引起覬覦之心。因為他們所需要的酒與雜繒，不是自己所能製造的，他們所需要的絮和稷米，也不是自己土地所能生產的。最初，他們獲得這些物品的方法只有搶掠，但如能用和平的方法獲得當然更好，這是劉敬提出和親政策的原因，也是匈奴接受和親的原因。關於這一點，可以從馬邑之戰後，匈奴犯邊的次數證明，雖然在武帝強大軍事力量壓制下，仍然超過文景時代犯邊的次數。這是因為漢匈關係，由和平轉變為敵對狀態，匈奴得不到漢朝經濟的補助，不得不再向邊疆掠劫。從民族的尊嚴來看，堂堂的中原大國，反向夷狄賂貢，這當然是奇恥大辱，但是反過來冷靜地想想，如果能給他們一些少量的財物，而減少邊境生命財產的損失，能獲得邊境暫時的安寧，也不失是一個妥善的策略。漢朝對匈奴的經濟補助，可分為官方和民間兩方面，官方的經濟補助是依照條約「歲有定數」，民間的經濟補助則在「通關市」中獲得。

漢朝對匈奴的經濟補助，是緩和邊疆情勢最有效的方法。可是那些「辛苦遠和親」的漢公主，卻擔負了更艱巨的任務。希望匈奴在她們的影響下，接受漢朝的物質和精神雙重的影響，最後完全華化。所以漢公主的下嫁匈奴，並不是為了諂媚單于，她們象徵著溝通漢匈間的溪流，使農業文化經此流入匈奴，也許起初是細小微弱的，但最終將匯成一片華化的汪洋。

漢公主下嫁匈奴，隨公主前往的人數很多，有時多到數百人，這個龐大的和親代表團，在沒有出發以前，為著了解當地的風俗習慣、語言，先接受一個短期的訓練。出發時攜帶大批的財物，到達之後，在草原上建築中國式的宮殿，播佈農業文化的種子。另一方面，也使自己盡量適應當地的文化環境，希望匈奴在沒有華化以前，至少可以形成一種農業和草原的混合文化，使匈奴的執政者，對農業文化有初步的了解，而減少對漢朝的威脅。

昭君和蕃，對整個漢朝的和親政策來說，有著重大的影響意義。因為這是自馬邑之戰漢匈關係破裂後，百年中第一次的和親。而且在這時候，漢匈的關係也發生了很大的轉變，呼韓邪的來朝，可以說是西漢二百年間，與匈奴衝突的總結。王昭君就在這時下嫁呼韓邪，真正地促進了漢匈文化交流，雖然後來有人為她惋惜和悲嘆，但揩去詩人和詞客的墨跡，我們將會發現王昭君是中國歷史上一個偉大的女性。

時間伴著塵沙隨風逝去，駝鈴仍然點綴著寂寞的沙漠。有人在沙漠裡，尋找到一座迷失的城，那是一座完全中國的城。也許在很久以前，一個秋天下午，一位白髮的老婆婆，由頑皮的孫兒牽扶著，慢慢地爬上城樓，金色的斜陽照在她們的身上，她們眺望著遠處馳騁的牧馬歡笑著，可是當她仰起頭來，望著藍天的白雲，發聲低低的喟嘆，她隨即又低下頭來，撫摸著小孫兒柔軟的頭髮，嘴角浮著一絲滿足安祥的微笑，她是誰呢？她是誰呢？

長城與中國文學

居庸高望極龍沙，野戍蕭條對日斜。
代北重關飛白雁，京西古鎮出黃花。
穿河萬里猶秦塞，絕幕三城自漢家。
苦戰當年推衛霍，秋風千載起悲笳。

——明・朱一是〈塞北〉

一 沉默的巨龍

在漫天的黃沙裡，在紛飛的白雪裡，在如霜的寒月裡，在似血的殘陽裡，那位凝立城樓，撫摸著鎧甲上鐵銹的白髮將軍，已悄悄遠去了。漢家的旗幟依舊在朔風裡舒展，胡笳還在衰草堆裡繼續哽咽，蒼鷹仍在鉛雲下翱翔。塞上的草綠了又黃……聽罷腳下無端紛紜的奔騰吶喊，看過眼前煙雲聚散的興亡合離，這條被稱為中國守護神的長城，像一條蜿蜒的巨龍，伴著沙漠裡的無定河邊骨，沉默地臥在中國西北邊疆上。

這座在太空裡也可以看到的人類唯一的三度空間建築物，是我們祖先智慧的結晶，是我們民族文化繁榮的象徵。即使沒有那個偶然闖進歷史的獨夫，也會被辛勤的中國人民，用他們曾經耕種土地的雙手堆砌起來。在那深厚的城基下，蘊藏著中國雄渾的開拓氣魄，是中國文化誕生與長成的里程碑，是中華民族凝聚與延續的標誌，是中國歷史河流汜濫與澄清的度計。中國文化、民族與歷史灌注了長城永恆的生命；而長城卻又孕育了中國文化，民族與歷史的獨特風格與精神，永遠沉默地伴著苦難堅毅的中國人民，雖然歷經無數災難的折磨，無數次屈恥的凌辱，依舊傲然獨立。

千百年來，我們對於長城的築構，一直存在著一種錯覺，認為秦始皇為「防胡」而築長城，將它視為國防的界線。當然，這條樹立在秋海棠葉脈西北部的高牆，的確是防止胡人南下牧馬的工事。但這不是長城最初的作用，長城的出現，該是中華民族自我凝聚，農業文化自我累積的結果。因為黃帝的子孫原是一個種植、穿絲、吃米的農業民族。向土地尋找生活的資料，是農業民族子民主要的工作。所以當他們一旦在土地上開始耕種，並且從這塊他們用血汗灌溉的土地，獲得生活的必需品時，他們就需要一塊固定的土地與一個安定的生活了。於是，薪火相傳，人們漸漸在這塊土地上聚集了起來，由個人而家族，而村居，而部落，然後，新的城鎮建立了。就在這種轉變的過程中，他們開始築構城池。

中國最早的城池，可能出現在四千三百年前，傳說是那個治水失敗的鯀所發明的，因為築堤和構城的方法是相同的。經過周公建立了金字塔式的封建制度，同時制定大小不同的城邑制度，於是高原的子弟，在黃河流域掀起了築城的狂濤。原來在這個地區發展的農業文化也有了新的方向。

西元前四〇三年，這一個《資治通鑑》的起點，正是以血緣紐帶關係維繫的封建制度，已經徹底崩潰的時刻。就在這個時限的前一年，中國境內出現了第一座長城，那便是橫斷山東境內的齊長城。接著又築了中山長城，然後列國都開始修築長城，這些長城都在中國國境而非在邊疆。雖然西元前五世紀左右，活躍在農業社會邊沿的草原民族，發明了將人放在馬背上，變成了「騎」字。胡人的騎馬技巧很快就感染了中國，漸漸改變了中國原有的戰爭形態，由車戰變成騎戰。但這些騎馬民族的出現，還不足威脅列國的生存。這也是邊疆地區的燕趙和秦長城的修築，比中國國境內的列國間的長城晚一個世紀的原因，而且這些長城又都是在驅走胡人，占領胡人的土地後修築的。

這種情形說明了一個事實，就在這個時候，農業文化的發展，已趨近成熟階段。它的子民已有了更熟練的建築技巧，可以修築更大更長的城。在春秋時代許多分立的小國，現在已漸漸合併成幾個對立的大國，過去有許多不同的解釋的「華夏」，現在已變成了特指活動在黃河流域的人們。而且封建制度崩潰後，那些原來籠罩在金字塔體制的個人，開始游離變成了完全自由的個體，形成了一個新興的庶士集團。這時孔子更掌握了竹帛下於庶人，散在民間的詩書，教育這個在貴族與人民之間新興的階層。賦予他們中國知識分子文化的使命感，他們栖栖遑遑奔走在列國王廷，推銷他們的理想與抱負。他們的努力破除了原有的區域障礙，縮短了國與國之間的文化差距，使華夏民族的文化逐漸凝結成一個整體。然後在這個新凝結的文化基礎上，出現了一個「六王畢，四海一」的統一大國，同時也出現了人類歷史上最大最長的城。

所以長城不是一天造成的，每一寸牆基都孕育著華夏民族的智慧和特殊的技巧。因此，歷史上的長城表現了比防胡更積極的意義，它代表了農業民族向西北拓展的極限。不僅是帝國的國界，也是一條文化的疆界，跨出這條文化的疆界，便是黃沙撲面，衰草遍地的原野與沙堆，貧瘠的土地再也不能耕種，只好留給吃羊肉、喝牛乳、住篷帳、遷徙牧放的騎馬民族馳騁。長城就橫在兩種不同的文化形態之間，分隔了兩種不同的文化形態，除了征戰或後來的和親，彼此是不相往來的。長城不僅防止胡人南下牧馬，而農業民族的人們，如果沒有經過准許，私自出塞，就認為是叛國。形成以後中國兩千年來歷史雙軌的發展，過去兩千年的中國歷史，就是兩種不同類型的文化，以長城為界線互相激盪的歷史。回顧中華民族的歷史與文化，實在經過上古的築城，中古與近古的衛城，近代的拆城三個不同的階段。所謂拆城，是一八四二年的三千年來一大變局以後，新的夷狄不是來自騎馬的西北長城外，而是配備了堅甲利兵來自東南海上。從此長城失去了它消極防衛的作用，變成了歷史的陳跡；而在長城環抱中的千百個小城，為了適應現代化的需要，已將原有的城牆拆除，只剩下若干的城門，孤獨沉默地矗立在二十世紀的喧囂中。

一個民族有它特殊的文化風格與歷史環境，一個民族的文學必然受到民族文化與歷史的感染，長城正象徵了中華民族文化與歷史發展的歷程。當然對中國的文學也發生了一定的作用和影響。

二　那條血線

雖然在歷史上，長城表現了中華民族豪邁的氣概，但在詩人和文學家的筆下，卻是一條用白骨鋪疊，用鮮血塗抹的血線。千百年來，中國人民為了防止騎馬民族的鐵蹄，南下越過長城，在我們遼闊的田野裡馳騁，而犧牲了無數的生命。每一個時代都有許多農夫，被迫放棄他們正在耕種的土地，跋涉過艱困遙遠的旅程，從春暖花開的故鄉，來到胡天八月飛霜的塞上，修補或捍衛這座血堤，防止草原海洋上突然掀起的狂濤，但他們多是一去不復返的。所以，那裡瀰漫著征人思鄉的嘆息，那裡飄浮著深閨少婦的哀怨。於是長城變成了一個巨大灰黯的影子，像一張擴散開來的網，罩在中國人的心頭。因此，長城的每一塊磚、每一寸土，都烙上統治者好大喜功的烙印。

在那個想把自己的基業，延續到萬世的暴君死後不久，他所建立的帝國，就在阿房宮燃燒的熊熊火焰裡消逝了，跟踵而來的是「大風起兮雲飛揚」的漢帝國。就在這個時候，長城外的騎馬民族在冒頓單于領導下，在草原上建立了匈奴大帝國，於是這兩股新成長的力量相會在長城下。平城之圍是漢帝國與匈奴的第一次的接觸，也是農業社會與草原民族有史以來，最大的一次接觸，可是漢帝國卻失敗了。

從此以後，中國歷史的發展進入了衛城的階段，於是長城變成了保衛民族文化的防線。只要居住在城外的遊牧民族，不貿然闖進長城，擾亂城內的生活秩序，彼此就可以相安無事。雖然，漢武帝的時代，曾一度跨過長城，以一種和平的、農業生活方式的屯墾區姿態，在草原地區建立下漢民族的據點。但這些屯墾區終究只是防衛性的，沒有積極擴展的意義。深入的看，也許更具備了流通經濟、涵容文化的長遠諦旨，而這一切都是平和的。當然，城裡的民族與城外的民族彼此的衝突仍然會時時發生。消弭這些衝突的方式，除了更強烈的兵戈相見外，也有一些和平的法則，這就是所謂的「和親」政策與四裔的「朝貢」制度。但和親和朝貢都是破財消災的另一種表現形式，只希望透過這種形式維持長城防線的安寧罷了。

就是這份希望，也有時會落了空。往往，這是由於農業民族自身的步調有了衝突或混亂，於是，長城的防線在胡馬飛沙裡消失了。而當草原民族揚鞭中國、飲馬黃河的一刻，卻也不得不對農業民族深厚的文化形態、堅實的社會體制有所讓步。經過這樣的一連串衝突與調和，修正與讓步，終於有一天，他們也開始修補長城了，甚至更堅定的擔負起捍衛長城的任務。於是，歷史又翻開了新頁。中國的歷史，就這麼一頁頁的記載了農業民族與草原民族往復衝突、交融的過程：來自不同地區的邊塞民族，狂悍的、精壯的、嘯傲不羈、飛揚拔扈的踏入了長城，卻都像長河流入大海，共同融匯在漢民族的文化之中。因此，夷狄「入中國則中國之」的結論，在千百年的生活經驗裡，成了漢民族不破的信念。

可是，不論「和親」或夷狄「入中國則中國之」，中國人民都要付出昂貴的代價。和親不僅只是一個美麗的漢家子，嫁到塞外無春色的沙漠去而已，並且包括大量農業社會的產品，滿足上層權力的經濟需要。同時還得開關市與草原民族的人民貿易，而且二者都是以金錢，維持長城邊界的暫時安寧。這樣的外交關係對漢民族的人民而言，不僅是一種經濟的負擔，而且也是一種頭足倒懸的恥辱。這種恥辱深深撞擊了漢民族的自尊心，曾使賈誼在他的〈治安策〉裡，感到該痛哭流涕的。

至於夷狄「入中國則中國之」，雖然表現了漢民族文化的優越性，但在夷狄進入長城之前，便因保衛長城而犧牲許多的生命，進入長城之後，還要引起一串連綿不絕的戰爭，在戰爭裡，田園荒蕪，妻離子散，雖然這些進入中國的夷狄，最後終要被同化，但在此之前，漢民族必須接受邊疆民族的統治，被迫吸收某種程度的胡化，使每一個漢民族的子民都感到民族尊嚴的掃地。

於是，民族的尊嚴和長城融而為一。不論對於長城的歌頌，或對長城的詛咒，都屬於民族感情的。中國的文學隨著長城邊界的隱顯或消逝，有著不同的激盪，在這個激盪下產生了許多的詩篇，同時也塑造了許多文學的角色。這些角色包括萬里尋夫的怨婦、騎著白馬消逝的公主、浴血奮戰的白髮將軍，都成為文學家筆下生動的人物。於是，長城巨大朦朧的影子，轉變成文學家靈感的噴泉。綴在征袍哀怨、閨中捲簾的閒愁，英雄悲憤的仰天長嘯都飄向那裡，千百年來，長城默默地承受著民族感情的傾訴。

三　當長城邊界消逝的時候

築城去，千人萬人齊抱杵，重重土堅試行錐，軍吏執鞭催作遲。來時一年深磧裡，盡著短衣渴無水。力盡不得休杵聲，杵聲未盡人皆死；家家養男當門戶，今日作君城上土。

這是張籍的〈築城曲〉，描寫了「武皇開邊猶未已」，萬千征夫被派遣到邊疆，修築長城的悲慘的景象。除了賈誼、晁錯政論性的文章外，把長城帶進文學的領域，該算樂府古詩的

〈飲馬長城窟〉了。在古詩十九首裡的「青青河邊草，綿綿思遠道」，就題名〈飲馬長城窟行〉，或說是蔡邕寫的。不過在這首古詩裡，並沒有直接提到長城。到了三國時代的陳琳，他首先描寫從太原征調來築長城的役夫的〈飲馬長城窟行〉，才把長城與文學連接起來。陳琳的「飲馬長城窟，水寒傷馬骨」，「君獨不見長城下，死人骸骨相撐拄」，也成為以後描寫長城的範本。於是長城跟下湧出的那泓水泉，就化為千萬征夫力役的淚水。這些淚水融合了民族感情，使詩人們對遙遠的長城創造了一系列的詩篇。不過，這些詩卻都是陰暗、淒涼的。唐代王翰的〈飲馬長城窟行〉，就這樣寫著：

> 此時顧恩寧顧身，為君一行摧萬人。壯士揮戈迴白日，單于濺血染朱輪。歸來飲馬長城窟，長城道旁多白骨。問之耆老何代人？云是秦皇築城卒。黃昏塞北無人煙，鬼哭啾啾聲沸天。無罪見誅功不賞，孤魂流落此城邊。

王建的〈飲馬長城窟〉說：

> 長城窟，長城窟邊多馬骨，古來此地無井泉，賴得秦家築城卒。征人飲馬愁不回，長

城變作望鄉堆……

此外像陳標與趙汝燧的〈飲馬長城窟〉這樣寫著：「千堆戰骨那知主，萬里枯沙不辨春。」「白骨如霜浸水窟，骨上亦帶秦時血。」周紫芝也說：「古來戰死多白骨，征人半作馬下塵。」

於是春來草樹無花的邊城，埋在黃沙裡的秦屍漢骨，在凝著不肯散的寒雲下，夜夜奏起的胡笳聲中，變得更陰沉了。〈飲馬長城窟〉裡的疊疊白骨，在杞梁之妻的淚水洗灑下，成為文學家為我們塑造出的大家熟悉的悲劇人物。釋貫休的〈杞梁妻〉說：

秦之無道兮四海枯，築長城兮遮北胡，築人築土一萬里，杞梁貞婦啼嗚嗚：上無父兮中無夫，下無子兮孤復孤；一號城崩塞色苦，再號杞梁骨出土，疲魂饑魄相逐歸，陌上少年莫相非。

杞梁妻的故事，最初出現在《左傳》。不過《左傳》只說杞梁戰死，齊莊公弔杞梁之喪於野，杞梁妻認為於禮不合。後來〈檀弓〉卻說杞梁妻很會哭。《孟子》也提到杞梁妻哭她丈夫的事。可是到了漢朝劉向的《說苑》，卻變成杞梁之妻不但會哭，而且一哭就是十天，把城牆都哭崩了。樂府詩有杞梁妻的歌，《古今注》說這首詩是杞梁妻的妹妹寫的，當然這是附會。釋貫休的〈杞梁妻〉更是附會，因為《左傳》所記載的是春秋時代的事，下距秦始皇時代還有一段很長的時間。可是釋貫休卻把杞梁妻與長城牽扯在一起。而敦煌寫本中有〈孟姜女小唱〉，這是晚唐到五代期間民間流行的小曲，而卻將杞梁妻改為孟姜女。杞梁妻改為孟姜女是可以理解的，因為《詩經》裡有「彼美孟姜」，是當時齊國美女的名字。可是南宋時代的一本《孟子疏》，就肯定杞梁妻的名字叫孟姜。於是從此以後，千里為夫送寒衣，哭倒長城的孟姜女，暴君秦始皇和長城，緊密的牽連在一起，在民間生了根。

為什麼流行千年的故事，突然在唐代晚期到五代改變了？關於這個問題又必須從歷史回溯。唐帝國是經過漢民族單獨活動結束後的魏晉南北朝時代，以及漢民族與其他進入長城的民族融合後的新血輪。唐代的統治者都有胡漢混合的血液，因此對民族的界限分劃不嚴。所以唐太宗不但要做唐朝的天子，同時也要做夷狄的可汗。他認為夷狄華夏都是一家，他都愛之如親子，作為草原與農業社會分界線的長城也隨著消融了。騎馬民族出征長城並沒有限制，黃河以北地區漸漸變成華夷混居的地區，首都長安也感染了很深的胡化。但這種情勢發展到開元天寶之際，已經嚴重的威脅到帝國的生存，最後終於迸發了安史之亂。

安史之亂前後，執政當局對開國的天下華夷共一家的民族政策，已經想作適當的調整，像當時許多名政論家劉晲與陸贄的奏議：一致認為必須強化長城邊界的守備，並且對那些內入的邊疆民族，採取強硬的管制態度。這種轉變和已實施了兩百年的民族政策，的確有很大的差距。而且突然的轉變，也使兩百年來所培養的天下華夷共一家的遼闊胸襟，暫時無法適應。因此，在這段時間內，出現了許多與當局政策相左的反戰詩，白居易的〈新豐折臂翁〉與韋莊的〈秦婦吟〉就是很明顯的代表，以上所引的〈飲馬長城窟〉，與高適、岑參等以邊塞為對象的詩，也都是在這段時間前後出現的。不論這一系列的作品反對或贊同當局的民族政策，但這一系列的作品已促使社會廣大的民眾，對遺忘已久的長城再有一個新的認識和了解。

安史之亂後，並沒有完全清除唐帝國內的胡化，反而使河北地區的胡化加速進行，長城的邊界完全消逝，河北地區變成了草原與農業文化的過渡地區。最後，兒皇帝石敬塘將燕雲十六州割讓給契丹，在條約上完全肯定長城邊界屬於草原文化的範圍，孟姜女哭長城的故事的轉變也在這時完成。所以孟姜女的眼淚不僅詛咒那個不恤民力的暴君，同時也悲弔長城邊界的消逝，因為在那條防止胡人南下牧馬的血線上，她的丈夫曾用自己的血肉奠下城基，現在讓胡騎縱橫了，她的確該放聲悲號的。

燕雲十六州失去後，長城不再是漢民族的防線，反而變成了草原民族進攻漢民族的攻擊發起線。於是漢民族的防線撤到黃河，最後更南撤到長江。於是大江以北，變成了張孝祥〈六州歌頭〉所說的：

長淮望斷，關塞莽然平。征塵暗，霜風勁，悄邊聲，黯消凝。追想當年事，殆天數，非人力，洙泗上，絃歌地，亦羶腥。隔水氈鄉，落日牛羊下，甌脫縱橫。看名王宵獵，騎火一川明，笳鼓悲鳴，遣人驚。

因此，「駕長車，踏破賀蘭山缺，壯志飢餐胡虜肉，笑談渴飲匈奴血，待從頭收拾舊山河，朝天闕」，成為另一個時代大家共同的願望。尤其在靖康之難未雪，徽、欽二帝被擄不返的南宋，更多的文人將民族的恥辱融在文學作品裡，使這個時代的文學作品變得愈發慷慨激昂了。劉過的那首〈西江月〉正說明了這種悲壯的心情：

堂上謀臣尊俎，邊頭將士干戈，天時地利與人和，伐燕可歟？曰可！今日樓臺鼎鼎，明年帶礪山河，大家齊唱〈大風歌〉，不日四方來賀。

在這種悲壯昂激的情緒下塑造了浴血抗敵的英雄——楊家將。

「西流不返日滔滔，隴上猶歌七尺刀。慟哭應知賈誼意，世人生死兩鴻毛」。這是劉敞的〈楊無敵廟〉的詩。楊無敵是契丹人對悍勇善戰的楊老令公的尊稱，歷史上的楊老令公名業，據《宋史》卷二百七十二他的本傳，說他自幼就善騎射，二十歲的時候，在五代的北漢劉崇時代，就開始抵抗契丹，每次戰爭都大勝，所向無敵，所以被尊稱為「楊無敵」。宋太平興國四年，歸服宋太宗，擔任代州防禦使，第二年，契丹入侵雁門關，楊業率領他麾下的數百騎，從小徑繞道到雁門北口，從背後攻擊，大破契丹。以後，契丹軍隊看到楊家的旌旗就不戰而退。

後來，宋太宗為了收復燕薊的故土，大規模伐契丹，潘美、楊業擔任正副指揮。楊業率領部眾，連戰皆捷，收復了雲、應、寰、朔諸州，並進駐桑乾河。這是石敬塘割讓燕雲十六州後，漢民族的軍事力量第一次收復這個地區。但卻因為另一路宋兵北渡拒馬河失敗，宋太祖下令全軍退回原地，契丹的蕭太后卻親率十餘萬援軍趕到，楊業孤戰無援，中流矢墮馬被擒，在送解大營途中，楊業絕食三日而死。契丹人為了崇敬他的忠勇，特別在他的死節處的古北口，建立了一座「楊無敵廟」。楊業死後，他的六子延昭，延昭的三子文廣，都繼承父祖的遺志，繼續防衛邊疆。這是歷史上關於楊老令公的記載。

「七郎八虎下幽州，一下幽州沒回頭」的楊家將，浴血長城邊界的英勇故事，在當時民間廣泛地流傳著。因為偏安江左的南宋，雖然有規復長城邊界的壯志，可是卻因為力量不足無法完成，正像陸游所說的那樣，「胡未滅，鬢先秋，淚空流。此生難料，心在天山，身老滄州」。於是將未完成的雄心壯志，都託付給楊家將。雖然，現在我們無法看到楊家將最早的評話小說的底本。不過，相信南宋時代一定有這樣的評話小說，幾折元雜劇的〈昊天塔孟良盜骨〉、〈八大王開詔救忠臣〉、〈焦光贊活拏肖天祐〉、〈楊六郎調兵破天陣〉、〈謝金吾詐拆清風府〉，也許是根據南宋流傳的評話祖本寫成的。

當然，楊老令公的遺骨並沒有藏在昊天塔，孟良盜骨一折，寓意徽、欽二帝被擄未歸，遺骸流落沙漠。這是當時全國上下人民沒齒難忘的奇恥大辱，借著孟良盜骨把隱藏在心底的悲憤吐露出來。這幾折戲裡孕育著豐富的民族感情：

> 令公白云：見如今邊關上，都是這亂臣賊子，倒惹侵犯大邦也。六郎唱云：見如今邊關吵，賊情傳報。令公唱云：某殺他個拱手而降。六郎唱云：我直教番兵納禮供皇朝。——《開詔救忠・第二折》
>
> 你今日犯邊疆，統賊兵，起戰場，擺列著戈戟刀槍，英勇兒郎改不了醜虜羶氣象，撥妖氛，有甚強！——《活拏肖天祐・第四折》

也則是託賴著聖明君，百靈助，齊天福大，方顯俺大將軍，用機謀，施展我這雄才。我則待播清風著萬古揚，留名譽在青史載，俺只願我社稷安甯，我保山河永泰。——《破天門陣・第四折》

這幾齣「楊家將」的戲曲，溢揚著濃厚的民族感情。顯然，自古以來以農業為基礎的漢民族，並不以血統的差異區分民族的不同，只以文化的高低分別非我族類。因此，長城以外的夷狄如果學習農業社會的生活方式，並且學習農業文化，最後夷狄入中國則中國之。但當長城界線在草原民族壓迫下，被迫消逝的時候，立即會掀起人民內心的民族感情。這種民族感情即反映在文學作品裡。關於這個問題可以從王昭君之死，得到了解。

撇開歷史上的記載不說，昭君和蕃的故事，是大家都熟悉的。但這故事變成今天的形態，和長城邊界的消逝有密切的關係。昭君之死的傳說可歸納成三類，一是抑鬱而死的，二是仰藥自殺的，三是沉江自盡的。由這三種不同的說法，可以看出昭君故事演變的過程。顧朝陽〈王昭君詩〉所謂「妾死非關命，只緣怨斷腸。」就是說昭君的死，是因為積鬱。石季倫的〈王明君詞〉也說「苟生亦何聊，積思常憤盈。」後來《樂府詩集》裡，和〈明君詞〉的就有三十二人、四十九首之多，到宋代還有蘇軾的〈昭君村詞〉，王安石的〈明君曲〉，歐陽修的〈和王介甫明君曲〉，都是這樣說。最詳細的，還是敦煌出現的〈王昭君變文〉。當然，將一個美麗的漢家子，嫁到「塞外無春色，邊城多風霜」的匈奴去，而讓她的青春消蝕在浩瀚的沙漠裡，最後「死留青塚使人嗟」，的確會引起人們無限的感慨的。〈王昭君變文〉所表現的，正是當時人對王昭君共同的看法。對她淒涼的身世，和沙漠裡寂寞的歲月，寄以無限同情，這種說法所以為大多數的詩人採用，是因為文學的表現，需要淒惋纏綿才能動人，抑鬱而死更增加了故事的悲劇氣氛，同時還添了和漢元帝一段戀情，使故事更生動，更富有浪漫主義色彩了。

《琴操・怨曠思惟歌》卻是另一種說法：

> 昭君有子曰世違，單于死，子世違繼立，凡為胡者，父死妻母。昭君問世違曰：「汝欲漢也？欲為胡也？」世違曰：「欲為胡耳！」昭君乃吞藥自殺，單于舉葬之，胡中多白草，而此塚獨青。

從這種說法可以看出，昭君訓子後，她的兒子並沒有聽從她的教訓，仍然堅持原來的草原文化傳統習慣。這一段訓子的故事，不僅注入農業社會的倫理觀念，而且還有濃厚的教育意義。

同時由昭君仰藥自殺，更顯示了農業文化與草原文化經過長城下的一場衝突後，雖然西漢想藉著和親政策，將農業社會的風俗習慣、道德標準、倫理觀念輸入草原，最後終於失敗了。王昭君是農業和草原文化衝突下的犧牲者。《琴操》的記載正是透過她的死，對漢代的和親政策作無情的批評。

至於馬致遠的《漢宮秋》，以「沉黑江明妃青塚恨，破幽夢孤雁漢宮秋」題目正名，可說是第三種說法。

馬致遠的《漢宮秋》，很明顯是從《西京雜記》轉變而來的。後來無名氏的《和戎記》，和馬致遠的《漢宮秋》相似。清代尤侗所作的《吊琵琶》，共演遠家、投江、還魂三折，也和《漢宮秋》略同。《漢宮秋》、《和戎記》、《吊琵琶》三個戲曲，雖然在結構上略有不同，但對昭君之死的看法卻是一致的。他們都認為昭君是投江死的，而且在出長城不遠的土地上。所以昭君之死不是為了她個人，而是為民族盡節。寫《漢宮秋》的馬致遠，《和戎記》的無名氏都生活在元朝統治之下，尤侗的《吊琵琶》作於清朝，同樣是在越過長城進入中國的騎馬民族統治之下。雖然表面上看來，這不過是悱惻的愛情故事而已。但透過紙背，將會發現其中蘊藏濃厚的民族感情。他們都不願意讓王昭君嫁到匈奴去，硬要她死在中國自己的土地上，這不過是「借他人酒杯，澆自己的塊壘」而已。所以在王昭君故事裡，跳躍著他們自己的感情，閃耀著他們自己的眼淚。

雖然，騎馬民族的鐵蹄踏過後，長城的界限消逝了，但卻永遠抹不去烙在中國人民心裡的長城，這座無形的長城和著文學家的血淚，創造出不朽的作品，這些作品都是屬於民族的，民族的根深深植在長城的根基上。而且，這縷民族的感情，也因為長城邊界的消逝，變得格外顯明。

江瀾

——寫給九七

散聚憑今夕，歡愁聚一身；
與君霄對榻，三渡雨飄萍。
去國桃千樹，憂時突再薪，
不辭京口月，肝膽醉輪囷。

——清・魏源〈京口晤林少穆制府〉

林則徐一夜輾轉未眠。先是聽簷外的淅淅雨，後來雨歇，月光的清輝，映著滿窗的松影。最後月移影散，灰白的曙光，又悄悄抹上窗紙。於是，林則徐披衣而起，透過對榻的珠紗羅帳，隱隱看到魏源酣睡正甜。林則徐低笑一聲：「默深醉了，累了。」悄悄推開房門，出得廳堂，繞過畫廊，緩步走到昨夜和魏源觀月的聽瀾亭來。

林則徐在亭內沁涼的石凳坐定，一陣被昨夜雨水洗刷的松針清香，在早晨的微風裡迎面吹來。江上茫茫一片，在茫茫的水天一線處，隱隱出現幾叢灰黯的雲朵，沉浮在江瀾中。在層累的雲朵間，有幾許透亮的白光正漸漸擴大，已是破曉時分了。江瀾輕聲拍岸，和著林間早醒鳥隻的啁啁，還有臨近農家的雞啼，焦山禪寺早課的晨鐘也跟著響起……林則徐深深舒了一口氣，心想這些日子突發或偶發的事情，接踵而來，很難有一個獨處的機會細想。現在孤身獨坐江濱，的確是一個梳理思緒的機會。

一

先是去年，道光二十年（一八四〇年），最初琦善任欽差自天津啟程南下，同時林則徐在廣州也接到上諭，譴責他和閩浙總督鄧廷楨「誤國病民，處理不當」，革去其職，並命鄧廷楨即赴廣州，與林則徐共同「以備查問原委」。但未及半月，林則徐又接到吏部傳來的公文「奉諭旨交部嚴加議處，來京聽候部議」。林則徐立即整理行裝，準備啟程。就在動身的前夕，又接到吏部轉來的上諭，命林則徐「折回廣州，以備查問」。

自此以後，有大半年的時間，林則徐以待罪臣之身，紲繫羊城。當是時，戰雲密佈，但朝廷和戰舉棋不定。林則徐雖內心焦急，卻無處著力。他寫信給他親戚葉小庚就說：「辰下羈滯羊城，聽候查問。如何蒙聖恩永回故里，養痾營墓，正愜夙懷。」林則徐自逐紛紜之外，杜門謝客。這年在廣州渡歲，顯得格外冷清。寫下〈庚子歲暮雜感〉四首五言律詩，其中一首：「病骨悲殘歲，歸心落暮潮。正聞烽火急，休道海門遙。蜃市連雲幻，鯨魚挾雨驕。舊慚持漢節，才薄負中朝。」心情落寞蕭瑟是可以想見的。

所以，林則徐急於離開廣州，甚至上疏請求到浙江前線效命。後來終於盼到了。林則徐奉到上諭：「賞四品卿銜，速赴浙江省，聽候諭旨。」於是，林則徐立即自天字碼頭登舟，離開廣州，直駛鎮海前線，協助兩江總督裕謙，處理軍務。但林則徐到鎮海只有三十三天，就接到「革去四品卿銜，從重發往伊犁，效力贖罪。即由該處解，以為廢弛營務者戒」。同時被發配的還有閩浙總督鄧廷楨。鄧廷楨原任兩廣總督，在印信交給林則徐後，即調任閩浙總督。鄧廷楨在赴福建任所途中，寫了首〈酷相思‧寄懷少穆〉的詞給林則徐：「五百佳期未過也，但吹笳，催千騎，看珠海盈盈分兩地。君往矣，緣何意？召緩征和醫並至。眼下病，肩頭事，怕愁重如春擔不起。儂去也，心應碎！君往也，心應醉！」此後，林則徐和鄧廷楨成為禁煙與並肩作戰的同志和戰友。

林則徐接到發配的上諭後，由鎮海登舟，沿甬江，經梅市到寧波，然後經姚江，過慈溪，取道餘杭，經富春江到杭州。準備在杭州安置家眷與添置赴戍的行裝，稍事停留，待暑盡天氣轉涼，再從杭州啟程赴戍所。林則徐船過富春江，觀看青山碧水，心情一暢。並在嚴子陵釣磯下停泊，憑弔這位自我放逐的前輩古人。回到舟中寫了封信給鄧廷楨說：「患難兄弟，相依為命。」當時羈滯廣州的鄧廷楨，接到發配伊犁的上諭後，即刻登程。在途中接到林則徐的信，覆信說：「今日之事，雖意外，而細思之，似亦意中。惟崦嵫景短，關塞路長，此後茫茫殊難逆計耳。」並約定彼此在秦中相候，然後結伴出關。

林則徐寫了給鄧廷楨的信，又踱出艙來。此刻夜已深沉，一輪皓月當空，月光映在江中，被緩緩的流水穿過，化成碎銀片片。林則徐佇立船頭四望，群山穆穆，只有江流拍擊船舷的輕響，突然一陣難抑的悲涼湧上心頭。想起去年中秋，關天培陪他校檢沙角的防務，並和營中弟兄度節，酒後在沙角炮臺賞月。群山環抱的沙角海面，在月光下平滑如鏡。港灣裡停泊的艦艇，桅竿上的串串燈火，和夜空裡的繁星相映。岸上刁斗森嚴，架置在垛口上的巨炮，已褪下炮衣，炮口冷冷地對著泛起銀色波紋的海面。林則徐思潮澎湃，寫下一首七言長詩，其中有「森森寒芒動星斗，光射龍穴龍為愁」。蠻煙一掃海如鏡，清氣長此留炎州」。雖然豪情萬頃，但歸去後想想，這場戰爭勝負未卜，不知前途如何。不過，不論結果如何，林則徐盼望戰爭結束後能歸隱田園。於是，又寫下另一首七絕：「今年此夕銷百憂，明年此夕相對否。留詩準備別後憶，事定我欲歸田疇。」「事定我欲歸田疇」？沒有想到還不到一年，這卑微的願望不僅無法實現，反而被充軍發配萬里之外，思之泫然欲涕。

二

林則徐在杭州，雖有故舊設宴贈詩，送他遠行。但他仍然無法揮去縈繞心間的謫客愁緒，寫下「詩夢俄驚梁月墮，邊心遙逐塞雲愁。誰知卷裡濡墨客，垂老憑君問戍樓」。至此，林則徐已作好西出陽關的準備了。暑退後，從杭州動身，準備由江蘇、河南，在揚州稍作停留。之前，先到京口和魏源會面。

福建侯官的林少穆和湖南邵陽的魏默深，是在北京的宣南詩社結識的。宣南詩社是嘉慶年間，南方出身的小京官組織的詩文團體。前身是吳椿、夏修恕、陶澍、顧純餘等組織消寒詩會。最初只是同科進士間詩酒唱和的聚會。但由於彼此行蹤不定，或因社友任命出京，難以為繼。後來錢吉儀、賀長齡、陶澍等復起消寒詩社，範圍擴大，參加者不再以同科為限，活動不僅為了消寒，但規定「間旬一舉，集必有詩」的雅集。因為集會的地點在宣武門以南一帶，而稱為宣南詩社。胡承珙〈宣南詩社序〉說：「尊酒流連，談劇間作，時復商榷古今上下，其議論足以啟神智廣見聞也。」他們集會飲酒吟詩，賞花觀畫；而且都是進士及第出身，皆通經學，有時談論些上下古今的學術問題，偶爾也會發抒一下懷才不遇的心境。但卻很少涉及敏感的現實問題。

林則徐可能是由梁章鉅、李彥章介紹，參加宣南詩社的。當時林則徐任翰林院庶吉士，後來又在清秘處辦事，是個奉祿微薄的小京官。經常入不敷出，交遊不廣，心情非常鬱結憂悶。參加宣南詩社後，為他的生活啟開了另一扇窗子。常披著滿街的風雨，或冒著漫天的飛雪，到宣武門外參加詩酒之會。他有詩寫到「遊宦我憶長安樂，聽雨銅街夢如昨。朝參初罷散鵷鸞，勝侶相攜狎猿鶴。清時易得休沐暇，詩人例有琴尊約。金貂換取玉壺春，斗韻分曹劈雲膜」。另一首詩寫出他實際的生活情況：「四時流序付游屐，有端悲喜歸吟稿。豈無嘆息居不易，臣朔朝飢米難索。室如蝸角車雞棲，衣似西華履東郭。秀句要教出寒餓，高歌未厭填溝壑。」

林則徐初為京官，生活艱困，而且有懷才不遇的落寞，宣南詩社的詩文酒會，也許是苦中作樂聊以解憂的好去處。林則徐在這裡結識了魏源和龔自珍。龔自珍是浙江仁和人，外祖父是乾嘉著名的學者段玉裁。道光九年中進士，在禮部做個小官，仕途並不顯達。魏源嘉慶十八年到北京，屢試不中，先在湖南學政李宗瀚家中任教席，後來捐了個內閣中書舍人候補。龔自珍、魏源都從劉逢祿習《公羊春秋》，成為著名的今文學家，文名譽滿京師。

後來魏源應江蘇布政使賀長齡之聘，到江蘇主編《皇朝經世文編》。陶澍出任兩江總督，魏源又受聘於他的幕府，負責鹽務與漕運的籌劃工作。林則徐也因陶澍的推薦，由河南布政使，轉任江寧布政使，主持江蘇的賑災事務，後來又升任河東道總督，江蘇巡撫。林則徐與魏源在京師分別之後，又在江蘇異地重逢。魏源辭幕府之後，定居揚州新城內倉巷的絜園，過著著書立說的生涯。林則徐罷官廣州，以四品頂帶貶赴鎮海敵前效命之時，魏源正在京口，參加籌劃徒陽河修浚工程的工作。林則徐特別推薦他入裕謙幕府，籌劃江浙的軍事。但魏源對朝廷和戰舉棋不定，又因林則徐罷官悲憤難平，寫下〈寰海〉詩篇中的「不誅夏覽懲貪師，枉罷朱紈謝島夷」，拂袖回到京口，林則徐對此耿耿於懷。所以，在西戍途中，到京口與魏源一聚。並且將在廣州搜集的夷情夷務的材料，託付魏源編寫一本認識外夷的書。後來，魏源終不負故人之託，寫成那部「師夷之長技以制夷」的《海國圖志》。

三

林則徐的船泊京口，已是黃昏時分，魏源在岸上相迎。林則徐下得船來，兩位闊別六年的老友，在漫天彩霞、江瀾和松濤聲中又相聚了。兩人四手緊握，林則徐炯炯的雙目，閃著瀅瀅的淚影。他們彼此沉默相視，久久說不出一句話來。然後相攜拾級而上，濃濃的松蔭伴著迎面的晚風，林則徐多月來的鬱積和一路的風塵都盡掃了。

林則徐稍事漱洗更衣，又回到花廳，酒案已經置妥。魏源請林則徐入坐，他們對飲起來。林則徐舉杯，不覺想起了龔自珍。魏源道：「定庵兩年前辭官南歸，先在杭州他父親主持的紫陽書院教了一陣，然後到丹陽書院任教席。今春急病過世。他的長公子澄之世兄請我將定庵的文集編出來。」林則徐說：「應該，應該。定庵如未死，看到今日這樣局勢，不知又如何！」林則徐說到這裡，放下手中的酒杯，深深嘆了口氣。想到他出京之時，龔自珍自告奮勇，要隨林則徐南下廣州。林則徐以「時勢有難言者」，婉言相阻。然後龔自珍寫了〈送欽差大臣侯官林公序〉叮嚀周至。林則徐在出京的轎車上，展讀龔自珍寫的序，至「公此行，此心為若輩所動，游移萬一，此千載一時，時機一跌，不敢言矣」，不禁熱淚盈眶。當晚在驛館燈下，復書給龔自珍說：「責難陳義之高，非識謀者，不能言；非關注深切者，不肯言也。」林則徐想到這裡，又深深嘆了口氣，舉杯一飲而盡，然後對魏源說：「我當日離京之時，定庵贈序，情義拳拳，感人肺腑。後來我到廣州，他又贈詩：『故人橫海拜將軍，側之南天未箴勛，我有陰符三百字，蠟丸難寄惜雄文。』關切至殷。」說到這裡又乾了一杯，接著說：「離京之日，我曾信誓旦旦說，鴉片一日不絕，本大人一日不返，誓與此事共終始！誰想到會落到這個地步，真是愧對故人於地下。」

桌旁高燒的紅燭，躍動的燭焰映著他們微酡的臉，一種難言的悲愴梗在他們的心頭。沉吟半晌，魏源安慰林則徐說：「此役事關氣數，非吾公之過。」林則徐說：「非也，默深。你知道這場仗怎麼打起來的？」魏源搖搖頭，林則徐說：「我為除惡務盡，夷商交出鴉片後，又命他們切結，以後再販鴉片，『船貨沒官，人即正法』，問題就出在『船貨沒官，人即正法』上。」魏源疑惑不解，問道：「為何？」林則徐答道：「夷頭義律認為船貨沒官尚可，人即正法，萬萬不能。因為未經審判即定人死罪，是一種野蠻行為。而且犯罪僅及於個人，連株他人，於情、於理皆所不容。」魏源不解地說：「吾公是奉聖命的欽差，且有便宜行事的官防，九族之律自古有之，人即正法，天經地義，有何不可！」林則徐說：「起初我也這樣想，奈何夷我雙方法理不同，談判自始南轅北轍，爭執的就在這一點上。恰巧這時，又發生一件偶然的事。」魏源問道：「什麼事？」林則徐接著說：「一件偶然的事，往往就轉變了歷史。一群喝醉酒的夷兵，在尖沙嘴村滋事，打死村民林維喜。我盛怒之下，將所有夷人都趕下海，不許靠岸，並切斷他們的糧水補給。夷頭義律向印度求援，東印度公司派船前來，仗就這樣開打了。」林則徐愈說愈激動：「默深，難道說此役與我無關！」魏源安慰道：「吾公如此做，以示天威。」林則徐說：「起初，我自恃天朝尊嚴太過，現在想想確有些孟浪。雖然，我自喻是中國士人中，和夷人打交道的第一人，但實際上，不知夷情，又不通夷務……」

的確，林則徐初抵廣州，自恃天威可以制服夷人，後來發現自己對夷情夷務，所知實在太少。於是，遣人刺探夷情，翻譯夷文書報，增加這方面的知識。林則徐南下廣州時，隨身帶了一名在理藩院供事的翻譯。此人早年曾在印度塞蘭普爾受過教育，可以將中文譯成英文，但年事已高。林則徐為了實際需要，招請了一批洋行買辦、通事、華僑，以及在教會學校就讀的學生入幕。其中一個名叫袁德輝的青年，是個馬來亞的華僑，曾在美國讀過幾年書。一個是澳門馬禮遜學校的學生梁進德。梁進德是梁阿發的兒子，梁阿發後改名梁發，是馬禮遜在廣州傳教第一個領洗的人，也是第一個中國人牧師，後來創辦了嶺南大學。

這個藉以探討夷情的翻譯小組，首見翻譯的是澳門的新聞紙，也就是廣州英商在澳門辦的《廣州周報》。最初只是零星的翻譯，後來將譯稿抄寫後裝定成冊，以備參考。然後又擴大到有關新版的西書的翻譯，其中有些摘譯自《中國人》與《在中國做鴉片貿易的罪過》，這些書都是最近幾年在英國出版，由夷人撰寫討論中國事務的著作，輯成《華事夷言》。最重要的還是將一八三六年倫敦出版，莫瑞 (Hugh Murray) 所著的《世界地理大全》全書翻譯，抄寫成冊，定名為《四洲志》。

林則徐說到這裡，回頭吩咐著站在一旁伺候的隨從，到屋裡將那部《四洲志》取來。那部書用藍色綢布包裹，林則徐仔細打開包裹，啟開函套，順手取出最上面的一冊，遞給魏源。魏源拿起書在燈下翻閱，全書以蠅頭小楷抄錄，字跡非常工整。魏源看了幾頁，又還給林則徐說：「這部書大有用途。」林則徐將書收妥，然後慎重地說：「經此一役，以後亂事將接著來，中國從此不太平了。」說著又將《四洲志》的包裹交給魏源。林則徐又說：「所以，夷事不可不曉，夷技不可不師；不曉夷事，不師夷技，何以制夷！我此次專程來京口，一來此次出關，不知何年歸來，特來一聚；二來以此書相託，藉老弟高才卓識，以此書為藍本，加上我搜羅的夷文圖錄，輯成一書，以備來者之需。」林則徐說罷，酌滿酒起身敬了魏源三杯。魏源接過書來，一恭到地，含淚言道：「魏源愚駑，當謹奉命，不負我公所囑。」林則徐過去將他扶起。他們像來時一樣，四手緊緊相握，四目沉默相望，但都已熱淚盈眶。廳內寂寂，燭影搖曳著他們雙影，屋外風起和著松濤瀾聲，牆外梆鈴正敲響三更……

林則徐又深深舒了口氣，起身走出亭外，佇立在懸岩旁，眺望江上。江上的輕霧，被東方橙色的雲霞燃燒著，漸漸散去，江面又變得遼寬了。江瀾輕輕翻騰著，早航的白帆已經扯起，白色的水鳧追逐著江帆，在江瀾彩雲間高低飛翔……不知何時，魏源已站在林則徐身旁。林則徐回望了一眼，也沒有言語。過了許久，林則徐嘆了口氣，然後言道：「千帆過盡，江水仍東流，默深，我們現在是白首到此同休戚，但青史又憑誰來定是非？」

「臣光曰」些什麼

讀〈聯副〉載唐德剛先生〈「臣光曰」、「柏楊曰」針鋒相對各有千秋〉的文章。這個題目不像篇文章，倒似報紙新聞二欄的標題。單看題目很明顯，是柏楊對上了司馬光。但卻給人很有趣的聯想。那是侯寶林的相聲〈關公戰秦瓊〉段子中，關公對秦瓊唱道：「你在唐來我在漢，咱倆打仗為那樁?!」

所幸〈聯副〉編者眼明手快，抓住了題旨，在文前引言點題說：「『臣光日的歷史哲學』是個絕對衛道，絕對篤守傳統的傳統主義；而『柏楊日的哲學』則是絕對反道統的反傳統主義。但二者卻能水乳交融，各有千秋沒有絲毫芥蒂存於其間。」有趣的是談到「臣光日」、「柏楊日」針鋒相對的，僅此幾句，再沒有其他論證了。倒是全篇談嚴復的翻譯，《聖經》的今譯，以及作者因颱風阻於甘迺迪機場，埋頭讀《聖經》五小時的雜述。筆鋒及處甚至掃到劉曉慶演慈禧太后，「既信且雅，又達，更能傳神。」讀之一如讀作者述譯《胡適口述自傳》

的注，瓜蔓牽扯，無所歸依，語雖詼諧而欠莊重。猶憶多年前，初識德剛先生於某徵文決審會上，謙和君子，審閱與發言都很保守，與平日行文絕不相似。「臣光曰」與「柏楊曰」，是推崇柏楊白話《通鑑》之作。誠如作者自言「嚕嗦一大陣」之後，再回頭談柏楊所譯，已篇幅不多。根本就沒有談到司馬光和柏楊如何針鋒相對，如何各有千秋，又怎樣水乳交融毫無芥蒂的。德剛先生是史學名家，發論若江河東下，但卻不歸海，實令人為憾。不過，文中若干有關中國史學史的論據，對治中國史學以糊口、又教以誤人的我來說，覺得似仍有可議者。

柏楊先生身陷囹圄，最後沉冤得雪，重見天日。繫獄九年，竟能隱於書城之中，縱覽古今，月旦人物自娛，以抒解胸中的積鬱，定力和毅力，實非常人所及。

恢復自由之後，即有《中國人史綱》和《醜陋的中國人》問世，轟動海峽兩岸。然後，衣錦歸故里，父老為之立像，極矣。不久前，《柏楊版通鑑》又殺青。歷經年月，堅持不輟，真的是「十年辛苦不尋常」了。溫公《通鑑》是中國史學千古不朽之作，更是編年史的里程，自來鑽研者眾，朱熹、胡三省、王應麟都是名家，以後代有其人。於是《通鑑》遂成專家之學，故張須有《通鑑學》之作。而今得柏楊先生重譯，廣為流傳及普及。柏楊真是溫公千載下的知友；一如羅貫中是陳承祚的知己。司馬溫公〈憫獄謠〉寫道：「法官自古少泰和，皋陶之面如削瓜，況若秦漢任酷吏，死人籍籍亂如麻。」最後又說：「君不見古時牢獄地，幾多冤魂埋黃沙。」牢獄之災雖給柏楊很大的不幸，但卻為他於小說雜文之外，拓展出另一片藍天。

因為沒有讀過《柏楊版資治通鑑》，不知其中的「柏楊曰」，是如何「絕對反道統的反傳統主義」的。不過，若說《通鑑》的「臣光曰」，就是司馬光的「哲學思想」，則是值得討論的，因為司馬光另有談天命論性理之作，但不在《通鑑》之中。《通鑑》的「臣光曰」，是中國傳統史傳特殊的寫作形式，稱之為「論贊」。史傳論贊的內容，主要包括史學家對歷史事件的議論，和歷史人物的評價。這是中國傳統史學特別為史學家留下的空間，在他們嚴肅而客觀地敘述歷史事實之後，有一個發抒自己的意見的機會。不過，這些意見完全是史學家個人的意見。個人的論斷和客觀的歷史敘述是有區別的。二者有主觀和客觀的不同，這正是文學創作和歷史寫作不同的性質。所以，昭明太子的《文選》，在選擇文章的時候，給文學和史學作了清晰的劃分，將史學著作摒棄於《文選》之外，但卻將史傳論贊納入《文選》之中，歸「史論」一類。因為他認為史傳論贊，表現了作者個人的才思，與文學的性質相近。蕭統這樣的分類，因為魏晉以來，文學和史學都掙脫兩漢經學的桎梏，分別向獨立發展的途徑邁進，其間曾經歷了文史合流的過渡階段。至此史學和文學都具備了獨立發展的條件，蕭統的《文選》及時劃清了二者的界限。《文選》不選史傳卻選了史傳論贊，更突出史傳論贊的文學性質。所以，史傳論贊是一種具有文學性質的史學寫作形式。

史傳論贊或序於傳前，或論於傳後，雖然都是由所敘述的事實引發，但卻完全是史學家個人的意見。這種將個人意見與歷史事實，並存於一卷之中，而不混淆的寫作方法，是其他民族所沒有的。非常鮮明地表現出中國傳統史學的特殊風格。

史傳論贊雖然是史學家個人的意見，但這些意見卻是以歷史事實為依據的。《史記》的「太史公曰」就包括了兩個部分，一是對歷史事件與人物的議論與評價，一是對材料處理的方法。司馬遷的議論，就是以這些材料為基礎形成的。但其材料處理的方法，竟被班固《漢書》省略，形成以後史傳論贊的版型。所幸這種材料處理的方法，後來經裴松之《三國志》注與劉孝標《世說新語》注繼承得以流傳。至司馬光的修《通鑑》，對材料的處理方法，專撰一書與《通鑑》並上，即《通鑑考異》三十卷。高似孫說司馬光《通鑑》援引的材料二百二十六家，尤其唐代部分，還引用了許多雜史、小說、家傳的材料，往往敘述一事有三四個出處。所以，司馬光〈答范夢得書〉中說：「其實錄、正史未必皆可據，雜史、小說未必皆無憑，在高鑒擇之。」因此對這些材料必須有一番考辨工夫。「參考群書，評其異同」的《通鑑考異》，即為此而作。考辨異同是史學家議論所出，和文學家脫離事實的空泛史論、詩人借他人酒杯澆自己塊壘的詠史詩完全不同。司馬光《通鑑》的「臣光曰」，是有歷史事實作為依據的。

《通鑑》之中有關論贊的議論，共二百十八條，其中「臣光曰」一百十九條，輯錄前代史家的論贊九十九條。所以《通鑑》中的論贊，非僅「臣光曰」一人之論，並且包括司馬遷在內，漢魏晉南北朝和隋唐史傳眾家之論。司馬光對前代史傳論贊作了個總結，置於《通鑑》之中。不過，司馬光對這些論贊的選擇，是有一個標準的。這個標準可能就是唐德剛先生所說：「是個絕對衛道，絕對篤守傳統的傳統主義」了。

德剛先生所謂「臣光曰」絕對衛道，指的或是《通鑑》開篇的「臣光曰」所說「天子統三公，三公率諸侯，諸侯制卿大夫，卿大夫治士庶人。貴以臨賤，賤以承貴，上之使下猶心腹之運手足，根本之制支葉」而言。這幾句話看起來，衛道的意味的確非常濃厚。但卻也是《通鑑》的意旨所在。《通鑑》有「年經國緯」的《通鑑目錄》，以備索引。又有論辨異同的《通鑑考異》，說明選擇與處理材料的態度和方法。除了司馬光在〈進資治通鑑表〉中所謂「專取關國家盛衰，繫民生休戚，善可為法，惡可為戒者，為編年一書」外，而沒有司馬遷〈太史公自序〉，和班固的〈敘傳〉，分別敘《史記》、《漢書》的意旨所在。因此，《通鑑》開篇的「臣光曰」，正是溫公修《通鑑》的微意在焉。

司馬光既然有志上繼《春秋》，但卻不起自獲麟，而托始於韓、趙、魏三家分晉。關於《通鑑》所取的上限，自來學者討論甚多。主要認為《春秋》是經，而史不可續經。司馬光自己就說：「經不可續也。」為了迴避這個問題，朱熹、胡三省都說《通鑑》上繼《左氏春秋》。清王鳴盛《十七史商榷》也說：「君實蓋不敢續《春秋》，而欲接《左傳》也。續經則僭，續傳則可，其微意如此。」雖然，《通鑑》在時間上沒有上繼《春秋》，但卻對《春秋》「必也，正名乎」的思想，作了最深刻透澈的闡釋。《通鑑》的「臣光曰」，以及司馬光選擇前代史家的論贊，都從這個基礎上出發。

韓、趙、魏三家分晉，並得到周天子的認可。司馬光認為「非三晉之壞禮，乃天子自壞之也。」所以，「臣光曰」開始就說：「天子之職莫大於禮，禮莫大於分，分莫大於名。何謂禮？綱紀是也。」司馬光並進一步解釋說：「夫禮，辨貴賤，序親疏，裁群物，制庶事，非名不著，非器不形；名以命之，器以別之，然後上粲然有倫，此禮之大經也。」禮雖然是一個抽象的名詞，但在儒家的思想與價值體系中，卻是最高的道德規範與行為準則。一切的名和器都蘊於禮之中，維持社會秩序與政治穩定的典章制度，皆由禮出。禮樂崩廢，典章制度興衰，直接關係「國家興廢、民生休戚」，司馬光所關注者在此，「臣光曰」所論意旨也在此。所以，《資治通鑑》形式上是一部編年史，實質上卻是一部敘述典章制度興廢之書。胡三省注《通鑑．唐紀》開元十二年條下說：「溫公作《通鑑》，不特紀治亂之迹而已，至於禮樂、曆數、天文、地理，尤致其詳。」《通鑑》不錄文學著作材料，顧炎武說：「此書本以資治，何暇錄及文人?」其原因在此。司馬光最初稱其書為《通志》,也許和唐代杜佑的《通典》,有某程度的關聯。因為《通典》所記載的是典章制度,而且特別詳於禮制。其後鄭樵的《通志》、馬端臨的《文獻通考》,或是受《通鑑》影響而成的。因為典章制度之學是唐宋史家關注的重點所在。

「臣光曰」些什麼?司馬光在《通鑑》之中說的就是這些!所以,司馬光《通鑑》評人論事,都是以歷史事實為依據,平易之論,其中並沒有深奧玄妙的「歷史哲學」,似乎不必一定將後起的名詞,加諸前賢的身上,形成許多自我設限的約束。作為史學工作者所探索的,只是那些史學家說了些什麼,以及他們為什麼要這樣說。至於他們說的是和非,衛道或保守,因為他們生活在他們自己的那個時代,他們有權這樣說,就不是我們可以臧否或批判的了。

雨淋風淒書作枕

過去有人以《漢書》佐酒，的確雅得很，但不知他是在什麼環境和條件下讀的。我也曾讀過《漢書》，現在仍在讀。不過，最初讀的時候，卻沒有那份閒情逸趣，而且是「夜半歌聲」裡的「風淒淒、雨淋淋」的恐怖氣氛中，開始讀的。

大二上學期快結束的時候，我當時的女朋友——現在的內人告訴我，他們要搬家了。但現在住的房子是向一位朋友借的，他們搬走後，房主一時還不會來接收，房子空著沒人看，最好我能為他們看一個時期。在這種情形下，我義不容辭地就答應了。

她家那時住在木柵附近馬明潭的一座孤山上，當年的木柵沒有如今這麼熱鬧，馬明潭更是荒涼。他們住的房子是一位朋友建來準備警報時疏散用的。平時空著，她家由南部遷來，就借住在這裡。

那座小山不算高，就靠馬路邊。不過，馬路也很安靜，一個小時才有一班公路局的班車經過。馬路的對面如今闢為停車場了，當時是一帶亂葬岡，許多墳墓和高低不齊的墓碑矗立在雜草矮樹叢裡，另一邊現在拓成興隆路了。原來只是一條狹窄的便道，向內通到一個軍營，路的那邊是一帶小丘陵，丘陵上也亂散著些荒塚。

這座小山孤零零地豎在那裡，被許多不知名的陌生墳墓環抱著，周圍五百碼之內沒有人家。山頂有五百坪的平地，遍是竹林，房子隔局成丁字形，兩面兩間是西式的，後面三間是中式，前後有條走廊連繫起來，坐在前面房子的簷下，順著馬路望過去，一眼可以看到埤塿。有時我從學校騎車去她家，過了景美，再轉個彎，就可以看到在竹林裡，那叢爬滿屋頂盛開的九重葛。夏季月明風清之夜，坐在廊下納涼，墳地飄著點點螢火，偶爾山下的馬路，會閃出幾道往來腳踏車的燈光。這裡環境的確很清靜，有幽幽森森的野趣。

但他們搬家的時候正是冬天，正是濕濕濘濘雨季的冬天，在一個灰黯綿綿雨的下午搬走了。臨行前，我女朋友的母親，把門窗鑰匙及該注意的事交代一過，幾次欲言又止，最後終於問我一個人住在這裡怕不怕，我當然回答說不怕。她又說不怕就好，不怕就好。我忍不住地問有什麼事嗎？她說沒有什麼，也是剛剛人家告訴她的。

我再三追問，她才告訴我，傳說這裡在沒有蓋房子前，是一個晒穀場。很久以前，大概幾十年前吧，有次晒穀子，有個要飯的來偷穀子，被看穀子的老頭一鋤頭打死了，當日也沒有苦主追究，就裝在個大汽油桶裡——「喏，就埋在那裡」，她說著用手向外一指，我順著她的手一瞧，竹林真的埋了個汽油桶，一半在土裡一半露在外面。接著，她又說，過了不久，那看穀子的老頭也死了。鄉裡人說是被那要飯的抓去，臨死的時候，身上青一塊紫一塊，說是被鬼打的，後來這塊地就廢了。等他們的朋友把房子蓋好後，找了人來看房子，看房子的人睡了一夜就跑了，那看房子的人告訴別人，半夜裡有人抓他的腳心……最後，她說她本來不想告訴我的，但又怕萬一出了事不好。如果我怕，就不要看了。她又說他們在這裡住了一年多，倒也沒有什麼。

我聽了，連說不怕不怕，我可以找個同學陪我同住。目送他們的搬家車去後，我又回到房子裡，真的是人去樓空了。平常房子裡住了人，人來人往，而且房子擺著家具，是充充實實的，如今我隻身單影穿梭在空空洞洞的房子裡，就感到蕭瑟了。前面兩間西式的房子堆放著屋主的雜物，我住在後面，後面中式的房子一排三間相連，中間是客堂，我睡在廂房裡，沒有床，我下了廂房把通客房的一塊門板搭妥，打開他們留下的被褥，然後在屋前屋後轉了一圈，除了風吹竹林蕭蕭外，什麼聲音都沒有了，在這個孤立的小山頭上，真的是天地與我獨往來了。我很喜歡這個環境，有些詩的孤寂境界。

以後這段日子，我在學校吃了晚飯，披上雨衣騎車，頂著風雨到那小山下，蒼茫的暮色已從墳地裡扯起，慢慢包圍上來。我推著車子，經過一段泥濘的小徑爬到山上，然後開門，門是舊式的，吱吱作響，進門後開了燈，就脫鞋上床。因為整個房間除了這張用門板架的床外，已別無他物了，上床後裹著被子，聽屋外的風雨。最初幾天，我還請了位同學來陪，兩個人同榻而眠，共話心底藏著的許多偉大的夢想。後來我把這個山頭和房子的故事告訴他以後，第二天他就說有事不來了。一個人躺在床上翻來覆去睡不著，更糟的是，就在這天晚上電燈也壞了。只有躺在床上聽風聽雨，還有，到現在也叫不出名字的鳥，繞著屋外的竹林「嗚嗚」的叫，當時我把牠叫做「哭林鳥」。靜靜地等待天明，同時也想了許多《聊齋》的故事。

第二天回到學校，便去買了封蠟燭。又到圖書館借了套線裝的《漢書》，心想在瑩瑩的燭火下，用《漢書》來消磨山上寂寞的風雨夜。也許在下意識是想用這幾函《漢書》作枕頭，避避四周的邪氣。我不知聽誰說的，《漢書》可以避邪。於是，每晚回到山上，點上蠟燭，擁被倚牆一頁頁的翻起《漢書》來。暈黃躍動的燭焰，照在古舊黯黃的書頁上，指模大的雕板宋體字，跳躍在我眼前，真的不知今夕何夕了。我暫時遺忘了外面的風雨，風吹著窗子吱吱的響聲。甚至連不時如手指急叩窗上的玻璃聲音，也聽不見了。

一夜，讀書忘了時間，其實當時也不知時間，手上的破錶正躺在當鋪裡。抬起頭來，窗外風停雨歇，月光照在窗上，突然窗外出現了一隻手掌的影子，慢慢向我揮動著，我掀被一躍而起，走到窗前細看，手掌的影子不見了，等我躺下，那手掌又向我招搖。我實在忍不住了，就開門到屋外去尋找，找了半天什麼也沒有，仰頭一望，正皓月當空，天空裡還有數點寒星，四周有寒蟲的唧唧。於是，我便走到竹林裡，對著那個汽油桶扳了幾下說：「老兄不要開玩笑。」扭頭回到房裡，關了門，上床蒙頭大睡，心想只要「它」不來掀我的被子就行了。第二天一早，還是放心不下，天剛亮就起身到外面去找，結果被我找到了，原來是他們家留的一條大絲瓜種，掛在窗下，瓜藤上留著一片巴掌大的枯葉，風吹起時，枯葉向我翻飛，像輕輕朝我揮手。

在那山上住了將近一個月，每夜頭枕《漢書》而眠，同時也看了近二十卷的《漢書》，後來下山，又陸續地讀完。如果不是那種月黑風高，風淒雨淋的環境，我不會想到讀《漢書》。因為我在大一那年，遵魯實先師所囑已讀完《史記》，不過卻讀得很辛苦。所以我不準備讀那種沒有標點的書了。現在回想起來，有了那個機會，雖然讀起來比《史記》更艱澀，更無趣味，但我畢竟開始讀了，而且將它讀完，這對我後來重讀的時候，有許多好處，至少對裡面的人和事，不至陌如路人。沒有想到事更二十多年，這部書竟成了我謀生工具之一，我在這裡開的「史書導讀」，《漢書》就是其中的一種。

坐進「糊塗齋」

最近，我終於搬了家。

搬家，對搞過一陣子長城的我來說，確非易事。因為長城是中國農業文化的象徵，中國農業文化的特徵，就是怕搬家，說得好聽些那叫「樂土重遷」。所以，等中國農業文化發展得差不多了，就出了個自以為眾人的大家長，並且警告大家一動不如一靜。為了提防他的子民亂搬家，因而築了一道大牆，將大家圍在裡面。一圍就是兩千多年。這道牆，就是如今在月球上還可以看到的萬里長城。

雖然，圍在牆裡的那兩千多年，大家的生活並不一定快樂，而且那大家長又像走馬燈似的換來換去。但中國子民卻頗知命樂天，只要能湊湊合合地過活，也就心滿意足了。這就是我們近代以前的那段歷史。可是到近世就變了，生活在牆裡的人，不僅想爬上城頭向外看看，並且還想進一步到牆外走走。當然，從牆裡走出牆外最好的方法，就是拆牆。不過，拆牆這個辭不雅，於是便美其名曰「現代化」。縱然學者專家對所謂的現代化，有千言萬語的詮釋，歸納起來就那麼一句：把牆外的喧囂引進牆來。將築牆和拆牆合在一起，就是我們整個的歷史。但從築牆到拆牆，我們的確跋涉了一段艱辛難言的歷程。

如今那道牆已拆得只剩下斷磚殘垣，往日寧靜的日子，真的變成舊夢不堪記了。既沒有牆，就可以任意搬家了。雖然日子還是不好過，但人卻像南來北往的飛鴻，處處無家處處家了。但情勢雖變，景物已非，仍有許多人無法適應搬來搬去的生活，還遙想當年牆裡歲月。於是，萬般無奈，只好四個人湊在一起，做一種此情留待成追憶的運動，坐在那裡反覆不停地築城和拆城了。這的確是一種既傳統，卻又能與現代銜接的運動。因為這種既娛己又利人的運動，無法獨善其身，必須將個人與其他眾人結合成一個整體；我們不是常說三人就成眾的嗎？將個人融於群體之中，卻又能絕對堅持個人尊嚴，是現代民主社會生活必須的條件之一，想來想去，只有這種運動才適合。

我雖不善此道，但當自己緩慢的步履，無法配合現代快速緊湊的時候，卻非常欣賞這種既生活於現代，卻又能發思古幽情的運動。因為我是個非常因循的人，所以，這些年高踞重樓之上，雖已無土可樂，但卻堅持重遷的習慣。因此，當年提簡便的行李，來到這熱鬧裡自有其幽趣的小山頭上，一窩就是八年。八年是段不算短的日子了，對日抗戰才打了八年；那八年我從西南漂泊到東南，隨著家人遷徙了不少的地方，我童年的金色也在炮聲火光中淡出了。雖然，這八年也曾發生了不少大事，但等降落在我避居的山上，早變成霧星一點，已微不足道了。這些年就在這種似俠非俠，似儒非儒，似隱非隱，寄託於市井之中，自逐於紛紜之外裡靜靜過去了。

我歡喜這小山居，還有一個理由。那是我當年最初到這裡，就住在山下的一個大廈裡，算起來該是二十多年前的往事。此次重來，大廈依舊，卻已增添了太濃的滄桑。心想人走的路雖然長，但轉的圈子卻不大，往往轉來轉去，又回到自己最初走過的那個點上。過去我在臺北搬來搬去，最後搬到學校靠山的宿舍，算是定下來了。但那眷舍卻距我最初讀書時的宿舍不遠。學生宿舍就在山腳下，被一叢竹林圍著。我搬來後，常散步到那裡，木樓仍殘舊如昔。我駐腳樓下，彷彿還聽見自己穿著木屐，走過樓上長廊的達達聲。其實我們都走不了多遠的。不知為什麼還有些人還要一面推開別人，一面又沒頭沒腦地匆匆向前撞，誰知他們在忙些什麼。

住在這山上還有個好處，下得山去再轉幾條小街，就到了繁華熱鬧的市區了。我常常在擁擠匆忙的人群裡漫步，似一條浮游在波濤悠閒的小魚。經過那些報攤、菜攤、小飲食店時，老闆伙計含笑招呼，但卻不問我這熟悉的陌生人姓氏名號，做什營生，但他們接受我是他生活中的一員。回得家來將門關起，這成了自己孤立的天地。雖四周盡是高樓大廈，抬頭望去只有巴掌大的一塊藍天。但我書房窗外，兩座大廈間的一線空隙，卻可以看到遠處山坡上萬盞燈火。我常自我解嘲說，即使落雨的夜裡，我也擁有一天繁星。

雖然，我有很多次搬遷或迫遷的機會，但都被我一動不如一靜應付過去了。可是，現在卻非搬不可了。因為學校新蓋了一批宿舍，我們一些住在外面的散兵游勇，非歸隊不可了。最初想到我們搬家很簡單，雖然這山上住了這麼多年，終是寄居，笨重的東西從不添置，而且家具由房東提供，所以也可算身無長物了。不過，卻也有些「細軟」，所謂細，是我搜集的一些宜興小茶壺，至於軟，就是些書了。

不知從什麼時候開始，對這些陶土製造，褐色的小茶壺，發生了濃厚的興趣，也許起初是為了泡茶。對於茶我非常固執，喝的是木柵山裡的清茶，每次從臺北回來，都帶五、六斤，家中特製一個五斤茶桶裝盛。茶是好茶，必須有雅器沖泡，於是添置了幾把宜興壺。後來由實用進入欣賞，陸續尋找，積少成多，現在要搬家，算下來也有六、七十把，雖然不是什麼古壺，也非出名家之手，但卻個個形狀不同，而且經過晨夕摸揩養了一段日子，隻隻發光透亮，古趣盎然，也日久生情了。與太太計量以後，這部分細物由我先分批帶到學校的研究室。

至於軟物的書，幹我們這種教書營生的，雖已清風兩袖，但總很有幾本點綴門面。我平時很少買書，除非是書到用時。可是日積月累，也存了不少。這些書都非善本珍藏，街上書店隨手可得。不過其中卻有一批我的特藏，而且是「君子」所不取的，那就是我搜羅的食譜了。這些食譜古今兼備，南北俱全，華筵點心皆有。暇時翻閱聊以畫餅，興起也會下廚，實踐檢驗真理一番。對著那堆茶壺，這批書，不由暗叫一聲慚愧。這幾年浮居海隅，客中歲月竟在吃吃喝喝中虛度了。

住了八年的房子，不僅積了不少塵，更聚了許多無用的雜物。想利用這次搬家機會，作一次徹底的門戶清理。但環顧四周，雜亂無章，不知從何處著手。記得當年大學畢業，將那些無法清理的筆記和雜物堆在籮筐裡，最後放一把火燒了。可是現在年紀大了，就沒有當年的果斷和俐落了。而且對一切舊的事物似乎都有些依戀，端的是剪不斷理還亂。最後決定搬過去再說。於是在一個濃霧的早晨搬了過來。

現在的宿處，在學校背後的山腳下，倒是倚山面海。但這個內海灣，卻不像海，波紋不生平靜得像個湖。當日交房子時，一位負責的先生將一切點交清楚後，帶我到陽臺，手扶樓欄對我說，你看這裡像不像日月潭。那時微雨乍歇，對面一帶青山如洗。山腰縈繞著一條薄紗似的霧巾，這情景彷彿常在山水畫裡出現。青山環抱著一泓碧水，蕩漾的碧水中沉浮著一個小島嶼。是的，真有點像日月潭，但比日月潭更寧靜，更少脂粉氣息。

我過去很多年歡喜看海，也常常去看海。因為久居島上，既無高山大川可瀏覽，也沒有遼闊的平原可馳騁。久而久之，心胸似乎也變得狹隘了。記得當年服役軍中時，駐守外島，每天黃昏，總獨坐在山坡上看海。後來在一個海邊小鎮教中學，沒事時也常去看海。看著汪洋大海起伏的浪濤，和陽光下海濤擊拍著岩岸迸起的浪花。海雖然可以舒展胸襟，但總覺得太動盪、太激動、太多變，使人有一種情緒不安的感覺。不似我童年所看的一望無際平原，是那麼沉寂、靜穆，給人太多歷史溫情的迴想。

但我現在面對的卻不同，沒有想到在這紅塵滾滾的地方，竟有個如此恬淡的所在。尤其是夜裡，對岸那串綿綿的黃色霧燈。我初搬來時連日大霧，黃色的霧燈隱隱在濛濛的煙水裡，是那麼縹緲超脫。一天霧散了，發現對岸的一個小丘陵，不知是什麼所在，竟矗集著密密叢叢的霧燈。那許多黃色的光柱，使我想起兒時在山城，逢到打醮的日子，由四周山村下來的松柴火把，那許多躍動的黃色火焰，從山上魚貫而下，最後聚在一起，彷彿像對岸的霧燈，在沒有風的日子，倒映在水裡的黃色燈影，靜靜地凝住了。雖然，這個島上的燈光是舉世聞名的。夜裡被許多不同色影的燈光綴簇著，的確是很美的。但美得太淒迷，給人一種繁華若夢的愁惘。不似這海灣的黃色燈影，可使人進入漁樵閒話之中。

因此，我常常熄掉書房的燈，憑窗凝視。是的，我現在有間完整的書房了。搬進來後經過幾天的整理，書全上了架，如今很像那麼回事了。書桌倚窗而置，臨窗可以看到大半個海灣。書桌對著整幅的書牆。餘下的兩面牆，一面擺著兩個小書架，書架上懸著一幅裱框的鄭板橋「難得糊塗」拓片。另一面牆掛著畫家萬一鵬先生為我畫的醉酒鍾馗，一目怒睜，胸中似有萬般不平事；但另一目卻微閉含笑，似說算了，算了。題款也恰是「難得糊塗」。我坐在那裡兩下端詳，心想既有書房，就該附庸一下，為這個書房起個名字。「叫難得糊塗齋，如何？」我問正在外面整理東西的太太。太太聞言大笑：「難得糊塗，還難得糊塗？你幾時清楚過！」一句話提醒，我做事一向孟浪，只要差不多就算了。再說難得糊塗確是很高的境界，正如板橋所說：「聰明難、糊塗難，由聰明轉入糊塗更難。放一著，退一步，當下心安，非圖後來福報也。」我如何配得！於是便說：「那麼，抹去難得，剩下糊塗如何？」「這還差不多。」太太答道。

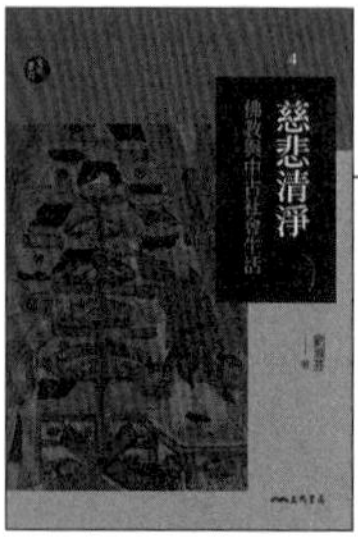

文明叢書 4

慈悲清淨——佛教與中古社會生活

劉淑芬／著

你知道嗎？早在西元六世紀的中國，就已經出現了有如今日「慈濟功德會」一樣的民間團體。他們本著「夫釋教者，以清淨為基，慈悲為主」的理念，施濟於貧困中的老百姓，一如當代的「慈濟人」。透過細膩的歷史索隱，本書將帶您走入中古社會的佛教世界，探訪這一道當時百姓心中的聖潔曙光。

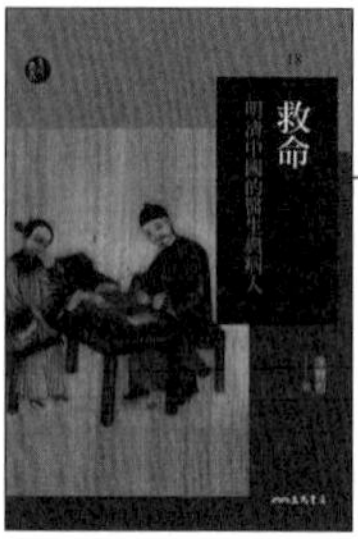

文明叢書 18

救命——明清中國的醫生與病人

涂豐恩／著

這是三百年前的世界，人們同樣遭受著生老病死的折磨。不同的是，在那裡，醫生這個職業缺乏權威，醫生為了看病必須四處奔波，醫生得面對著各種挑戰與詰問。這是由一群醫生與病人共同交織出的歷史，關於他們之間的信任或不信任，他們彼此的互動、協商與衝突。

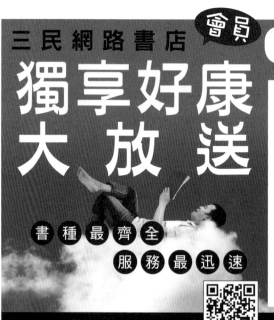